신원범 교수의
히든 테라피

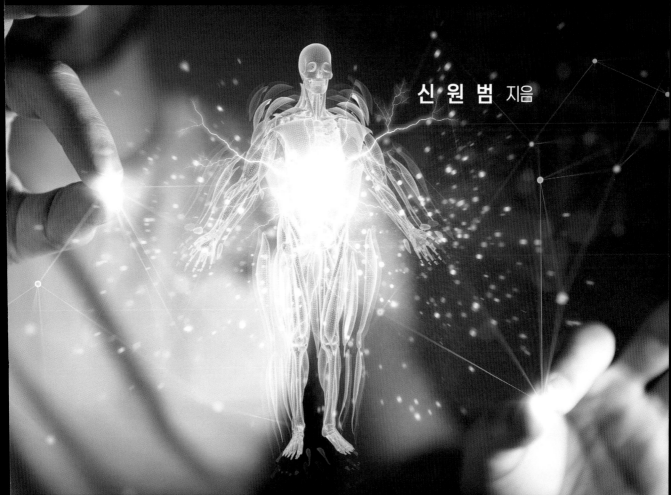

신 원 범 지음

신원범 교수의
히든 테라피

1판 1쇄 인쇄 2021년 8월 10일
1판 1쇄 발행 2021년 8월 13일

지은이 신원범

발행인 김영대
표지디자인 김영대
편집디자인 임나영
펴낸 곳 대경북스
등록번호 제 1-1003호
주소 서울시 강동구 천중로42길 45(길동 379-15) 2F
전화 (02)485-1988, 485-2586~87
팩스 (02)485-1488
홈페이지 http://www.dkbooks.co.kr
e-mail dkbooks@chol.com

ISBN 978-89-5676-865-6

머리말

이 책은 필자가 30여 년 동안 임상현장에서 고객의 몸을 치유하거나 관리하면서 느낀 의학적 지식과 경험을 토대로 저술한 책이다.

사람의 몸을 치유하는 과정 중에 깨달은 인체의 구조와 치유과정에서 우선시되어야 할 포인트를 정리하고, 그것을 토대로 배우고자 하는 열망이 가득한 분들을 찾아 강단에서 그리고 전국을 찾아다니며 강의한 내용을 이 책에 담고 있다.

클라이언트를 관리하시는 분들이 가장 답답할 때는 찾아오는 고객한테 가장 필요로 한 것을 제공하고 싶은데, 그것이 무엇인지 모를 때일 것이다.

필자 역시 고객을 관리하던 임상 초보시절 답답함을 느껴 임상에 도움이 될 수 있는 책들과 고객관리의 노하우가 담긴 책을 찾아 헤맸지만 늘 자료의 빈약함으로 인해 커다란 벽에 가로막힌 기분이 들었다.

필자를 포함한 많은 임상전문가들은 시간과 금전을 아끼지 않고 스승을 찾아가 어깨너머라도 치유과정을 배우고자 노력한다. 그래서 항상 마음 속으로 누군가가 누구나 쉽게 적용할 수 있는 실전 노하우가 담긴 책을 집필해주길 간절히 염원하다가, 결국 오랜 시간이 흐른 뒤 필자의 임상생활의 경험과 노하우를 정리한 레퍼런스를 출간하게 되었다.

사람의 몸 치유되도록 도와주는 이 직업은 때로는 고되기도 하지만, 누군가 나로 인해 고질병과도 같았던 통증을 고치고 감사하다는 말을 듣게 될 때의 뿌듯함은 필자를 포함해 이 길을 걷고 있는 많은 종사자들이 계속 앞을 향해 걸어갈 수 있게 만드는 원동력과도 같다. 이러한 원동력으로 인해 우리는 자신을 기꺼이 희생하면서까지도 계속 공부하면서 지식을 쌓기 위해 많은 노력을 기울인다.

그렇게 이 길을 가다가 힘들고 어려움을 느낄 때, 우리가 마치 운전을 할 때 네비게이션을 보며 길을 찾아가듯 이 책을 통해 자신이 모르던 것을 배우고 지식과 경험의 길을 넓히기를 바란다.

그게 필자가 책을 출간한 이유이자 목적이다.

본 서는

1 독자의 이해를 돕기 위해 많은 일러스트와 사진이 들어 있고,

2 마치 소설책을 읽듯 가독성이 좋은, 쉽게 풀어쓴 책이며

3 근육의 설명 뿐 아니라 몸 전체의 이해를 돕기 위해 순차적으로 정리한 책이다.

본 서는 질환의 올바른 분석과 치료를 위한 기본적인 포인트를 설명한 뒤 장부, 그리고 근육을 비롯한 환부의 해부학적-경락경혈학적 설명은 물론 질환 관리의 노하우도 수록하고 있다.

보다 많은 분들이 이해할 수 있도록 책 중간 중간 기억해야 할 포인트들이 하이라이트로 표시되어 있다.

본 서는 피부미용인, 물리치료사, 수기치료 전문가, 대체의학 전문가, 운동치료사, 운동재활전문가, 필라테스 및 요가 전문가 등 현업에서 고객의 몸을 관리하는 모든 분들에게 꼭 필요한 필독서이다.

전국에서 저자의 강의를 듣고자 했던 모든 분들 앞에 저자가 초보 임상시절 원했던 바로 그런 책을 내어놓게 되어 필자의 마음이 한결 가벼워졌다.

끝으로 30여 년간의 임상전문가로 살면서 물리치료사의 길을 접고 대체의학 대학원 교수로 또 피부미용학과 교수로서 살아갈 수 있게 도와주신 많은 분들께 감사를 드리고, 언제나 저를 믿고 함께 해주시는 100억샵 멤버들에게도 깊은 감사의 뜻을 전한다.

또한 오늘의 100억샵이 피부미용인들의 혜민서와 같은 곳이 될 수 있도록 같은 길을 걸어가 주시는 홍지유 교수님과 여러 교수님들께 머리 숙여 감사 인사를 전한다. 더불어 저자의 책을 출판할 수 있도록 애써준 대경북스 관계자분들께도 감사의 인사를 드린다.

아무쪼록 본서를 통해 임상전문가분들께서 스스로 부족한 점을 보완하고 지식을 쌓아가며 업그레이드될 수 있기를 기대한다.

2021년 7월

저 자 씀

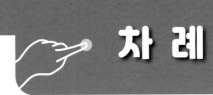

차 례

미용 이야기

부록

자연치유의 원리와 개요

횡격막 근막 혈액순환	**+**	균형 길항 압력

사람의 몸이 좋아진다 ➡ 통증감소 ➡ 피가 돌아야 한다
　　　낫는다　　　　ROM 증가
　　　치유된다　　　내가 나를 느끼지 못하는 상태
　　　회복된다

치료의 서양의학적 관점	➤	나타나는 현상 즉, 아시혈적(阿是穴的)인 증상만을 보고 치료. 그것이 나타내는 원인적 치료를 못함.

　　　　　　　　　　　ex 트리거 포인트, 원인과 증상이 다르게 표현될 수 있다.

치료의 한의학적 관점	➤	나타나는 현상 즉, 증상을 보고 그 증상의 원인을 찾아 우리 몸의 전체적인 시스템의 회복을 치유의 시작으로 보고 장부론에 입각하여 스스로 치유할 수 있도록 도와주는 치료.

태생학적으로 팔·다리보다 내장기가 먼저 만들어지므로 거의 대부분의 병적 원인을 내장기 작동의 이상으로 보아 장부를 치료함으로써 병적 원인을 해소시키는 근본적인 원인을 치료하게 된다.

　　건강이라 함은 내가 나를 느끼지 못하는 상태이지만, 현 시대를 살아가는 사람은 건강과 질병 사이를 오락가락하는 아건강^{亞健康, 未病}의 상태를 유지하는 불안한 건강상태를 유지하고 있다. 그러므로 치유는 질병의 발생에서 오는 불편함과 통증을 해소시킴으로써 건강한 상태 즉, 내가 나를 느끼지 못하는 상태로 만드는 것이다.

수기적으로 사람의 몸을 건강하게 하는 것은 양의학적으로는 약물과 수술, 한의학적으로는 침·뜸·한약을 통한 방법이 아니라, 사람의 몸이 스스로 치유 에너지를 생성할 수 있도록 돕는 데 있다. 우선 횡격막을 자극하여 호흡을 원활하게 하고, 혈액순환을 도와주어 장부의 움직임을 원활하게 함으로써 스스로 치유할 수 있는 에너지가 생성되도록 도와준다. 또한 수축되고 긴장된 근막의 이완, 몸의 균형 회복, 그리고 몸안의 압력을 조절하여 움직임이 조화롭게 길항적으로 잘 작동하도록 만드는 것이 건강하게 만들어주는 방법이다.

여기서 간과하지 말아야 할 것이 바로 감정의 문제이다. 관리사가 클라이언트를 건강하게 만들어 가는 과정 즉, 스스로 치유할 수 있는 에너지가 작동하도록 하기 위해서는 클라이언트의 감정도 다스려야 한다. 이때 관리사와 클라이언트 사이의 라포rapport 즉, 믿음 또한 치유적 요소로 중요하게 작동하는데, 이는 곧 마음이 치유의 핵심이 되는 부분이다. 관리사는 분명한 원리와 이론을 바탕으로 정확한 치료를 실시하고, 클라이언트 역시 믿음과 신뢰를 바탕으로 스스로 치유하려는 노력을 한다면 자연치유의 에너지가 상승작용을 일으킬 것이다.

자연치유와 음양오행의 관점에서 볼 때 횡격막은 우리 몸에서 어떻게 작동되고 어떻게 치유의 과정에 영향을 미치는가? 한의학적으로 장부론에서 육장육부를 살펴보면

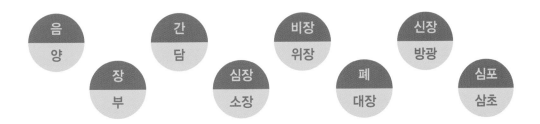

우리 몸을 나라에 비유한다면 간은 장군이요, 심장은 군주이고, 소장은 독재자이며, 폐는 재상이라 일컬어진다. 이렇듯 장부들이 우리 몸이 살아갈 수 있는 기능을 담당하고 있다.

여기서 본능의 장기와 치유의 장기로 다시 구분 짓는다면 위장은 우리 몸을 본능적으로 살아가게 하는 장기요, 간·심장·소장은 우리 몸을 살려내는 장기로 볼 수 있다. 우리가 일상을 살아갈 때 그 기능들이 정상적이지 못하면 질병이 생기는데, 이를 회복하기 위해서는 치유에너지가 생성되어야 한다. 이 경우 치유의 장기인 간·심장·소장 등이 이 기능을 담당한다.

우리는 음식을 섭취함으로써 영양분을 얻고 호흡을 통하여 산소를 얻는다. 이 과정에서 우리 몸이 살아갈 수 있는 에너지가 생성된다. 만약 생성되는 에너지를 10으로 본다면 그중 7할은 간·심장·소장에서 사용하고, 2할은 뇌에서 사용되며, 나머지 1은 일상을 살아가는 에너지를 쓰이게 된다.

만일 간·심장·소장에 쓰이는 에너지가 부족하다면 일상에너지에서 뺏어다 쓰이게 되므로, 순환계에 이상이 생기게 된다. 그러면 말단부분으로의 혈액순환이 원활히 이루어지지 못하게 되어 에너지 부족상태가 됨으로써 수족냉증 등의 병이 생기거나, 이미 생긴 병을 스스로 치유할 수 있는 에너지를 추가로 생성하지 못하게 된다. 그러다 보면 암처럼 치유하기 어려운 병이나 만성 질환으로 발전하게 된다.

여기서 한의학적으로 장부론을 고려하면, 우리가 알고 있는 정경 12경맥(위경락, 간경락, 심경락, 소장경락 등) 중 방광경락을 제외한 11개 경락이 횡격막을 통과한다. 따라서 우리 몸의 전체적인 흐름을 한번에 컨트롤해 줄 수 있는 것이 바로 횡격막이다.

이를 다시 해부학적으로 살펴보면 심장과 폐는 횡격막 위에 얹혀 붙어 있으며, 위는 횡격막을 통과하는 식도와 연결되고, 위는 십이지장을 통해 소장으로, 소장은 다시 대장으로 연결되고, 비장은 위장 뒤에 붙어 있고, 간에는 쓸개와 췌장이 붙어 있으므로 횡격막의 움직임만으로 모든 장부의 움직임을 일으킬 수 있다.

움직임의 측면에서 치유에너지가 생성되려면 각 장부가 제 위치에서 각자의 고유한 패턴대로 움직여 줘야 하는데, 횡격막이 큰 움직임mobility과 각 장부들의 고유의 움직임이 조화를 이루어야 한다. 각 장부들 역시 근막장간막으로 서로 연결되어 있으므로 하나의 큰 움직임 속에서 작은 움직임이 어긋난다면 그와 연결되는 장부들 상호간에도 영향을 주어 잘못된 움직임을 유발함으로써 치유에너지가 발생하지 못하는 결과를 초래하기도 한다.

예를 들어 전체적인 움직임을 컨트롤하는 횡격막에 이상이 생기면 그 밑으로 영향을 받는 장부들의 움직임에도 이상이 발생하게 된다. 그러면 그와 연결된 다른 장부들에 영향을 주어 비정상적인 움직임이 유발된다. 우리 몸은 빈 공간이 하나도 없이 꽉 차 있는 하나의 주머니와 같다. 경락학적으로나 해부학적으로도 그 움직임의 문제가 발생하여 정상적으로 작동하지 못한다면, 다시 정상으로 회복하기 위해서는 비정상적인 작은 움직임에 앞서 전체적인 큰 움직임을 리셋하여 전체적인 움직임을 회복시키는 것이 우선이다. 그 중요한 방법이 바로 횡격막을 움직임을 활성화시키는 것이다. 다시 말하면 이것이 우리 몸이 스스로 치유할 수 있도록 만드는 첫 단계이다.

횡격막의 움직임을 조절하여 전체 장부의 움직임을 정상화시키고 나면, 또 하나의 조건인 혈액순환을 원활하게 만들어야 한다. 혈액순환 역시 횡격막의 움직임과 관계가 있다. 해부학적으로 심장은 횡격막 위에 얹혀 있는데, 그냥 있는 것이 아니라 붙어 있다. 이 때문에 횡격막이 심장의 움직임에 영향을 주며, 또한 횡격막을 지배하는 횡격신경이 심장을 지나므로 횡격막의 움직임 때문에 심장이 자극받아 심장이 원활히 움직일 수 있도록 도움을 주는 것이다.

　　혈액의 전신순환을 살펴보면, 우선 골수에서 만들어진 피는 간에서 소장을 통하여 들어오는 영양분과 합쳐지고, 이는 다시 전신을 돌아 노폐물을 싣고 있는 정맥혈과 만나서 심장을 들어가게 된다. 여기서 심장으로 들어가는 문 역할을 하는 동방결절의 작동이 있어야만 심장 안으로 들어갈 수 있다.

　　동방결절의 작동원리는 정확하게 밝혀지지는 않았으나, 이것을 작동시키는 스위치 역할을 하는 물질이 바로 칼슘이다. 칼슘하면 흔히 골다공증만을 생각하기 쉬우나 지방을 분해하고 근육의 움직임에 관여하는 중요한 원소이다. 그러므로 칼슘이 부족하다면 골다공증도 염두에 두어야겠지만, 심장이 약하다고 의심해 봐야 한다.

　　심장의 우심방으로 들어간 혈액은 우심실로 내려갔다 심장을 나와서 폐로 이동하여 폐에서 산소와 이산화탄소의 교환이 이루어진 다음, 다시 심장의 좌심방으로 들어갔다 좌심실로 내려간 다음 좌심실에서 심장의 수축에 의해 대동맥으로 내보내지게 되고 대동맥을 따라 전신으로 보내지게 된다. 혈액순환에서 심장의 역할은 여기까지이다. 말단의 모세혈관까지 내려간 혈액은 정맥으로 바뀌어 다시 심장으로 올라가게 된다.

　　정맥의 순환은 스스로의 움직임이 아닌 근육의 수축과 이완에 의해 작동하는 정맥혈 속의 판막에 의해서 순환이 이루어지게 된다. 우리 몸을 구성하는 근육의 80%가 하지에 있고, 하지의 맨 밑에서 혈액을 위로 올려주는 펌프역할을 하는 근육이 바로 종아리근육이다.

　　비복근과 가자미근 그리고 아킬레스건의 움직임이 전체 정맥의 순환을 원활히 한다. 하지 순환에서는 하지 근육의 움직임이 하지 정맥의 순환을 원활히 하고 상지 및 머리로 가는 혈액순환에서는 중력을 거슬러 올라간 동맥이 모세혈관까지 도달하는 게 관건이다. 이때에는 우리가 씹고 말하는 데 사용하는 교근 즉, 저작근의 움직임을 활성화시켜야 동맥혈이 원활하게 순환하게 된다.

혈액순환이 원활하다는 것은 근육의 움직임으로 인해 하지의 정맥순환과 머리부분의 동맥순환이 원활히 이루어지는 것을 의미한다. 이 혈액이 전신을 돌아 심장으로 다시 돌아오는 것으로 전신순환의 싸이클이 완성된다. 이때부터 장부가 작동되고, 장부가 작동되면 치유에너지가 활성화되기 시작한다.

혈액순환이 원활해지고 근육의 움직임이 좋아지면 신경의 흐름 또한 원활해진다. 우리 몸이 좋아지는 데는 자율신경인 교감신경과 부교감신경의 조화가 매우 중요하게 작용한다. 교감신경의 과활성화되면 질병이 발병하게 되는데, 이것이 암 또는 만성질환으로 발전하게 된다. 그러므로 부교감신경을 활성화시켜서 스스로의 치유에너지가 활성화되도록 해야 한다. 여기서 주목해야 할 대표적인 것이 미주신경이다. 왜냐하면 미주신경은 스스로의 치유에너지를 활성화시키는 장부를 지배하는 신경이기 때문이다.

신경의 흐름에서 본다면 우리가 주목해야 할 것이 바로 상경추이다. 스스로 치유 에너지가 생성되기 위해서는 혈액의 원활한 흐름과 장부의 정상적인 움직임, 그리고 기능적인 부분에서 이를 통제하는 신경의 흐름이 좋아져야 한다. 그러기 위해서는 중추신경인 뇌신경을 포함하여 말초로 내려가는 신경들의 흐름 또한 원활해야 한다.

신경의 원활한 흐름을 수기적으로 조절할 수 있는 가장 중요한 부분이 목에 있는 상경추이다. 상경추를 통하여 뇌신경 및 척추신경이 나오고, 뇌압과 뇌혈액순환도 상경추와 관계가 있으며, 뇌간 및 연수에서 나오는 치유파장인 α파7.83Hz를 활성화시킬 수도 있다.

또한 장부를 컨트롤하는 미주신경, 횡격막을 지배하는 횡격신경, 경추 3~5

번의 신경이 나오는 상경추를 조정을 통한 뇌신경 및 척추신경의 조절, 뇌압과 뇌혈액순환의 조정, 그리고 부교감신경의 활성화를 도모할 수 있다. 미주신경의 흐름으로 장부 움직임을 컨트롤하고 치유에너지 파장인 α파를 생성시키게 된다. 더불어 하지로 내려가는 신경이 요추 1번에서 갈라지므로 다리 각도를 조절하면 하지 신경의 소통을 원활히 할 수 있고, 쇄골밑으로 내려가는 상완신경총의 흐름을 원활히 하려면 쇄골의 각도를 팔로 조절하여야 우리 몸 전체의 순환을 소통시킬 수 있다. 따라서 쇄골은 내 안의 또 다른 나, 즉 치유 에너지를 생성하는 나를 일깨우는 중요한 부위라 할 수 있다.

여기에 관리사와 클라이언트의 에너지가 교환되어 라포rapport, 믿음를 형성하여 자연치유 에너지를 활성화시키면 우리 몸을 스스로 치유할 수 있도록 유도할 수 있게 된다.

하지순환을 위해 다리각도를 조절하는 구로카와 테크닉과 상지의 소통을 위해 쇄골의 각도를 팔의 움직임으로 조절하여 상경추의 긴장과 이완을 유도하여 뇌척수액의 원활한 흐름을 유도하는 CST두개천골요법는 호흡을 통한 장부의 고유기능 회복으로 자연치유력을 극대화시킬 수 있는 기법이다.

구체적인 방법은 다음과 같다.

구로카와 테크닉 **+** Shin's **−** Unwinding

우리 몸을 스스로 회복시키는 원리로 신경 - 근육 - 혈액의 흐름을 원활하게 하여 소통시키고, 횡격막의 움직임을 통하여 장부의 고유움직임을 회복함과 동시에 조화를 이루게 된다. 근막이 이완되고, 몸안의 적절한 압력이 유지되어 몸 전체의 균형이 이루어지는 것이 건강으로 나가가는 진정한 첫걸음이라 할 수 있다. 이는 내안의 또 다른 나를 일깨우는 치료법이다.

이 치료법은 다음과 같다.

1️⃣ 바닥에 바로 누워 몸을 바르게 정렬시킨 다음 좌우 발목의 두께를 살펴본다. 하지의 소통의 원활하지 못하면 내려가던 혈액이나 림프 등이 막혀 소통이 방해받음으로써 좌우 발목의 두께가 차이가 나게 된다. 이는 어느 한쪽의 균형이 깨진 것이다. 하지로 내려가는 신경줄기는 요추 1번에서 분기되는데, 막힌 쪽^{두꺼운 쪽} 하지를 척주의 레벨에 맞춰서 벌려주면 하지 전체의 소통이 원활해진다.

2️⃣ 목을 타고 내려오는 상완신경총은 쇄골밑을 통과하는데, 만약 쇄골의 틀어져서 상지의 소통이 원활하지 못하다면 틀어진 쇄골을 직접 교정하기보다는 팔을 올려주면 신경의 흐름을 원활하게 할 수 있다.

3️⃣ 몸 전체의 균형을 조절하는 데는 머리의 위치와 몸의 긴장이 중요한 역할을 한다. 머리 속의 뇌신경을 보호하기 위하여 목은 항상 긴장하고 있다. 목이 무리하게 긴장하면 몸 전체의 불균형과 긴장을 유발하여 몸이 바른 정렬 즉, 중력선 안에서 벗어나는 요인이 되기도 한다. 또한 목 근육을 긴장시켜 뇌신경 및 척추신경을 압박을 초래하게 된다. 그럴 때는 목의 긴장을 풀어주어야 부교감신경이 활성화되면서 α파의 에너지가 생성된다. 목의 긴장을 최소화시키는 위치로 머리 위치를 조정하여 CST의 개념을 적용하여 뇌척수액의 흐름을 원활하게 하면 스스로 치유에너지를 발산하기 시작한다.

4️⃣ 몸이 스스로 치유하는 가장 중요한 부분이 바로 횡격막 호흡을 통한 전

신의 소통이다. 하지와 상지의 신경 흐름이 좋아지고, 뇌척수액이 원활하게 흐른다 하더라도 우리 몸을 살리는 실질적인 에너지를 생성하는 장부의 움직임이 없이는 치유에너지가 나오지 않는다. 이럴 때는 반드시 횡격막을 통한 복식호흡을 유도하여 장부의 원활한 움직임을 유도하여야 Unwinding 즉, 내 안의 또 다른 내가 내 몸을 스스로 치유하려는 에너지를 발산하게 되어 내 몸 스스로 조여지고 틀어져 있는 부분들을 풀어내기 시작한다.

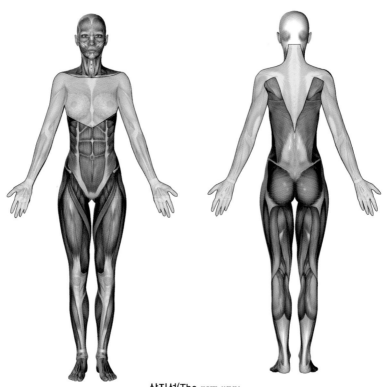

상지선(The arm line)

인체의 근막경선

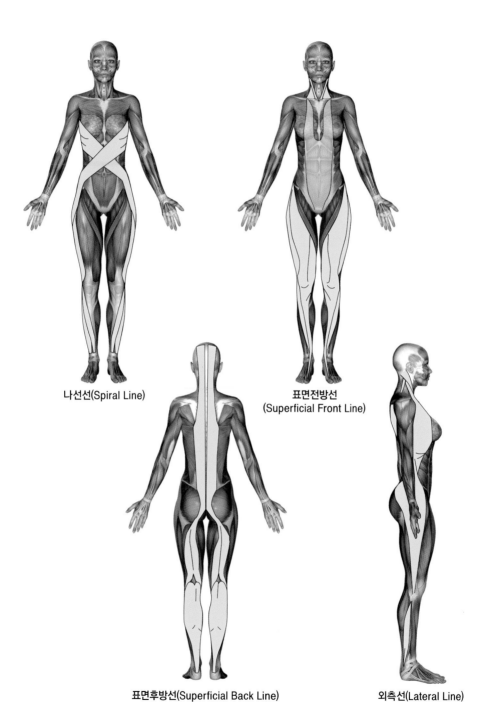

나선선(Spiral Line)

표면전방선
(Superficial Front Line)

표면후방선(Superficial Back Line)

외측선(Lateral Line)

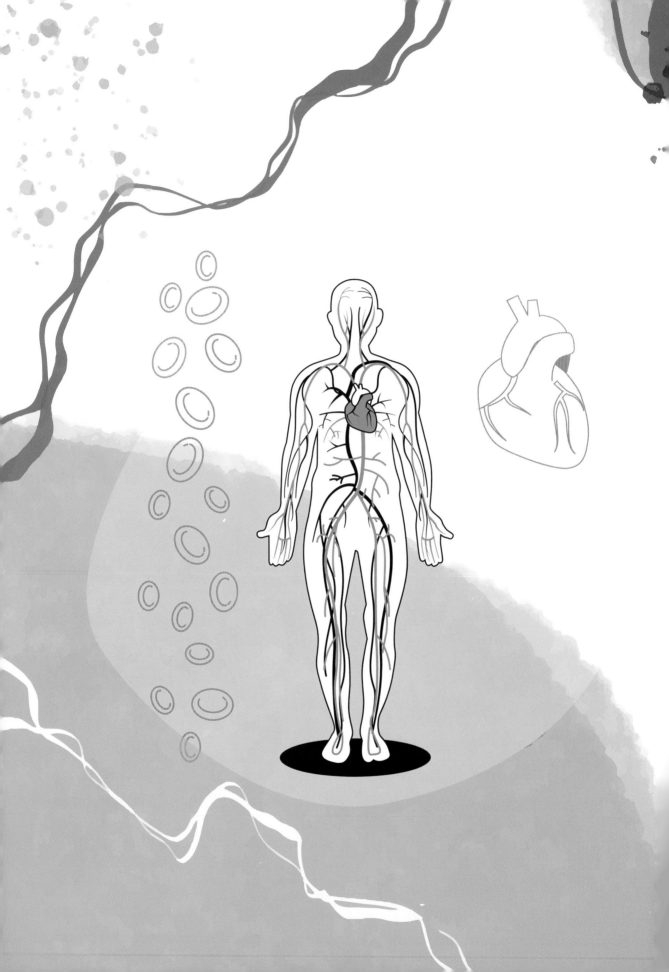

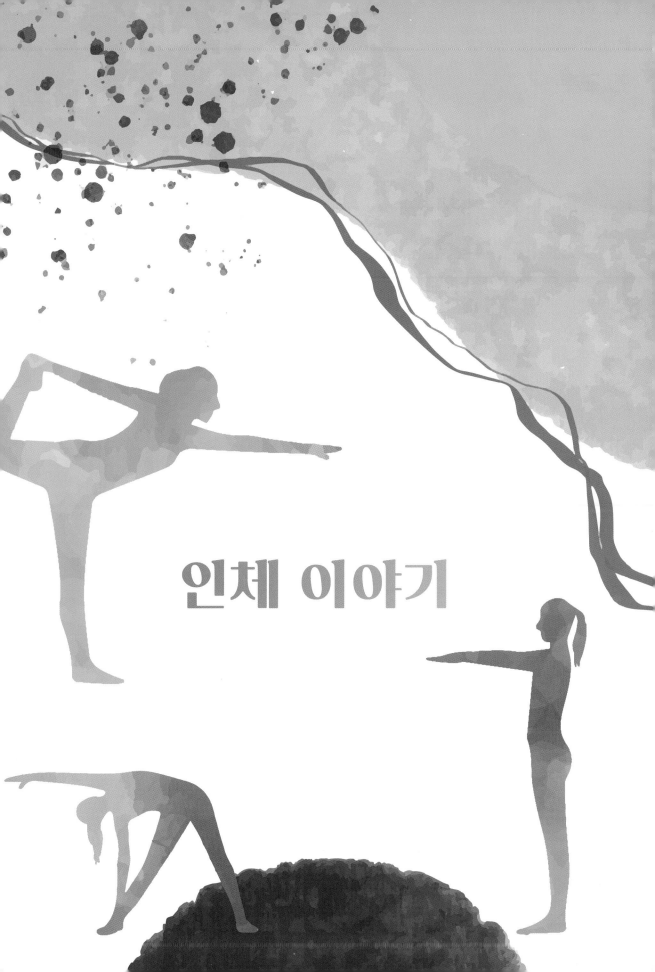

인체 이야기

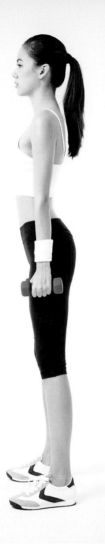

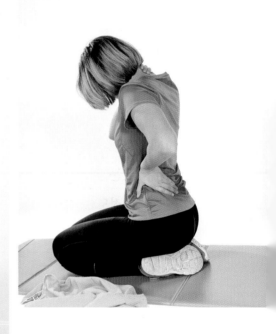

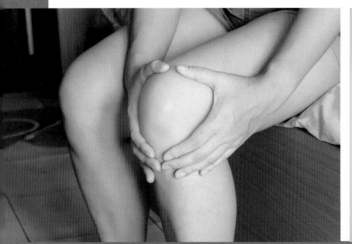

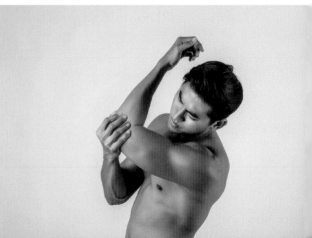

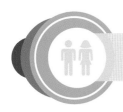

인체의 올바른 이해

지금부터 인체의 이야기를 시작할 것이다. 여기에서는 통증과 그리고 운동적 손상, 그리고 재활적 요소들이 해부학적 구조, 근육학적 구조, 경락학적 구조 안에서 어떤 식으로 해석되고 이해될 수 있는지 설명할 것이다.

인간이 '서 있다'는 것은 중력의 힘을 받고 있는 것이다. 중력의 힘을 받아 그 중력을 버티고 있는 모습이 바로 인간이 서 있는 자세이다. 서 있을 때 아무런 느낌이 없는 것이 가장 건강한 모습이다. 즉 가장 건강하다는 것은 내가 나를 느끼지 못할 정도로 편안하다는 뜻이다.

몸이 좋지 않거나, 무언가 불편함이 있을 때에는 다음과 같은 증상들이 나타난다.

1 잠을 못 잔다.

2 잘 못 먹는다.

3 소화가 되지 않는다.

4 배설을 잘 못한다.

5 어딘가 아프다_{알 수 없는 통증}

이것이 바로 몸의 불편함이 증상으로 표현된 것이다. 통 잠을 이루지 못하거나, 특정 부위에 통증이 있거나, 식욕이 없거나, 속이 더부룩하고 잘 소화해내지 못하거나, 변비 또는 설사가 있다는 것은 내 몸을 유지하는 사이클이 제대로 돌아가지 않는다는 뜻이며, 결국은 내가 내 몸의 불편함을 느끼고 있는 것이다.

치유는 내가 내 몸을 느끼지 않게끔 도와주는 일이다. 그래서 결국 잠을 잘 자게 해주고, 잘 먹게 해주고, 그리고 통증을 느끼지 않게 해준다. 그다음에는 잘 소화시켜서 먹고 싶은 욕구를 들어주는 일이다.

가장 필요한 것은 내 몸이 먼저 느낀다

"뇌는 두 가지 통증을 동시에 인지하지 않는다."

우리가 많은 사람들을 대할 때 가장 답답한 것은 현재 저 사람한테 가장 필요한 것이 무엇인지 모른다는 것이다. 환자는 '어깨가 너무 아프다' 또는 '허리가 너무 아파서 움직일 수 없다'는 식으로 가장 큰 문제를 호소한다.

하지만 첫 번째 문제를 해소하기 전에 그 환자의 기력이 있는지 확인해야 한다. 먹는 에너지, 버티는 에너지가 완전한 지를 먼저 봐야 한다. 관리사가 환자의 몸을 좋아지게 하려면 환자가 첫 번째로 이야기하는 불편함을 먼저 해결해야 한다.

그렇다면 통증이란 말부터 이해해야 한다. 그리고 '통증'이라는 단어 속에 숨어 있는 또 다른 의미인 바로 인체를 이해해야 한다.

사람은 처음에 정자와 난자가 만나서 수정이 되어 배아라는 시기를 거친다. 그리고 나서 태아가 되어 세상에 태어난다. 이때 제일 먼저 형성되는 것은 바로 입과 항문이다. 입과 항문이 형성된 후 각종 기관이 형성되는데, 이때 가장 늦게 생성되는 기관이 폐다. 폐는 수정 후 2개월 이상 되어야 형성되고, 세상에 나와서 폐가 뒤늦게 공기를 받아들이면 뒤쪽에 있던 폐가 앞쪽으로 와서 세상과의 소통을 시작하게 된다.

이 호흡이라는 과정을 통해서 세상을 받아들이게 되는데, 이때 일어나는 첫 번째 에너지가 횡격막을 움직인다. 세상에 처음 나와 자기 스스로 호흡을 하고 체내에 들어온 무엇인가를 소화할 수 있는 에너지를 갖고 태어난 것이다. 우리는 이것을 '원천의 기운'이라는 단어로 표현하는데, 인간은 바로 이 원천의 기운을 바탕으로 살아가게 된다. 사람은 이렇게 내재된 에너지를 보전하면서 살아가고 있다.

에너지의 보전을 위해 음식을 섭취함으로써 살아가는 에너지를 보충하게 된다. 그런데 어느 순간 통증이 있다거나 소화가 잘 되지 않는 등의 문제가 발생한다.

이 경우 관리사들이 해결해야 할 부분이 많다. 일단은 가장 근본적인 원인을 생각해야 한다.

어떤 부위에 통증이 있을 때, 인간의 모든 의식은 통증부위에 집중된다.

관리사는 클라이언트에게 질문을 던진다.

"어디가 불편하신 가요? 언제부터 그런 증상이 있었죠?"

이처럼 질문과 대답을 통해 문제에 접근하는 방법을 '문진'이라고 한다.

두 번째는 눈으로 확인하게 되는데, 이것을 '시진'이라고 한다.

세 번째는 불편한 부위를 만져보게 되는데, 이것을 '촉진'이라고 한다.

이 과정을 통해 우리는 클라이언트의 몸에 어떠한 문제가 있는지를 판단하게 된다. 클라이언트의 몸을 검사한 후 클라이언트가 호소하는 통증이 어떤 근육에서 발생한 것인지, 아니면 어떤 근막에서 문제가 생긴 것인지, 또 소화계통에 문제가 생겨 전체 소통에 장애가 생긴 것인지 결정해야 한다.

그리고는 다음의 순서로 관리를 시작한다.

첫 번째 일단은 통증을 멈춘다.

두 번째 가동성flexibility이 좋아지게 하여 가동범위를 넓혀준다.

통증이 발생하면 가동성이 문제가 생기므로 가동성을 살려주면서 클라이언트의 통증을 없애주면 그다음에는 자연적으로 에너지를 얻을 수 있게 된다. 하지만 통증과 가동성의 문제 이전에 고려할 사항은 바로 섭생의 에너지이다.

음식을 섭취하고 소화시켜 몸안에서 영양분이 되고, 그 영양분이 온몸을 곳곳에서 통증을 이기고 몸을 치유하는 에너지로 전환된다. 그러므로 자연치유력을 이야기할 때 섭생을 고려하는 것은 필수적인 사항이다.

다시 한 번 정리하면 나의 몸이 건강하다는 표현은 '내 몸을 느끼지 않는 상태'이므로 호흡 역시 편안한 상태인데, 그 상태에서는 몸의 기능이 원활하게 돌아가고 있다. 그런데 무릎 또는 어깨에서 무언가 이상이 느껴지거나 불편함 또는 통증이 느껴진다면 그 느낌의 원인부터 찾아야 한다. 이 경우 근본적으로 통증, 아니면 움직임가동성의 제한, 아니면 섭생의 문제로 국한될 수 있다.

어르신들이 내원해서 이런 이야기를 종종 한다.

"나이가 들었더니 피가 잘 안 통해. 피가 잘 안 돌아. 그랬더니 몸이 힘들어."

앞에서 건강하다는 것은 내가 내 몸을 느끼지 않는 상태라고 이야기했다. 이처럼 내 몸에서 피가 돌지 않는다고 느끼는 것은 순환에 문제가 발생한 것이다.

또 다른 환자는 이렇게 이야기하기도 한다.

"저는 어깨가 너무 아파요."

승모근이란 근육은 뇌신경 11번 부신경이 지배하는데, 오른쪽 승모근은 간의 에너지로 피로와 연관되고, 왼쪽 승모근은 스트레스와 관련이 있다.

정신적인 스트레스를 지속적으로 받거나 물리적으로 불편한 자세를 장시간 취할 때 어깨가 뻐근해지기 시작한다.

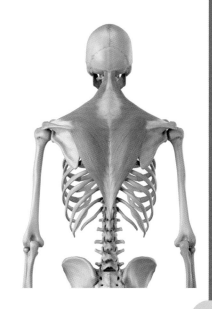

이 경우 관리사는 승모근이라는 근육 자체에 집중하기 마련이다.

승모근은 천층에 있는 근육이다. 천층, 심층, 최심층의 근육 중에서 천층에 있기 때문에 웬만해서는 통증에 잘 관여하지 않는다. 오히려 그 밑에 있는 능형근 라인이 더 자주 통증과 연관된다.

하지만 관리사는 승모근을 만져야 되겠다는 강박강념에 빠지기 쉽지만, 승모근에 집중하지 말고 전체를 한 번 살펴보는 것이 좋다.

승모근, 두판상근, 복직근, 대퇴근막장근, 장경인대, 비복근, 가자미근, 전경골근 등 근육들은 결국 내 몸에 있는 하나의 요소일 뿐이다.

관리사가 클라이언트의 몸에 손을 대거나, 아니면 클라이언트에게 운동을 가르쳐 주거나, 무언가를 코치해서 그 클라이언트의 몸이 좋아질 수 있다. 그럴 때 관리사가 클라이언트를 낫게 해주었다고만 볼 수는 없다. 사람은 항상 자기가 자기 몸을 스스로 좋아지게 하는 내재적인 에너지자연치유, 항상성가 있으므로 관리사들은 클라이언트의 자연치유를 돕는 사람으로 남는 게 좋다.

관리사가 클라이언트에게 가장 도움을 줄 수 있는 것은 바로 혈액순환, 즉 피가 잘 돌게 하는 것이다. 그렇다면 피가 잘 돌면 어떤 일이 벌어지는지 알아보자.

심장은 120mmHg밀리미터수은주라는 에너지로 피를 펌핑하여 전신으로 보낸다. 120mmHg라는 에너지가 지상에서 1.5m까지 물을 뿜어 올릴 수 있는 강력한 힘이다. 심장은 이처럼 강력한 힘으로 대동맥을 통해 피를 전신으로 보낸다.

이렇게 전신으로 피를 뿜어내는 것까지가 바로 심장의 역할이다.

이처럼 동맥을 통해 나온 피는 온몸을 돈 후에 다시 심장으로 올라가야 하는데, 이 혈관이 바로 정맥이다. 정맥에는 판막이 들어 있어서 판막의 작용으로 인해서 피가 역류하지 않고 올라가게 된다. 그런데 이 판막을 움직이는 것은 수축과 이완을 반복하는 근육이다.

결국 혈액순환에서 심장 만큼 중요한 역할을 담당하는 것은 바로 근육이다. 즉 근육의 움직임 자체가 결국 혈액순환인 것이다.

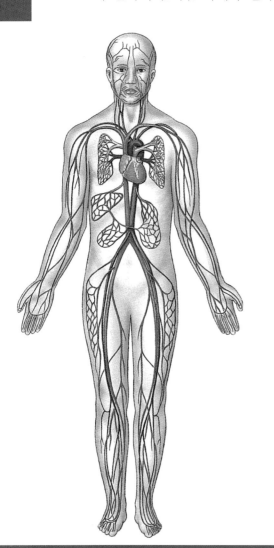

인체에 근육은 650개가 존재하는데, 이 650개의 근육의 분포를 보면 배꼽 밑의 하지에 80%가 존재한다. 근육량의 80%가 하지에 있으니 결국 하지의 근육이 혈액순환을 좌우한다고 볼 수 있는 것이다.

피는 심장을 중심으로 해서 전신으로 갔다가 다시 돌아오는 사이클을 구성하는데, 피가 나갈 때에는 영양분과 산소를 전신에 공급한다. 그리고 돌아올 때에는 세포 곳곳의 노폐물을 수거해서 간을 통해 해독하는 작용을 한다.

첫 번째 심장에 피를 내보낼 때를 살아가는 반응이라고 한다면, 두 번째 돌아올 때의 반응은 살려내는 반응, 즉 치유의 반응으로 볼 수 있다.

이러첨 우리 몸에서는 혈액을 통해 치유의 반응 일어나는데. 이 혈액 순환과 연관되는 그 모든 에너지는 바로 배꼽 밑에 하지에 있다.

하지의 근육 중에서 혈액순환에 가장 중요한 역할을 담당하는 것이 바로 종아리에 있는 비복근과 가자미근이다.

수기요법의 기본적인 관점은 심장에 직접 영향을 주는 것이 아니라 종아리와 하지의 근육을 통해서 혈액순환을 원활하게 만들면, 살아가는 방향에서 살려내려는 방향으로 자연치유력이 발생하게 된다.

인체를 이해한 후에는 사람마다의 특성을 이해하는 것이 중요하다. 모든 사람을 똑같은 상태에서 관리하는 것은 불가능하다. 아이와 노인의 경우가 다르고, 일반인과 운동선수의 경우가 또 다르다.

하지만 가장 중요한 것은 내가 내 몸을 느끼는 않는 상태에서 피가 돌아야 살아가는 방향에서 살려내려는 반응으로 바뀐다는 것이다. 이것을 돕기 위해서 운동도 시키고, 마사지도 해주고, 비벼도 주고, 또 만져주는 여러 가지 요법들을 실시하는 것이다. 결론적인 부분은 사람 몸에서 스스로 치유반응이 일어나도록 도움을 주는 것이다.

그렇다면 피는 어떤 경우에 돌게 되는가? 가장 완전한 상태는 내 몸이 중력선gravity line 안에 들어 있을 때이다. 몸이 중력선 안에 들어 있을 때 치유반응이 일어난다.

클라이턴트가 내원하면 관리사는 무엇을 보는가? 클라이언트의 외모를 보게 되는가? 아니면 클라이언트의 보행을 보게 되는가? 관리사는 클라이언트가 들어오는 모습부터 시작해서 걷는 모양까지 클라이언트의 모든 것을 보게 된다.

하지만 관리사가 보았거나 느꼈던 것이 클라이언트가 생각하는 방향과 다를 수 있다. 관리사는 클라이언트의 보행에 문제가 있다고 생각하는데, 클라이언트는 어깨가 아프다고 이야기할 수 있다. 그렇다면 어깨에 통증을 일으키는 요인이 어디에 있는지 찾아야 한다. 틀어진 중력선이 문제인지, 아니면 클라이언트의 말처럼 어깨 그 자체에 문제가 있는 것인지 말이다.

그러기 위해서 관리사는 클라이언트를 문진하게 된다.

"통증이 있다고 하셨는데, 어떻게 불편하셨고, 언제부터 불편하셨습니까?"

"가만히 있을 때 아프신가요? 아니면 움직일 때 아프신가요?"

"가만히 있을 때 아프시다구요. 그렇다면 신경에 문제가 생겼을 수 있겠네요."

"이런 방향으로 움직일 때 아프시다구요. 근육과 건에 문제가 생겼나 보군요."

이런 식으로 하나하나 찾아들어가야 한다.

언제부터 통증이 시작되었고, 그 통증을 없애기 위해 어떤 관리를 받았고, 그로 인해서 현재 어떤 고통이 있고, 의료적인 처방은 어디까지 진행되었는지 질문하고, 통증을 위해 클라이언트는 무엇을 하고 있는지 알아본다.

관리사를 찾기까지 대부분의 클라이언트들은 이미 많은 곳에서 경험치를 가지기 마련이다.

일단 관리가 시작되면 운동을 통해서 통증을 잡아줄 수도 있고, 수기를 통해 통증을 해소하거나, 심리적인 문제점을 듣고 케어해 줌으로써 증상을 완화시킬 수도 있다. 결론적으로는 어떻게든 클라이언트의 피가 잘 돌고 중력선 안에 들어오는 방법을 먼저 찾아야 한다.

그리고 클라이언트에게 식사를 잘 하는지, 그리고 소화에는 문제가 없는지, 배설을 잘 되는지 질문을 던져야 한다. 그래서 몸에서 일어나는 반응 중 먼저 찾아야 하는 것 중 하나는 일상적인 살아가는 동작이다. 일상적인 살아가는 동안에 가장 큰 역할을 하는 핵심 장기는 위와 장이다.

가장 기본적으로 음식물이 입으로 들어와서 식도를 통해 내려가는 동안 아

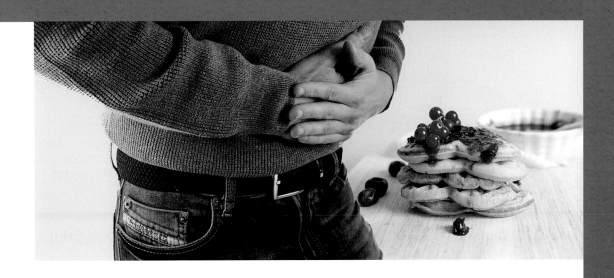

무런 느낌이 없는 상태가 되어야 몸이 좋아질 것이라 생각할 수 있다.

만약 클라이언트가 내원하여 "저는 잘 먹지를 못하구요. 소화도 안 되요." 라고 한다면 이 클라이언트는 근본적으로 살려내려는 반응보다 아직도 살아가는 게 힘들구나 라는 느낌을 받을 수 있다.

그러면 이 클라이언트를 위해서 피가 원활하게 돌 수 있도록 하고, 몸이 중력선 안에 들어가는 방법을 찾아야 한다. 그러기 위해서는 대화를 통한 문진과 시진, 촉진을 통해 올바르게 클라이언트를 관찰하고 치유의 단계로 들어가야 한다.

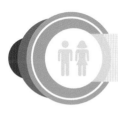

인체 문제의 세 가지 포인트

이제부터 인체 문제의 3가지 포인트를 설명하겠다. 보통 인체에서 문제는 일어나는 곳에서만 일어난다는 것을 알 필요가 있다. 차량의 경우도 마찬가지다. 타이어 펑크, 엔진오일, 브레이크 라이닝 등 거의 문제가 발생하는 곳이 정해져 있다.

사람의 경우도 마찬가지다. 내과에 내원하는 사람들은 감기, 체한 것 같은 느낌, 고열, 설사 등 몇 가지로 한정되어 있다. 그렇기 때문에 대부분의 문제는 그 원인이 되는 것을 해소하면 호전되기 마련이다.

여기에서는 대부분의 문제가 발생하는 세 가지 포인트를 설명하겠다.

첫 번째 포인트는 바로 피^{혈액}다.

피가 물처럼 중력에 따라 아래로 흘러간다면 아무 문제가 없겠지만, 이 순리를 역행하는 일이 벌어지는 곳이 바로 인체다. 무언가 상리를 벗어난 그곳에서 문제가 발생하기 때문에 이 포인트를 반드시 풀어주고 잡아주어야 한다.

심장에서 피는 중력을 거슬러 거꾸로 올라가게 된다. 피가 중력을 거슬러 올라갈 때 과연 심장 박동의 힘만 가지고 머리 끝까지 올라가게 할 수 있을까. 이때 바로 양쪽 어깨가 펌프처럼 작용하여 도움을 준다.

이 경우에는 교근의 움직임이 필요한데, 교근은 머리로 피를 올려주는 중간 펌프 역할을 담당하게 된다. 결국 혈액순환이 심장만의 힘으로 이루어지는 것이 아니라는 이야기가 된다.

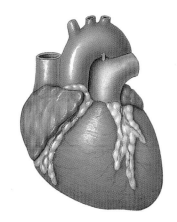

심장은 태어날 때부터 평생 동안 몇 번 박동하라는 코드가 입력되어 있다. 심장은 바로 횡격막 위에 얹혀 있는데, 횡격막이 동조를 해주면 보다 수월하게 임무를 수행할 수 있다. 횡격막 덕에 심장이 이미 각인되어 있는 횟수보다 더 오랫동안 무리 없이 작동하는 일이 벌어지는 것이다. 예를 들어서 90년 동안 작동할 심장이 100년이 되어도 거뜬히 뛰는 일이 발생할 수 있다.

에너지가 전신으로 잘 전달되도록 하는 것은 결국 심장만의 힘이 아니라 주변의 근육이 심장의 수축과 이완에 도움이 되는 요소로 작용하기 때문이다.

교통 상황을 설명하는 용어 중에 병목현상이라는 것이 있다. 콜라병의 목처럼 넓다가 갑자기 좁아지는 곳에서 차가 몰려 체증을 일으키는 것을 말한다.

우리 인체에서 병목현상이 일어나는 곳인 바로 목 부분이다. 목 부위 혈액순환과 가장 밀접한 관련이 있는 근육이 바로 흉쇄유돌근이다.

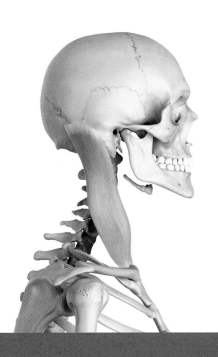

흉쇄유돌근^{목빗근}은 Sternocleidomastoid, S. C. M이라는 명칭으로 불린다. 머리로 올라가는 혈액의 80%가 경동맥을 통해 이곳 흉쇄유돌근 안쪽을 지나게 된다.

심장에서 머리로 피를 올리는 일은 무척 중요하다. 뇌는 우리 몸에서 체중의 3% 정도를 차지한다고 한다. 하지만 뇌가 쓰는 산소량은 전체 소모량의 약 20%에 달한다. 전체 체중에 3%밖에 되지 않는 기관이 전체 산소 소모량의 20% 이상을 사용하려면 산소를 어떻게 공급해야 할까? 바로 혈액을 통해서 전달되어야 한다. 그러므로 뇌로의 혈액공급은 매우 중요하다.

또한 영양 공급도 마찬가지다. 만약 10개의 음식을 섭취한다고 했을 때, 그 중에서 2개는 뇌에서 바로 가져다 쓰게 된다. 나머지 중에서 7개는 내장기를 통해 에너지로 변환되는데 대표적인 것이 바로 간·심장·소장 등이다. 나머지 하나만이 전신을 유지하는 데 소모된다.

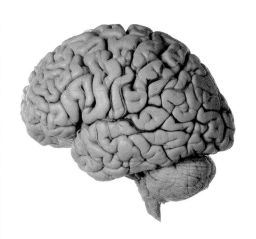

결국 뇌는 섭취되는 영양소의 20%, 호흡으로 들어온 산소의 20%를 소모하는 매우 소비적인 기관이다. 그렇기 때문에 머리쪽으로 많은 양의 혈액을 일시적으로 보내지 않으면 우리 인체는 위험한 상태에 빠지게 된다.

머리쪽으로의 혈액순환에서 병목현상이 일어나는 곳이 바로 흉쇄유돌근 라인과 그 옆에 위치한 사각근이다. 바로 이 부분이 인체 케어에서 가장 중요한 첫 번째 지점이다.

해결 방법은 앞에서 이야기한 것처럼 단순하다. 몸이 살아가는 반응에서 살려내려는 반응이 바뀌도록 하면 된다. 살려내려는 반응으로 바뀌도록 해주는 곳이 이 포인트이다.

이제 두 번째 문제로 넘어가자.

입으로 음식이 들어오면 저작 과정을 거친 후에 식도를 거쳐서 위장으로 내려간다. 음식물은 위장에서는 완전한 멸균 소독 과정을 거쳐 암죽이 된다. 이처럼 잘게 부숴서 암죽이 된 영양분은 소장으로 향한다. 소장은 영양분을 남김 없이 흡수하는데, 이렇게 흡수된 영양분은 다시 간으로 올라간다.

영양분을 이동시킨 것은 동맥이다. 그리고 동맥은 영양분을 통해서 움직였다. 두 번째 순환에서 영양분이 동맥으로 가야 되는데, 만약 정맥으로 간다면 심각한 모순에 빠지게 된다.

우리 몸에서는 이 모순이 현실화되는 곳이 있다. 피는 거꾸로 올라가는 것이다.

내부 장기를 보면 횡격막을 기준으로 간이 붙어 있고, 식도가 내려가서 위장에 연결된다. 위 밑에는 소장이 있고, 소장 밑으로 대장이 붙는다. 간 옆쪽으로 담과 쓸개가 위치한다. 그 옆에 췌장이 있고, 위장 뒤에는 비장이 있다. 횡격막 바로 위에는 심장이 얹혀 있다. 그리고 양쪽 옆에는 폐가 있고, 그 뒤쪽으로 신장이 존재한다.

그런데 횡격막이 한 번 움직이면 이 모든 장부들이 한 번 출렁거리며 움직이게 된다. 출렁거리고 움직이는 과정에서 곧 치유반응이 일어난다. 그리고 여기에는 반드시 에너지가 필요한데, 그 에너지를 공급하는 것이 바로 혈액이다.

그런데 소장에서 영양분을 빨아들인 혈액이 동맥이 아니라 올라가는 피인 정맥에 영양분을 실어서 간으로 보낸다. 그러면 간은 그 영양분을 받아 들여서 일부는 자기가 사용하고, 거의 대부분을 심장으로 보낸다. 이 정맥을 통해 영양분이 이동하는 순환을 간문맥순환이라고 부른다. 이 모순적 행위는 바로 횡격막을 주축해서 일어난다. 횡격막을 주축해서 일어나는 간문맥순환이 우리 인체에서 문제가 일어나는 두 번째 포인트이다.

어떤 클라이언트가 내원했다고 치자. 그런데 이 클라이언트는 속이 불편하다고 이야기한다. 검사를 해보았더니 꽉 체해서 손발이 차고, 얼굴도 창백하다.

위장으로 피가 몰려서 바깥을 빠져 나오지 못하는 체기에 걸린 것이다. 그러니 위에 몰린 피를 다시 전신으로 돌려 주어야 하는 것이다.

약국에 가서 소화제를 먹거나, 한의원에 가서 체기를 내리는 침을 맞든가, 아니면 수기를 통해 피를 전신에 돌리는 등의 처방을 하면 내장기들이 다시 작동을 시작한다.

우리 인체에는 정경 12경맥이라고 하는 12개의 정확하게 흘러가는 경락의 흐름이 존재한다. 이 12개의 경맥 중에서 족태양방광경을 제외한 11개의 경맥이 횡격막을 통과한다.

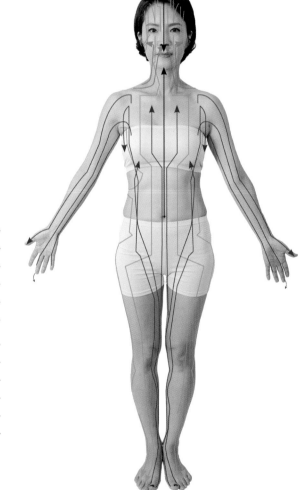

수태음폐경 ——
족태음비경 ----
수소음심경 ——
족소음신경 ----
수궐음심포경 ——
족궐음간경 ----

수양명대장경 ——
족양명위경 ----
수태양소장경 ——
족태양방광경 ----
수소양삼초경 ——
족소양담경 ----

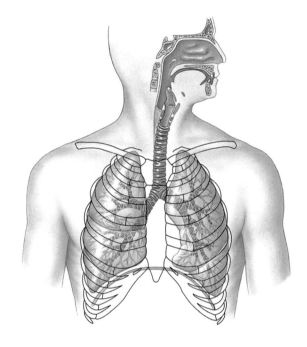

그래서 사람의 몸을 좋아지게 하려면, 반드시 횡격막을 자극을 주어야 한다. 그리고 횡격막을 자극할 때 반드시 주의깊게 보아야 할 장부가 있다.

사람이 잠이 들면 간과 심장으로 혈액이 몰려들게 된다. 그리고 나서 휴식을 취한다. 휴식을 취하고 나면 혈액이 추가적인 에너지를 얻어 다음날 치료의 에너지로 사용하게 되는 것이다.

한의학에서는 간을 장군, 심장을 군주라 칭하며, 양쪽 폐는 재상이라고 부른다. 심장을 움직이게 하는 것은 간에서 심장으로 보낸 에너지 덕이다. 그렇다면 진정한 독재자는 간일까? 사실 진짜 독재자는 그 밑에 있는 소장이다. 그리고 이러한 장부를 한 번에 관리할 수 있는 곳이 바로 횡격막이다.

횡격막이 움직일 때 우리의 몸에서는 치유반응이 일어나는데, 그 첫 번째 수혜자는 바로 간이다. 간이 치유반응의 수혜를 받아서 그 피를 상부로 올려주게 된다.

우리 몸의 장, 부는 두 가지의 고유한 기능을 가지고 있다. 하나는 모빌리티mobility요, 다른 하나는 모틸리티motility다.

지구는 자전축이 23.5도 기울어진 상태로 자전하고 있다. 굳이 갈릴레이를 들먹이지 않더라도 대부분의 사람들이 알고 있는 지식이다. 하지만 지구상에서 살고 있는 사람들은 지구가 도는 것을 느끼지 못한다. 이것처럼 인간은 심장과 간이 움직이는 것을 느끼지 못하고 살아간다. 팔을 움직여 어떤 동작을 취해야 움직임을 느끼게 된다. 이것이 모빌리티다.

사람이 어떤 동작을 취할 때, 내 몸안에서 내장기가 그 주인이 느끼지 못하게 움직이면서 자기의 고유한 동작을 하고 있다. 이것이 바로 모틸리티다. 예를 들어서 심장도 박동하며 피를 뿜어내는 자기만의 움직임을 갖고 있고, 간도 몸에 생겨난 독소를 해독하고 피를 맑게 해주는 고유의 움직임을 갖고 있다. 바로 이런 것을 우리는 모틸리티라고 부른다.

건강한 몸은 모틸리티와 모빌리티가 정확하게 정해진 사이클 안에서 움직일 때 가능하다.

아래 그림처럼 연결되어 있다고 하자. 그러면 한 부분을 움직이면 그와 연결된 전체가 움직이게 된다. 이것이 바로 모빌리티다. 하지만 이 전체의 움직임과는 상관 없이 자체적으로 회전성을 가지고 돈다. 이것이 바로 모틸리티다.

이 부분의 모틸리티는 그 옆부분의 모틸리티에 영향을 주고, 또 그 옆의 모틸리티에 영향을 미치게 된다.

만약에 어느 한 곳이 고장 나면 다른 부분의 모틸리티에 영향을 주게 된다. 그러므로 횡격막의 움직임이 원활하고 간문맥순환이 원활하면, 모든 조직에서 모틸리티가 살아나게 된다.

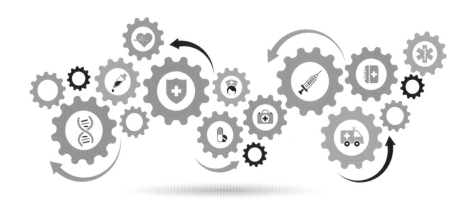

우리는 놓치는 부분이 바로 이것이다. 겉으로는 멀쩡해 보이지만 그 기능이 떨어지는 경우가 있다. 예를 들어 맹장 수술을 했다고 하자. 배에 메스를 대고 맹장을 안에서 해결해주고 다시 꿰맸다. 그러면서 안에 있는 조직이 손상되고 근막을 건드렸더니 대장의 고유한 모틸리티에 문제가 발생하게 된다. 이때에는 대장에만 문제가 발생한 것이 아니라 대장과 연결되어 있는 다른 조직에도 문제가 발생하여 불편하고 그쪽으로 혈액순환이 잘 이루어지지 않게 된다.

이런 상황이 지속되면 어느 부분에 유착이 오게 되고, 회전을 유발하여 몸이 틀어지게 된다. 소장은 위장과 연관되므로 등쪽의 배수혈이 불편하기에 이른다.

몸이 불편하기 때문에 X-ray를 찍거나, MRI로 검사를 해도 아픈 원인을 찾아내지 못한다. 이것은 모빌리티와 모틸리티의 문제가 생겼기 때문에 발생하는 현상이다.

그렇기에 간문맥순환을 통해서 피를 올려서 내장기들을 움직여주는 기준인 횡격막이 바로 두 번째 문제가 일어나는 포인트이다.

한 클라이언트가 내원하여 이렇게 이야기한다.

"제가요. 등쪽 어디가 결리는데, 어떤 것을 해도 차도가 없어요."

이 사람은 오래 전에 폐결핵을 앓아서 그 질환의 흔적이 있기 때문에 폐에 고유한 모틸티리가 일어나지 못해 문제가 발생했고, 그쪽 조직이 섬유화되어 다른 동작에도 문제가 발생한 것이다. 그리고 그곳과 2차, 3차로 연관되어 있는 조직들과 근막들에 동시에 문제가 발생하니 통증이 겉으로 표출될 수밖에 없다.

이때 우리가 가장 먼저 생각해야 하는 것은 정경 12경맥과 연관된 내장기의 움직임이 원래 고유한 움직임을 보이는지 확인하는 것이다.

그래서 수술 이력은 매우 중요하게 다루어야 한다. 몸에 수술자국이 있는지,

내부 조직은 어디까지 건드렸는지, 또 어떤 질환 때문에 특정 장기가 강한 영향을 받고 있지는 않은지 살펴야 한다.

예를 들어 만성변비환자가 있다고 하자. 만성변비의 완화를 위해 이 사람에게 대장을 움직이는 약을 처방할 수 있다. 하지만 대장의 고유한 모틸리티가 있었는데, 약을 통해 그 모틸리티를 과하게 움직이면 대장을 비롯한 주변 조직의 모틸리티에 문제가 발생한다. 이처럼 장기들 고유의 모틸리티가 깨지면 몸에 이상이 발생하는 것이다.

이제 세 번째 포인트에 대해 이야기해 보자.

음식물은 입으로 들어가서 저작운동을 거쳐 위장으로 가서 암죽형태가 되어 소장에서 영양분으로 흡수된다. 이 영양분을 간에게 전달한 후에는 이제 찌꺼기만 남아 변으로 배출되어야 한다. 하지만 그냥 내보내는 것이 아니다. 그 찌꺼기에 포함된 수분의 거의 90%는 대장에서 흡수해서 간으로 올라간다. 결국 무엇을 먹든 간에 최종적으로 간으로 가게 되는 것이다.

수분도 역시 마찬가지인데, 대장에서 뽑아드린 수분은 한 번에 받아들이지 못하고 몸안에서 돌리게 된다. 상행결장 → 횡행결장 → 하행결장을 거치게 되는데, 변은 중력의 방향으로 흘러가는 게 아니라 여기서부터 거꾸로 소장과 대장의 연접된 부분에 있는 회맹판으로 변이 올라간다.

올라가서 꺾이는 자리는 요추 1번의 위치와 비슷하다. 변이 상행결장을 지나 횡행결장으로 꺾이는 위치인 요추1번의 에너지가 우리 인체에서 문제가 일어나는 세 번째 포인트이다.

앞서 이야기한 흉쇄유돌근과 사각근, 횡격막, 요추1번 라인에 공통적으로 관련이 있는 것이 바로 '피'다. 피가 순리적으로 가지 않고 거꾸로 흘러가거나 거꾸로 역행할 때 대체로 문제가 발생하게 된다.

한의학에서는 그래서 상초, 중초, 하초라고 부르며 중요하게 다루고 있다. 상초는 보통 안개라고 표현하고, 중초를 거품, 하초를 도랑이라고 표현한다.

맨 처음 설명한 흉쇄유돌근과 사각근 포인트가 바로 상초에 해당하고, 두 번째로 설명한 횡격막의 문제가 중초에 해당한다. 그리고 세 번째로 설명하고 있는 요추1번 부위의 문제가 바로 하초에 해당한다.

상초는 폐와 심장, 즉 호흡과 연관되며, 중초는 소화기계통, 하초는 배설 및 생식기와 연관된다. 상초는 폐에 공기가 들어오는 모습을 본따 안개에 비유했고, 중초는 위장에 음식이 들어와서 위산과 같이 섞이는 과정을 거품에 비유했다. 하초는 배설이므로 몸 속의 노폐물을 흘러나가는 도랑으로 표현한 것이다.

세 가지 포인트인 상초, 중초, 하초의 문제를 해결하면 '내 몸을 느끼지 않는' 상태로 만들 수 있다. 즉 살아가는 방향에서 살려내려는 반응으로 몸이 바뀌는 것이다. 이처럼 스스로 좋아지게 하는 자연치유력을 활성화하는 것이 가장 좋은 테크닉이다. 입으로 들어와서 내장기를 거쳐서 배설되는 과정이 원활하게 이루어질 수 있도록 핵심이 되는 상초, 중초, 하초의 관리를 통해 원하는 결과를 얻을 수 있다.

배수구에 물이 내려가지 않으면 우리는 배수구에 계면활성제를 부어주거나, 펌프와 같은 도구를 이용하여 직접 뚫어서 소통을 시키게 된다. 막힌 부분이 뚫리면 고였던 찌꺼기와 물이 내려가면서 문제가 깨끗하게 해결된다.

인체도 이와 마찬가지로 고유의 흐름이 막히고 정체된 것을 먼저 해결하는 것이 모든 치료의 기본이 된다.

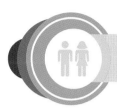

장부 이야기

이제부터는 장부에 대해 설명하도록 하겠다.

장부의 중요성에 대해서는 아무리 말해도 부족하다. 하지만 많은 관리사들이 실제 보여지는 외관의 에너지에 신경을 쓴다. 예를 들어 어깨가 아프다고 하면 어깨를 살피고, 무릎이 아프다고 하면 무릎을 보고, 허리가 아프다고 하면 허리를 검사한다. 그러다가 우리는 숨어 있는 진짜 포인트를 놓칠 때가 많다. 인체의 조화로움을 이해한다면 어디를 중심으로 봐야 할지 다시 생각해보아야 한다.

우리 인체는 모든 장부에 에너지를 가지고 있는데, 장부는 6장 6부로 구성된다. 육장은 간 · 심 · 비 · 폐 · 신 · 심포, 육부는 담 · 소장 · 위장 · 대장 · 방광 · 삼초로 구성된다. 인체의 12개의 경락 중에서 11개의 경락이 횡격막을 통과하며, 나머지 하나인 방광경은 등쪽으로 흐르는데, 이 방광경을 잡을 수 있는 곳은 무릎 뒤에 위치하는 위중이다. 뒤쪽의 위중 포인트와 앞쪽에 있는 횡격막 포인트를 잡으면 12개의 경락을 모두 아우를 수 있다.

가만히 서서 양팔을 자연스럽게 내린 자세를 해부학적 자세라고 하는데, 경락학적 기본자세는 이와는 달리 양손을 위로 올린 상태이다. '양'이라는 말이 들어가 있으면, 무조건 위에서부터 아래로 내려간다. 그리고 '음'이라는 말이 들어가 있으면 무조건 밑에서부터 위로 올라간다.

'장'이라고 표현되어 있는 이 부분은 항상 무엇을 품고 있는 장기를 의미하며, 품지 않으면 몸에서 질환이 생긴다는 의미이다. '부'라는 것은 무언가 들어오면 계속 내보내야 하는 장기로, 바깥으로 오래 머물면 질환이 생긴다.

그러므로 위장, 소장, 대장 등의 장기는 음식물이 들어오면 빨리빨리 내보내지 않으면 몸에서 질환이 생기는 것이다. '장'은 안고 있어야 하고, 채워져 있어야 한다. 결국 음의 장·부에서 질환이 생기면 몸이 위중한 거고, 양의 장·부는 수술해서 잘라내도 사람의 생명에는 지장이 없다.

인체에는 경혈이라는 자리가 있다. 이 자리는 하나하나의 포인트이며, 이 경혈을 연결한 것이 우리가 경락이라고 이야기한다. 경혈은 버스 정류장이며, 경락은 노선이라고 표현할 수 있다. 많은 한의학 서적에서는 경혈이 먼저 만들어지고 경락은 그 후에 연결되었다고 이야기한다.

관리사는 뜸을 뜨거나 한약을 짓는 직업군이 아니다. 다만 재활적 요소와 에너지적인 요소를 정확하게 이해하고 나면 클라이언트를 직접 관리하거나 운동을 알려줄 때 큰 도움이 된다.

내장기 도수요법bisceral manipulation, 근막이론miofascial theory 등을 보면 내장기끼리 서로 연결되어 있는 그 선에 에너지가 집중되어 있다.

필자는 많은 시간을 해부학실에서 공부를 하면서 해부학을 담당하신 교수님께 여쭈어 본 적이 있다.

"교수님! 경락이 있습니까?"

해부학 교수님은 경락은 없다고 이야기셨다.

"그러면 눈에도 보이지 않는 이것을 어떻게 공부해야 됩니까?"
하고 진지하게 질문을 던졌다.

그 교수님이 아마도 근막을 이야기하는 것 같다며, 근막의 흐름을 통해서 설명이 가능할 것이라 말씀해주셨다.

그러다 어느 날 《근막경선해부학》이란 책을 보게 되었다. 그 책을 반복하여 읽으면서 정의를 내린 것 중 하나는 인체의 근육은 하나하나가 다 떨어져 있는 것이 아니라 연결되어 있는 모습을 하고 있다는 것이다.

결국 몸안에서 간, 심, 비, 폐, 신, 심포 등 모든 장부들이 조화를 이루고, 근육, 근막, 건이 연관되어 무리 없이 움직이며, 온몸에 혈액순환이 원활하게 이루어지는 그것이 바로 '건강'이라는 한 단어로 표현되는 것이다.

쌀을 조리하면 쌀밥이 되고, 옥수수를 조리하면 팝콘이 된다. 또, 밀가루를 이용하여 빵과 피자를 만들 수 있다.

이 과정에서 공통으로 들어가는 것은 바로 '열'이다. 쌀과 물을 넣고 끓여야 밥이 되고, 옥수수에 열을 가해야 팝콘이 되며, 밀가루 반죽해서 열로 익혀야 피자가 된다. 이 과정에서 열이 하는 역할을 무엇인가? 바로 변화이다. 열이라는 에너지를 통해 상태에 변화를 일으킨 것이다.

이처럼 에너지가 우리 몸안에서 어떤 역할을 하고 상태 변화를 일으키는지 우리는 장부론을 통해 이해할 수 있다.

앞에서 횡격막 주변에 연관되어 있는 장기들에 대해 이야기했다. 하지만 자궁, 척수, 뇌와 같은 부분은 거론하지 않았다. 이처럼 정경 12경맥에는 굳이 집어넣지 못했지만, 이들 또한 정경 12경맥처럼 자기들만의 역할이 있는데, 이들을 기항지부奇恒之府라고 이야기한다.

앞에서 심장을 군주라고 부른다고 이야기했다. 그리고 심장에 피를 공급하는 것이 바로

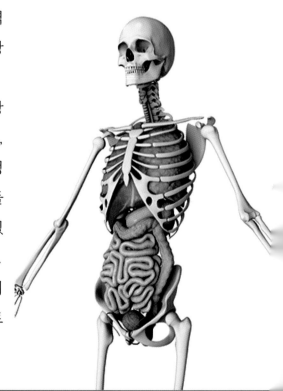

간이며, 이 간에 영양분을 제공하는 것이 바로 소장이라고 이야기했다.

입에서부터 항문까지 소화관의 길이가 약 12m인데, 그중에서 소장의 길이는 7m에 달한다. 소장의 길이가 7m나 된다는 것은 가장 넓은 공간을 차지하고 움직인다는 이야기도 된다. 해부학적으로 소장은 오른쪽이 붙어 있고, 왼쪽이 떨어져 있다. 이것은 보아도 소장의 움직임이 전체적으로 장부들을 조율한다는 것을 알 수 있다.

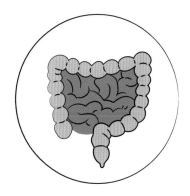

복부를 해부하면 내장기들로 꽉 채워져 있다. 하지만 그 속에도 질서와 에너지가 존재하며, 자기만의 모틸리티가 있다. 각 장부들은 자기만의 움직임을 가지고 있고, 공간적으로 서로간에 조화를 이루고 있다. 그러면 이 힘의 균형을 과연 누가 조절하는 것일까? 그것은 바로 소화관의 대다수를 차지하는 소장이다. 소장이 공간적인 요소를 조절할 때 나머지 장기들의 모틸리티가 원활해진다.

위장은 본능의 장기이다. 왜냐하면 음식이 들어오면 여지없이 혈액이 위장으로 싹 몰려간다. 위장에서 음식을 처리하기 위해 바쁘게 작업이 이루어진다. 위장 내부로 들어온 모든 음식이 암죽으로 전환되어 소장으로 이동할 때까지 위장은 쉬지 않고 일한다. 그런데 위장이 한창 작동 중일 때 위장으로 몰린 피 때문에 어떤 현상이 일어날까?

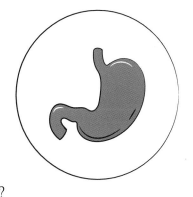

식후에는 사람의 기능이 완전히 저하된다. 밥을 먹고 나서 1시간 30분 동안 피의 상당량이 위장으로 쏠리기 때문에 무기력 상태에 빠지게 되고, 졸음이 오고, 온몸의 에너지가 저하되기에 이른다.

그 위장으로 쏠렸던 피가 어느 정도 빠지고 그 위장에 있던 영양분이 소장으로 내려갈 때 쯤 우리는 다시 생기를 찾기 시작한다. 이후 소장에서는 영양분을 뽑아서 간으로 보내기 시작한다. 간이 그 영양분을 심장으로 올렸다가 전신으로 보내는 작용을 하면서 다시 힘이 나게 된다. 이 과정에서 핵심적인 역할을 담당하는 것이 바로 심장, 간, 그리고 소장이다.

위장은 본능의 장기이고, 심장·간·소장은 치유의 장기라고 말할 수 있다.

만약 10 만큼의 음식물을 섭취하게 되면, 그중 2개 만큼은 뇌로 가고, 7개는 간·심장·소장으로 가게 된다. 그리고 나머지 1개는 일상적으로 살아가는 행위에 소모된다.

체온을 재면 보통 36.5도가 정상이지만, 질환이 있거나 열이 나면 37도, 38도를 넘어가게 된다. 심부의 장부 중에서 간·심장·소장의 온도는 정상체온보다 1~15도 정도가 높다. 이런 장부의 온도가 떨어지면 저체온증이 걸리게 된다.

치유란 것은 하나의 큰 변화임과 동시에 그 변화에는 열 에너지가 필요한 작업이다. 이러한 열 에너지가 필요한 장기 중에서 핵심적인 것이 바로 심장·간·소장이다.

심장·간·소장에 열이 부족하면 열을 보충해주어야 하고, 열이 심하면 열을 빼주어야 한다. 이곳에 열이 가득차면 다른 부분에 열이 부족해서 몸을 살리는 최소한의 동작밖에 일어나지 않는다.

클라이언트의 손과 발을 만져보았을 때 차갑게 느껴진다면 어떻게 관리해야 할까? 클라이언트의 간·심장·소장에 열 에너지가 충분하지 않다면 하지쪽에 피를 보내지 않고 있다고 보아야 한다. 그러면 간·심장·소장에 에너지에 충분히 공급되도록 도와주어야 한다.

이때 두 가지 길이 있다. 첫째는 음식을 통한 에너지의 공급, 둘째는 간·심장·소장에 채울 수 있는 열을 받을 수 있는 포인트를 관리해주는 것이다. 그곳은 바로 승모근에 있는 백선 라인과 흉요근막 라인이다. 이 부위에 열 에너지를 넣어주면 피가 제대로 돌도록 할 수 있다.

방광경은 인체의 뒤쪽에서 흘러가는 경락으로 우리 인체의 모든 장부가 관여되는 배수혈과 연관된다. 방광경은 인체의 수없이 많은 혈자리 중에서 우리 인체에 제일 많은 방광1선과 방광2선의 경락이 흘러가는 라인으로, 여기를 풀어주면 장부의 에너지에 영향을 준다.

비경락은 인체의 체형과 연관된다. 비장의 에너지는 운화運化의 기능을 가졌다고 표현한다. 운화라는 달리 표현하면 이렇게 이야기할 수 있다.

한약재를 약탕기에 넣고 달일 때 우리 선조들은 창호지를 덮었다. 약물이 수증기로 화해 날아가다가 창호지에 닿는 약 성분을 다시 잡아서 밑으로 떨어뜨리는 역할을 하게 된다. 이처럼 소장이 영양분을 뽑아 간에 전달할 때 수증기처럼 날아가는 에너지가 있게 마련이다. 비장은 이러한 에너지를 다시 잡아 폐로 전달한다. 폐를 이 기화의 에너지를 얻어 전신을 쓰는 에너지로 사용한다. 이것이 바로 비장이 지니고 있는 운화의 기능이다.

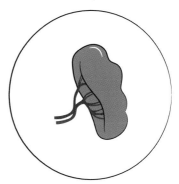

비장은 위장 뒤에 숨어 있는데, 23.5도 기울어져 있다. 그래서 비경락의 혈자리 중에서 포인트를 찾자면 발가락에 있는 '공손'이다. 또 '공손'과 함께 '은백'을 자극하기도 한다.

두 번째는 방광경에서 인체 전체의 장부에 한 번에 영향을 줄 수 있고, 척추와도도 연관된 곳을 관리하면 된다.

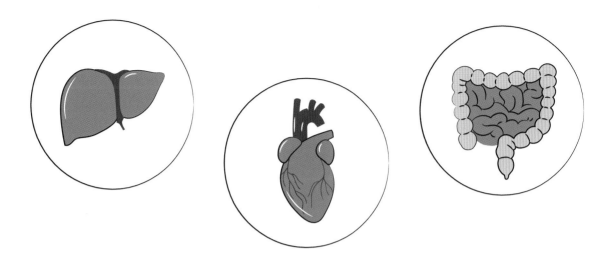

　하지만 겉에서는 보이지 않는 간·심장·소장을 어떤 식으로 관리해야 할까. 앞서 이야기했듯이 횡격막은 12개의 경락 중에서 11개가 작동을 하며, 장부에 에너지를 주는 데 지대한 영향을 미친다. 횡격막은 그 뿌리를 찾아보면 경추3번에서부터 5번 횡격신경이다. 결국 간·심장·소장에 영향을 주려면 첫째로 횡격막을 움직일 수 있는 목을 풀어주고, 둘째로 복식호흡을 통해 장부들이 움직일 수는 기운을 만들어내면 된다. 그다음으로 간·심장·소장의 에너지 모혈을 자극하고, 등쪽에 있는 배수혈을 자극하면 살려내려는 반응으로 옮겨가게 된다.

　정리하면, 우리 몸에는 본능의 에너지와 또 다른 에너지가 있다. 본능의 에너지는 숨 쉬고, 배가 고프면 먹고, 배변 욕구가 들면 화장실에 가는 등 살아가는 에너지이다. 이와는 달리 살려내려는 에너지는 감기에 걸리고, 열이 나고, 몸 어딘가에 문제가 있으면 빨리 내 몸을 원래상태로 살려내려는 그런 에너지이다.

　본능을 우선하는 장기로는 위장 있고, 살려내려는 치유의 장기는 간·심장·소장을 들 수 있다. 6장6부의 기운이 정확하게 나눠지고 이 장부들의 조화를 이룰 수 있도록 삼초를 바라보아야 한다. 삼초는 상초, 중초, 하초가 하나를 엮어져서 완전해진다.

인체의 문제가 생기는 3가지 포인트 중에서 요추1번이라는 자리가 삼초의 배수혈이다. 우리 몸이 앞으로 구부러지지 않으면 간의 문제이고, 뒤로 넘어가지 않으면 삼초의 문제이다. 또 앞으로 구부러지지 않으면 흉추9번의 문제이며, 뒤로 넘어가지 않으면 요추1번의 문제이다.

장부와 에너지의 관계를 잘 이해하여 임상적으로 적용하기를 바란다.

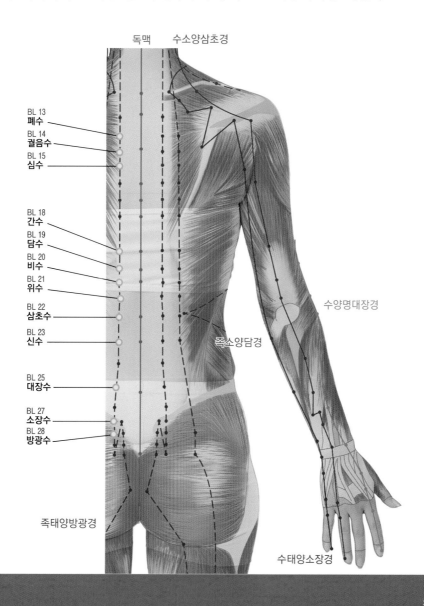

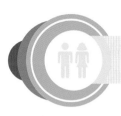

이제 근막에 대해 생각해보자.

근막은 근육의 겉면을 싸고 있는 막인데, 전신의 근육이 근막을 통해 연결되어 있다. 그런데 연결되는 선상에서 문제가 발생하여 꼬여 있다면, 그 꼬여지는 부분을 해결해 주면 문제가 해소된다고 가정할 수 있다.

인체에서 자주 꼬이는 근막이 있는데, 그것은 머리쪽의 두피에 있는 모상건막이다. 모상건막을 관리하면 전체 근막이 풀려서 모든 조직 사이사이에 피가 원활하게 공급될 수 있다. 그렇게 장부의 모든 기운에 에너지가 충족되면 몸에서는 치유의 에너지가 활성화된다.

한의학에서 배꼽을 '신궐'이라 부른다. 배꼽은 태아가 엄마와 탯줄로 연결되어 있던 곳이다. 태아는 모든 영양분을 탯줄을 통해서 엄마로부터 공급받는다. 그렇기 때문에 탯줄의 흔적인 배꼽에는 모든 장부와 연결되는 어떤 메커니즘의 흔적이 남아 있을 것으로 추론할 수 있다. 그래서 배꼽을 자극하고, 배꼽 주변의 근막을 풀어주게 되는 것이다.

허리디스크환자들이나 무릎이 안 좋은 사람들은 방사통에 의한 것이기 쉽다. 이런 클라이언트의 통증을 관찰하며 풀어보고 만져보다 보니까 엉덩이에 있는 중둔근에 주목하게 된다. 학슬풍鶴膝風처럼 무릎이 커지거나 무릎에 변형이 온

관절염환자의 경우 무릎 뒤쪽에 있는 '위중'을 풀어주면 효과를 얻을 수 있다. 그런데 생각치도 않은 엉덩이의 중둔근을 푸니까 좋아지는 경우가 있다.

일본의 우다가와 선생은 그 이유를 이렇게 설명한다. 인체의 모든 근막은 엉덩이 중둔근에서 꼬여 있기 때문에 인체의 근막이 꼬이는 곳 세 군데를 풀어주면 인체의 근막을 쉽게 풀 수 있는 것이다.

다섯 가지 중요 포인트를 설명하겠다. 첫 번째는 횡격막, 두 번째 요추1번, 세 번째 종아리, 네 번째 쇄골, 다섯 번째 상경추이다. 이때 순서는 크게 상관이 없다.

어떠한 클라이언트든 관리사가 운동, 마사지, 수기요법, 재활요법 등 다양한 방법으로 이 다섯 가지를 건드려주면 몸은 반드시 좋아지게 마련이다.

첫 번째는 횡격막인데, 횡격막에는 앞서 설명한 것처럼 수많은 내장기들이 연관되어 붙어 있다. 그래서 횡격막이 움직이면 모든 장부들이 따라서 움직이게 되고, 650개 전체 근육이 일어나서 혈액순환이 발생한다. 즉 피가 돌기 때문에 치유의 반응이 일어나게 된다.

이 횡격막을 좋아지게 만드는 방법은 다음과 같다.

1 복식호흡을 한다.
2 횡격막의 뿌리인 경추를 풀어준다.

횡격막과 연관되어 붙어 있는 장부들을 한 번에 자극할 수 있는 유일한 방법이 바로 복식호흡이다.

사람은 태어날 때 이미 남녀가 구분되어 태어난다. 남자는 뛰어 다니고, 무거운 것을 들고, 짐승을 잡아오고, 복식호흡을 한다. 반대로 여자는 아이를 갖고, 출산을 하는 에너지 때문에 주로 흉식호흡을 한다.

복식호흡을 하면 에너지는 모든 장부의 기운에 에너지와 북돋워서 650개의 모든 근육과 전신에 혈액순환이 잘 일어나게끔 만든다.

여성분들은 대부분의 질환이 변비에서부터 시작된다. 왜냐하면 입으로 들어오는 거 못지 않게 제대로 내보내지 못하면 문제가 발생하기 때문이다. 체내의 독이 외부로 배출되어야 장부들이 움직이고 순환이 되고 소통이 되어서 회복에너지로 바뀌게 된다. 일단 횡격막을 살려야 하므로 클라이언트가 내원하면 호흡을 눈으로 지켜보고, 흉식호흡을 하는지 복식호흡을 하는지 살펴본다.

일단 흉식호흡을 한다면 관리를 진행하기 전에 호흡부터 바꿔 놓아야 한다. 일단 내장기를 작동시키기 위해 엔진부터 돌려야 하므로, 배에다 손을 대고 숨을 들이 마시고 뱉어 가면서 계속해서 복식호흡을 시킨다. 아니면 묵직한 물체를 배 위에다 얹어 놓고 복식호흡을 유도하는 방법도 좋다.

그러면 횡격막의 움직임에 의해서 위장과 소장 안쪽에서 정상적인 모틸리티들이 일어나기 시작하며, 따라서 모빌리티도 일어나게 된다. 그리고 이들이 움직이면 내장기쪽으로 혈액이 들어 왔다 나갔다 하며, 본능의 에너지에서 간·심장·소장 위주의 치유의 에너지로 바뀌기 시작한다.

이것이 바로 첫 번째 에너지를 열어주는 단계이다. 그런데 횡격막을 통해서 복식호흡을 시키면 신기할 정도로 몸이 편해지고 좋아진다.

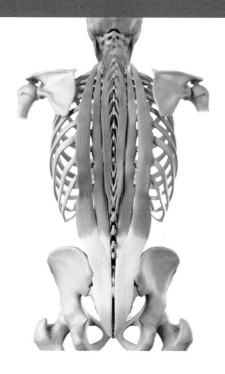

이제 균형과 압력이란 용어에 대해 이야기해 보자.

어떤 물체가 서 있으려면 양쪽에서 동일한 힘으로 지탱해주어야 한다. 인체로 이야기하면 앞뒤 균형이 잡혀야 한다는 의미인데, 뒤쪽에는 척주기립근이 있고, 앞쪽에서 복직근이 있어서 균형을 맞추게 된다. 역시 앞쪽에는 장요근이 있고, 뒤쪽에는 요방형근이 균형을 이루고 있다.

장요근에다가 소장을 얹히면, 요방형근도 광배근과 하후거근을 얹어 균형을 이루게 된다. 엉덩이에서 대둔근이 균형을 잡아주고 앞쪽에서는 대둔근의 짝으로 대퇴사두근이 균형을 잡아준다. 대퇴사두근 밑으로는 햄스트링, 앞쪽으로는 전경골근, 뒤쪽으로는 비복근이 짝이 되어 계속 균형이 맞춰진다.

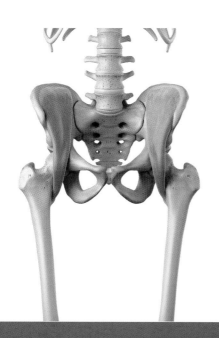
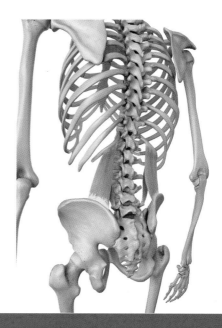

이제 압력에 대해 알아보자. 횡격막을 통해서 복압이라는 에너지가 생겨난다.

위에서 내려오는 대동맥의 선을 따라 피가 내려가게 되며, 정맥을 따라 피가 다시 올라가게 된다. 그리고 음식을 위로 내려보내는 식도가 있다. 동맥, 정맥, 식도, 배에는 일정한 압력이 있다. 또한 위나 폐에도 압력이 있다. 하지만 폐에는 근육이 없다. 폐는 횡격막과 몸 전체의 압력 중에서도 배에 있는 압력이 지대하게 영향을 준다.

나이가 들어가거나 어떤 문제가 생겼을 때 제일 두드러진 변화가 이 식도가 늘어지는 것이다. 다시 말해 위축되는 것이다. 식도가 위축되고 배의 압력이 강해지면 식도가 위장과 함께 위쪽으로 딸려 올라간다. 이것을 식도열공탈장이라 부른다.

그렇다면 이런 압력을 조정할 수 있는 것은 무엇일까? 그것은 바로 횡격막이다. 결국 위에 이야기한 상초와 중초에 기운을 조절하는 것은 압력인데, 여기에 영향을 주는 것이 횡격막이다. 횡격막은 650개의 근육을 움직이고, 그리고 모든 장부에 움직임과 연관돼서 몸이 살아가는 반응에서 살려내려는 반응으로 만들어주는 그 근본적인 스위치의 역할을 한다. 그래서 첫 번째는 바로 횡격막의 에너지인 것이다.

두 번째로 요추1번에 대해 설명한다.

우리 몸은 스스로 자기 몸을 챙기도록 프로그램되어 있다. 몸에 문제가 발생하면 스스로 살리려고 노력한다. 그 살리려는 세포 중에 NK세포가 있다. NK세포가 나를 살리려고 중간에서 싸우는 역할을 하는데, 어느 날 혼돈이 와서 내 몸에 있는 정상적인 세포를 NK

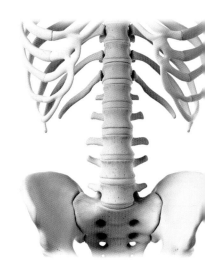

세포가 공격하는 일이 벌어진다. 우리는 이것을 자가면역질환이라고 부른다.

내 몸은 항상 나를 살리려고 노력하고 또 살리려고 몸부림치는데, 그 뒤에 백 그라운드되어주는 것이 있다. 그것은 바로 피다. 피가 돌기 때문에 앞서 설명했던 입에서부터 항문까지 내려가는 소화와 배설의 에너지가 있고, 심장에서 전신으로 피를 돌리는 순환의 에너지가 있게 된다. 그리고 순환의 에너지가 완전해지면 우리 몸은 치유의 에너지를 발산하게 되는 것이다.

예를 들어 암에 걸렸다가 치료하고 완쾌 판정을 받은 사람이 있다고 치자. 이제 몸안에는 암이 없다. 하지만 겉모습은 그렇지만 몸안에는 자기를 너무너무 살리려고 하는 그 에너지가 존재한다. 그 에너지를 작동시키기 위해서 우리는 계속 관리하고 지켜줘야 된다. 이 에너지로 우리는 버티고 있다. 그것이 바로 치유의 에너지이다.

그 치유의 에너지를 복돋워 줄 수 있는 것은 말초까지 혈액순환과 림프 순환을 원활하게 만들어주는 것이다. 그러면 나를 지켜주는 에너지는 힘을 받게 된다. 그 힘을 받게 해주는 에너지가 하초로 가는 길을 찾아보니, 척수신경이 뇌에서 내려가다가 요추 1번부터는 하나의 줄기로 내려간다. 그리고는 하지를 따라 내려와서 발가락까지 내려간다.

어느 날 내원한 클라이언트의 발목을 만져보고는 정확하게 측정해 보았다. 그 결과 미세한 차이가 있었다. 그래서 뼈의 각도를 조절해서 그 발목의 두께를 조정해주었더니 하지에서 피가 돌기 시작하고 림프순환이 일어나면서 요추1번부터에서부터 내장기들의 반응이 회복반응으로 바뀌게 되었다. 호흡도 복식호흡으로 바뀌면서 본능의 장기가 아니라 치유의 장기인 간·심장·소장이 치유의 에너지를 발산하는 것을 보게 되었다.

그래서 두 번째로 중요한 부위는 바로 요추1번이다. 여기는 삼초의 배수혈이다. 상초, 중초, 하초 세 개의 기운이 조화를 이루면 하지쪽으로 혈액순환이 일어나게 되는데, 해부생리학적으로 요추1번까지 척수신경이 내려오다가 요추1번에서부터 갈라져서 내려가니까 요추1번을 중심에 놓고 보아야 한다.

보통 클라이언트가 내원하면 이런 식으로 검사를 한다.

"몸을 한번 움직여 보겠습니다. 앞쪽으로 움직여보세요. 뒤로 넘겨보세요."

뒤로 넘기는 동작을 클라이언트 제대로 수행하지 못한다. 그러면 삼초가 문제가 온 것이다. 해결 방법은 뒤쪽의 요추1번에 자극을 줘서 삼초를 열어줄 수도 있지만, 상초·중초·하초의 조화로움이 완성되어지면 자연스럽게 요추의 에너지가 살아나게 된다.

그렇다면 반드시 좋아진다고 이야기하는 첫 번째 횡격막과 두 번째 요추1번의 중에 어떤 것이 우리 몸에 더 많은 에너지를 줄까? 필자는 횡격막의 에너지에 1순위를 부여한다. 횡격막은 자동차로 치면 엔진과도 같다. 그리고 두 번째로 상초, 중초, 하초가 조화를 이루도록 한다. 그래서 다리 각도를 벌려가면서 척수신경이 하지 쪽으로 정확하게 소통될 수 있도록 길을 열어준다.

횡격막이 움직이면서 상초, 중초, 하초가 작동하기 시작하면, 몸에서 중요한 변화가 일어나기 시작한다. 위장의 살아가려는 에너지에서 간·심장·소장의 살리려는 에너지로 바뀌면서 치유의 방향으로 선회하게 된다. 그 상태로 클라이언트는 약 3분에서 5분 정도를 복식호흡을 지속한다.

이처럼 근본적인 요소가 되는 에너지를 풀어 주면서 그 사람의 에너지를 살펴보면 부교감의 에너지인 치유의 에너지 중에서도 알파α파라는 파장이 나오기 시작한다.

사람에게는 자기 몸을 살리고 만들어가는 강력한 에너지가 나오는 요건이 있다. 불편한 자리에서 밥을 먹으면 체한다고들 이야기한다. 너무 어려운 자리에 어려운 사람과 같이 있으면 가시방석에 앉은 것 같다고 표현한다. 하지만 편안한 내 집에 와서 원하는 자세로 누워 있으면 몸과 마음이 모두 편해진다. 그 순간부터 몸이 이완되고 마음도 편해지는 것이다. 그 사이에 교감신경과 부교감신경 사이에 교차 반응이 일어난 것이다.

클라이언트가 내원할 때의 에너지는 교감의 에너지였다. 바로 문을 열고 들어와서 클라이언트가 관리사와 대면할 때의 그 에너지는 절대로 변화될 수 없을 것만 같았다. 몸의 변화는 열이 들어가고, 본능의 장부에서 치유의 치유의 장부로 에너지로 바뀔 때 변화가 일어난다. 그러므로 클라이언트의 교감의 에너지가 부교감 에너지로 바뀌어 결국 치유의 에너지로 변화하는 상황을 만들기 위해 위리는 클라이언트에게 복식호흡을 시키고, 다리를 벌려서 상초와 중초와 하초의 기운을 다시 한 번 만들어 가는 것이다.

모상건막이 있는 두피를 풀고, 모든 장부와 연관되는 배꼽의 기운을 통해 장부에 신호를 줘서 장부들의 고유한 자기들만의 미세한 파장을 통해서 모틸리티를 잡아준다. 그리고 인체의 모든 곳에 연관되는 근막이 엉덩이 중둔근에 있기 때문에 중둔근을 풀어서 전체 그막을 이완시키고 소통시킨다.

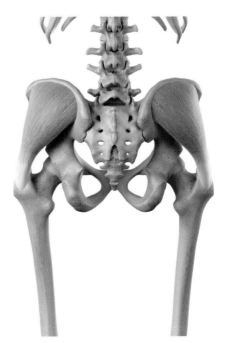

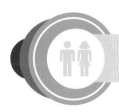

반드시 좋아지는 포인트 2

이제 세 번째 포인트에 대해서 이야기하도록 하겠다.

일본의 한 저자는 《종아리를 주물러라》라는 책을 써서 종아리의 중요성을 강조했다. 필자도 오랜 시간의 임상경험과 연구를 통해 종아리가 제2의 심장이 맞다는 결론을 얻게 되었다.

우리 몸에는 엘라스틱 성분이라는 것이 있다. 엘라스틱은 근육이나 스펀지처럼 변화했다가 다시 자신의 원래 모양으로 돌아가는 것을 말한다. 플라스틱은 비닐봉지 손으로 쭉 강하게 늘어나지만 다시 원래의 형태로 돌아가지 않는 것을 말한다. 엘라스틱, 플라스틱 성분은 건에 많이 들어 있다. 건은 뼈하고 근육을 연결해 주는 역할을 한다.

우리 몸을 지탱하는 것은 뼈이고 그것을 움직이는 것은 근육이다. 이 근육과 뼈를 연결하는 것을 건tendon, 힘줄이라고 한다. 그리고 뼈와 뼈를 연결하는 것을 인대ligament라고 한다.

그렇다면 근골격계 질환에서 문제가 생기는 부분은 주로 어디일까? 대답은 바로 건이다. 건힘줄은 엘라스틱 성분과 플라스틱 성분, 그리고 콜라겐의 성분을 가지고 있다.

이제 아킬레스건 예로 들어 보자.

종아리 뒤쪽으로 비복근이라는 근육이 있다. 그 아래쪽에 아킬레스건을 연결되고 뒤꿈치 뼈에 가 닿는다. 이 아킬레스건의 일반적인 탄력도는 10으로 치면 2 정도이다. 2라는 숫자를 넘어가면 아킬레스건은 플라스틱 성분으로 바뀌며 파열된다. 그러므로 우리는 일상생활에서 아킬레스건의 한계점인 2라는 숫자를 넘지 않는 범위 내에서 움직여야 한다.

비복근Gastronemius을 한꺼풀 베껴내면 그 밑에는 가자미근Soleus가 있다. 비복근을 천층이라 하면, 가자미근은 심층에 존재하는 것이다. 가자미근 역시 종골에 가 닿는다.

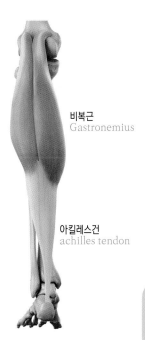

비복근
Gastronemius

아킬레스건
achilles tendon

비복근 사이의 정맥으로 피가 들어오면 비복근이 풍선처럼 부풀어서 꽉 눌러주면 피가 쭉쭉 올라가게 된다. 이와 같은 종아리의 펌핑 작용으로 피가 위로 올라간다. 종아리는 움직임에 의해서 피가 올라가면서 하지의 근육들이 같이 작동하게 되는 것이다.

앞서 근육량의 80%가 배꼽 밑의 하지에 있다고 이야기했는데, 이 종아리의 움직임으로 하지의 곳곳에 피가 전달된다. 종아리를 주물러 처치하는 것은 결국 심장을 주무르는 것과 똑같다는 의미이다.

심장은 갈빗대 안쪽에 들어 있으므로 심장을 꺼내서 주무르지 못한다. 그래서 모혈인 '거궐'과 심포의 모혈인 '단중'을 자극해서 에너지를 돌릴 뿐이다.

하지만 종아리를 주무르면 이 피가 하지에서 다시 심장으로 들어와서, 살아가는 반응에서 살려내려는 반응으로 바뀌게 된다.

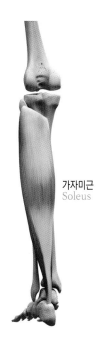

가자미근
Soleus

하지만 처치를 할 때 주의해야 할 점이 있다. 아킬레스건은 전체를 10으로 보았을 때 2개의 에너지 범위 안에서만 안전하기 때문에 무리하게 처치하면 아킬레스건이 손상을 입을 수 있다.

콜라겐 성분은 따뜻하게 해주면 늘어나는 성질이 있다. 그래서 우리는 비복근에 자극을 주기 전에 항상 아킬레스건을 온열요법으로 풀어놓을 필요가 있다. 그러면 2라는 한계점이 3까지 확장될 수 있다. 그리고 3까지 확장되면서부터 치유의 에너지로 바뀌게 된다. 하지만 아킬레스건의 내구도는 나이에 따라서 차이가 난다. 예를 들어 보자.

늦둥이를 낳은 중년의 남성분이 초등학교 체육대회에 갔다. 아빠를 달리기 순서가 돌아왔다. 마음은 젊지만 몸은 노화가 많이 진행된 상태이다. 아킬레스건의 내구도 역시 1 정도로 약화되어 있다. 그래서 무리해서 힘을 주는 순간 딱 소리와 함께 아킬레스건이 끊어진다. 아킬레스건이 잘려지거나 손상을 입으면, 종아리의 펌핑 작용에 장애가 생겨 심장으로 피가 원활하게 보내지 못하게 된다. 그러면 결국 그 사람의 생명 작용에도 큰 문제가 발생하게 된다.

강의를 하다 보면 당뇨병, 고혈압 등의 만성질환 환자에 대한 질문을 많이 받는다. 당뇨, 고혈압이 있는 클라이언트의 몸의 살펴보면 여지없이 종아리 부분이 딱딱하게 굳어있기 마련이다. 이렇게 몰려있는 압력을 줄여주지 않으면 회복의 에너지가 작동하지 않는다. 그렇기 때문에 우리가 종아리를 신중하게 문질러주고, 주물러서 풀어 주어야 한다. 하자만 클라이언트가 느끼는 고통은 다른 질환의 환자들에 비해 무척 큰 편이다. 피를 돌려야 하므로 오랫동안 모빌리티, 모틸리티에 문제가 있던 모든 장부들의 갑자기 작동을 시작하면서 통증을 주기 때문이다.

그것은 마치 6개월 혹은 1년 동안 병상에 누워있던 분이 일어나 걷고자 하는 것과 같다. 단축되어 있던 아킬레스건이 늘어나면서 그 통증이 상상 이상이기 때문이다. 결국 두발로 걸으며 생활하고 있는 우리는 심장의 조화로움과 치유의 에너지 속에 생활하고 있는 것이다.

자, 이제 클라이언트에게 무엇을 해줄 수 있는지 고민해보자.

먼저 종아리 부분을 만져보고, 아킬레스건을 따뜻하게 풀어서 피를 올리기 시작한다. 소통과 순환을 통해 치유의 에너지로 멈추어 있는 장부의 작동을 시작시키는 것이다.

이것은 매우 이치에 맞는 일이다. 심장을 꺼내서 주물러서 치유할 수는 없으니 제2의 심장인 종아리를 주물러서 치유의 에너지를 여는 일이다.

지금부터 네 번째 포인트인 쇄골에 대한 설명을 시작하겠다.

몸 앞쪽으로 흉골^{복장뼈}이 있고 그 옆으로 갈비뼈가 형성되어 있다. 그 양옆으로 상완골이 있다.

쇄골^{빗장뼈}은 견봉에서 흉골병에 걸쳐 있으며, 위에서 보면 S자 모양을 하고 있다. 견봉과는 견쇄관절, 흉골병과는 흉쇄관절을 만든다. 쇄골은 상지와의 소통에 관문 역할을 하는 뼈이다. 쇄골밑으로 근육이 있는데, 이것을 이것을 쇄골하근이라 한다. 그리고 쇄골 2분의 1 안쪽부터 상완골쪽으로 이렇게 근육이 붙는데, 이것이 대흉근 쇄골가지이다.

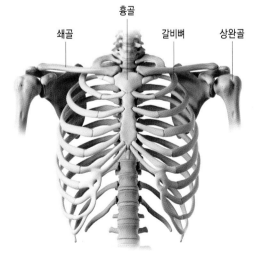

쇄골   흉골   갈비뼈   상완골

또 대흉근의 한 가지가 흉골에 붙는데, 이것을 대흉근 흉골가지라 부른다. 그리고 나머지 한 가지가 아래쪽의 늑골에 붙는데, 이것을 대흉근 늑골가지라고 부른다.

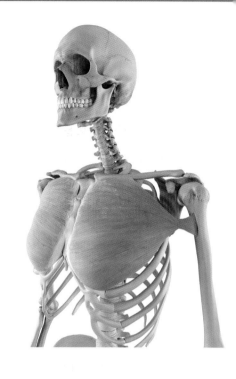

대흉근의 한 가지가 쇄골에 붙어서 쇄골에 영향을 주고 있는 것이다. 그리고 해부학적으로 쇄골보다 늑골 첫 번째 뼈가 높게 더 올라가 있는데, 그 쇄골과 첫 번째 늑골뼈 사이의 틈으로 신경이 목에서부터 팔로 내려간다. 이처럼 대흉근은 쇄골에 영향을 미치고 있다. 뒤쪽은 승모근하고 붙어 있지만 그 영향력은 미미한 편이다.

한편 쇄골뼈 라인의 한 부분에 림프절이 존재하는데, 이 림프는 몸의 부종이나 노폐물을 청소해주는 역할을 한다. 두 번째로 쇄골하동맥, 정맥 그리고 상완신경이 이곳을 통해 내려간다.

우리는 몸이 이루는 형태를 체형이라고 한다. 중력선 안에 들어 있는 정상적인 체형에서 벗어나 옆쪽으로 틀어지는 것을 측만증scoliosis, 앞으로 굽어지는 것을 전만증lordosis, 뒤로 넘어가는 것을 후만증kyphosis이라고 한다.

여성분들은 비정상적 체형 중에서 가슴이 쳐지는 경우가 있다. 여성들의 가슴은 대흉근 위에 올려져 있는데 그 높이차와 쇄골의 밸런스가 깨지기 때문에 처진 가슴이 발생한다. 그러므로 그래서 쇄골의 위치를 올바르게 잡아주는 것은 여성분들의 체형 관리에 매우 중요한 요소가 된다.

앞에서 정상적인 호흡을 한다는 것은 복식호흡을 통해서 가능하다고 이야기했다. 하지만 여성분들은 대부분에 흉식호흡을 한다.

임신한 여성분들은 대부분 흉식호흡을 하다가 아이가 자궁에서 성장하여, 임신 거의 막달 정도 되면 아이가 거의 횡격막까지 치고 올라가게 된다. 폐가 움직여서 호흡을 해야 되는데, 횡격막이 불편하니 평소 호흡에 사용하지 않던 근육인 흉쇄유돌근과 사각근이 호흡을 보조하게 된다. 이런 호흡을 역리호흡 paradoxical respiration이라 한다. 이것은 몸에 꽉 끼는 옷을 입었을 때 배로 호흡하기가 힘드니 가슴으로 호흡하는 것과 같다.

임신상태에서는 호흡보조근으로 흉쇄유돌근과 사각근을 쓰게 되면서 이 근육이 단련되어 비대해진다. 흉쇄유돌근에 쇄골지의 쇄골에 붙어 있는 부분이 두꺼워지고 결국 쇄골이 원 위치에서 벗어나는 결과가 된다. 팔로 내려가는 그 신경과 팔에 영향을 주게 되니까 팔이 붓는 증상이 나타난다. 팔뚝의 살도 두꺼워지고, 부종으로 탄력성도 약해지게 된다.

쇄골은 이처럼 상지에서 일어나는 문제들과 큰 연관성을 가지고 있다.

마지막으로 상경추에 대해 이야기하겠다.

상경추upperservical는 경추1번과 2번을 지칭하는 말이다.

경추는 총 7개의 뼈로 이루어져 있고, 3번부터 7번 뼈 사이에는 연골이 있지만 1번과 2번 뼈 사이에는 연골이 없다. 그대로 상경추가 틀어지면 원래대로 회복이 잘 안된다. 상경추 바로 위에 뇌간이 있는데, 뇌간에는 연수가 있고, 모든 장부와 연관되는 미주신경이 나온다.

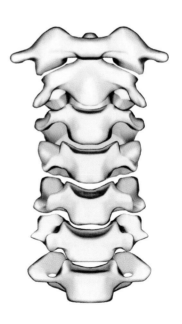

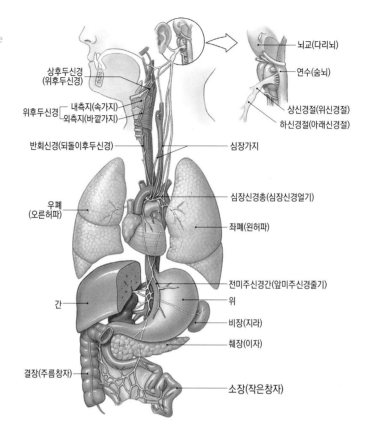

미주신경
vagus nerve

뇌교(다리뇌)
연수(숨뇌)
상후두신경
(위후두신경)
상신경절(위신경절)
하신경절(아래신경절)
위후두신경 {내측지(속가지)
외측지(바깥가지)
반회신경(되돌이후두신경)
심장가지
우폐
(오른허파)
심장신경총(심장신경얼기)
좌폐(왼허파)
전미주신경간(앞미주신경줄기)
간
위
비장(지라)
췌장(이자)
결장(주름창자)
소장(작은창자)

상경추는 뇌신경 10번 미주신경이 나오는 부분이기 때문에 이곳을 풀어주면 모든 장부에 에너지를 전달할 수 있다. 이처럼 상경추는 미주신경과 연관되어 매우 중요하다.

상경추가 틀어지면 다음과 같은 증상이 발생한다.

1 뇌압이 올라간다.

2 혈압이 올라간다.

3 림프순환이 원활하지 않게 된다.

4 640만 조 뇌신경의 흐름이 원활하지 않게 된다.

5 미주신경의 흐름이 안 좋아져 모든 장부의 기능이 떨어지고, 자연치유력

도 약해진다.

6 상경추 뒤 후두골에서 α파라는 파장이 나오는데, α파의 파장이 나오지 않아서 우리 몸을 스스로 치유되는 에너지에 문제가 발생한다.

상경추 부분은 다른 곳과 다르게 좀 더 많은 공부와 이해가 필요하다. 상경추 부분을 더 공부하고 싶다면, CST^{두개천골요법}에도 관심을 가져보는 것이 좋을 것이다.

앞서 이야기했듯 내장기 도수요법에서 모빌리티와 모틸리티를 이해하고, 그 다음 정경 12경맥을 이해한 다음 해부생리학에서 하나하나의 근육이 어떤 역할을 담당하는지 치료적 관점에서 이해할 필요가 있다. 나아가 근막경선해부학의 개념과 응용근신경학에서 설명하는 문제들을 학습한 다음, 실전적인 치료 마사지, 스웨디시 마사지, SOT^{관절가동술}, 알렉산더 테크닉^{중추신경조절}까지 하나하나 완성을 시켜가면 좋은 결과를 얻을 수 있다.

우리 인체를 좋아지게 하는 다섯 가지를 정리해 보면 다음과 같다.

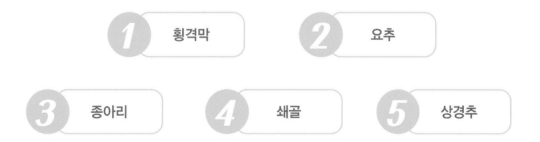

1 횡격막 **2** 요추 **3** 종아리 **4** 쇄골 **5** 상경추

수기요법을 할 때 항상 이 다섯 군데 포인트를 염두에 두고 정확한 원리에 의해 관리하면 제대로 된 테크닉을 완성할 수 있을 것이다.

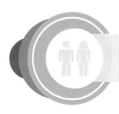

매듭(인체수기)

지금부터 인체 매듭 중에서 수기와 연관될 수 있는 것을 설명하겠다.

사람의 몸이 좋아지는 과정을 어떻게 하면 단축시킬 수 있을까 고민하다가, 집중할 수 있는 어느 특정 부위가 있지 않을까 하는 생각이 들었다. 한의학과 서양의학에 대해 더 공부를 진행하면서 재활적 측면에서 눈여겨보아야 할 부분을 발견하게 되었다. 그것이 바로 매듭이다.

지금부터 필자가 발견한 뒷매듭과 앞매듭에 대해 설명한다.

사과나무가 있는데 성장이 제대로 이루어지지 않는다고 하자. 그러면 거름을 줘야 한다. 물론 병충해 등 열매 자체에 문제가 있다면 사과 열매에 약을 치겠지만, 대부분은 뿌리에다 거름을 줘서 뿌리를 통해 나무 전체에 영양분을 공급하도록 해야 한다.

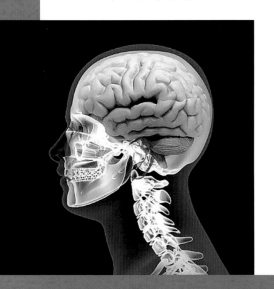

그렇다면 사람의 경우 어떤 곳이 중요한가라는 물음을 떠올리며 고민하다가 이렇 답을 내리게 되었다. 사람에게는 매우 중요한 장기인 뇌라는 부분이 있는데, 이 뇌처럼 중요나 부위가 두 군데 더 있었다. 바로 척수를 타고 내려가는 긴 뇌, 그리고 배 안에 존재하는 장 뇌가 바로 그것이다.

머리 속의 둥근 뇌는 몸을 통제하고, 긴 뇌는

전달하는 역할을 담당하고, 장 뇌는 수용^{받아들인다}하는 역할을 한다. 그래서 둥근 뇌, 긴 뇌, 장 뇌가 조화를 이룰 때 우리 몸을 건강을 유지할 수 있다.

그래서 인체를 상·중·하로 나누고, 이 상·중·하 중에서 막히는 포인트를 해결해 주면 인체는 과연 변화가 있을까 라는 생각을 가지고 임상에 임하게 되었다. 30여 년 정도의 고객관리 과정에서 '이곳을 풀면 몸이 진짜 좋아지는 자리가 있구나'라는 것을 깨닫게 되었다.

우리는 목표나 목적 없이 움직이는 것과 목표와 목적을 뚜렷이 하고 움직이는 것이 어떤 결과의 차이를 나타내는지 잘 알고 있다. 수기요법도 그러하다. 클라이언트가 내원했을 때, 관리사가 치료의 목표와 목적을 뚜렷이 알고 집중했을 때 더 좋은 결과는 가져올 수 있다.

치료 측면에서 항상 뒷매듭이 우선이 된다. 앞매듭은 그 다음이다. 일단 클라이언트를 눕힌 김에 앞매듭부터 하면 안 되냐는 질문을 종종 받는데, 답은 '안 된다'이다. 뿌리부터 자극을 주지 않으면, 결과치는 전혀 다르게 나타난다.

뒷매듭 세 개의 포인트는 다음과 같다.

1 유양돌기
2 흉추7번
3 천장관절

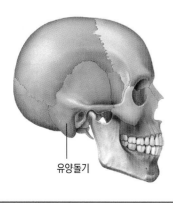

유양돌기

첫 번째 매듭인 유양돌기는 후두쪽에 있다. 상경추 라인, 연수, 미주신경과 그리고 횡격막을 지배하는 신경들이 나오면서 알파파의 파장과 연관되는 목 주변을 풀어준다.

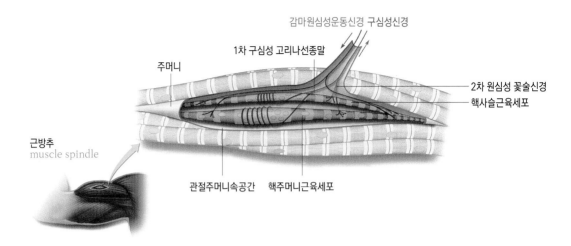

감마원심성운동신경 구심성신경

1차 구심성 고리나선종말

주머니

2차 원심성 꽃술신경
핵사슬근육세포

근방추
muscle spindle

관절주머니속공간　핵주머니근육세포

이곳은 근육의 층이 두껍고, 근방추의 영향이 큰 곳이다.

근방추는 골격근에 분포하여 근육의 길이 변화를 감지하는 감각수용기이다. 이것은 골격근의 수축과 이완에 대한 정보를 제공함으로써 정교한 운동과 자세 제어에 관여한다. 엉덩이 부위에는 1g당 8개 정도의 근방추가 존재하는데, 목 부위에는 1g당 36개 정도의 근방추가 존재한다.

이것은 목 부위가 보다 정교하고 예민하다는 의미이다. 정교하고, 받쳐주고, 무언가 버텨주는 에너지가 많다는 의미이다.

머리와 목이 만나는 곳, 목과 흉추가 만나는 곳, 흉추와 요추가 만나는 곳, 요추와 골반이 만나는 곳, 골반과 하지가 만나는 곳, 하지와 무릎이 만나는 곳, 무릎과 발목이 만나는 곳 등 이렇게 만나는 연결 라인들은 우리 인체에서 대단히 중요한 포인트이다. 그중에 유양돌기는 신경과 전달의 의미를 지니고 있는 우리 몸의 살아 있는 뿌리와도 같은 곳이다.

그렇다면 유양돌기 라인을 풀 때 어떤 식으로 어떻게 풀어야 할까. 오렌지 하나 정도의 무게로 시계방향으로 풀어주는 동작이 반복하면 이곳의 매듭이 풀어진다. 인체에서 횡격막의 펌핑작용을 작동시켜야 하는데, 이때 숨 들이마셨다가 뱉은 후 숨을 멈춘 상태에서 실시한다. 내장기 수기요법에서는 숨을 그냥 편안하게 쉬면서 해도 되고, 숨을 격하게 쉬어져야 할 포인트도 있다.

두 번째 매듭은 바로 **흉추 7번**이다. 흉추는 뼈마디마다 각각의 의미가 있는데, 흉추 3번은 폐, 흉추 4번은 심포, 흉추 5번은 심장, 흉추 9번은 간, 흉추 12번은 위장이다. 흉추 5번에서부터 흉추 9번까지가 바로 대내장신경 줄기의 뿌리다. 이곳의 바로 중심은 흉추 7번이다. 그러므로 중추의 매듭을 푸는 위치는 바로 중심인 흉추 7번이다.

흉추 7번을 풀어줄 때에는 주의할 점이 있다. 피부에는 유격이 있고 움직이는 가동성이 있다. 그러므로 안의 근막을 들어서 눌러서 유격을 없앤 상태에서 숨을 들이마셨다가 뱉은 후 숨을 멈추고 오렌지 하나 무게로 시계방향으로 하나! 둘! 셋! 다시 숨 뱉고 하는 식으로 진행한다. 클라이언트가 관리사와 호흡이 맞지 않으면 언밸런스가 일어나기 쉽다.

매듭이 풀어질 때 어떤 느낌일까? 추운 겨울날 학교 갈

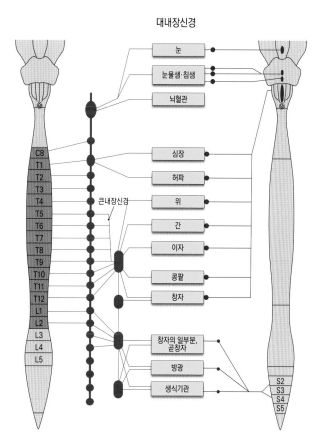

대내장신경

때 발밑에 얼음이 느껴지면, 그 살얼음을 발로 뽀드독 뽀드독 깼던 기억이 있을 것이다. 손을 대면 근막 부위에 살얼음이 손에 닿아 툭툭 끊어지는 듯한 느낌이 있을 것이다.

이렇게 두 번째 매듭을 풀어주면 장부의 기운이 도는 것을 확인할 수 있다.

이제 세 번째 매듭인 천장관절을 살펴보자. 여기에는 8개의 구멍이 있는데, 이곳을 우리는 '팔료' 혈이라고 하는데, 이것은 상료, 중료, 차료, 하료로 구분한다.

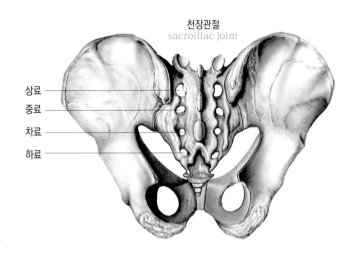

천장관절
sacroiliac joint

상료
중료
차료
하료

천골과 장골이 이루는 관절을 천장관절이라고 하는데, 여성들의 자궁이 바로 이 앞쪽에 위치한다. 인체는 숨 쉬고, 피를 보내고, 소화시키고, 뭔가를 생성하고 호르몬고 순환시키는 과정 못지 않게 중요한 것이 바로 배설의 과정과 생식의 과정이다.

이곳의 주동적인 에너지 포인트인 천장관절 라인이 바로 세 번째 하초에 매듭에 해당한다.

그래서 이 부분과 숨을 들이마셨다가 숨을 뱉은 후 유격을 만져주고, 다시 '하나, 둘, 셋' 숨 들어 마시고 숨 뱉고 '하나, 둘, 셋' 이런 식으로 매듭을 풀어준다.

앞매듭을 못 풀더라도 뒷매듭은 꼭 풀어주는 것이 좋다. 하지만 항상 뒷매듭과 앞매듭은 하나의 사이클로 가는 것이 좋다.

그렇다면 앞매듭의 열매 같은 곳은 어디일까? 다음의 세 곳이다. 이곳들이 바로 뿌리를 자극해 준 다음에 자극을 주어야 할 포인트이다.

1 단중膻中

2 배꼽한의학적으로는 신궐

3 ASIS전상장골극

첫 번째인 단중은 심포의 모혈이다. 심포는 심장을 싸고 있는 보자기라고 말한다. 이 심포의 뿌리는 흉추 4번다. 이곳에 자극을 주면서 호흡과 심장을 싸고 있는 에너지의 기운을 풀어준다.

심장의 모혈은 명치에 있는데, 그 위치를 거궐이라 한다.

그래서 거궐巨闕이 아니라 유두 가운데에 있는 단중에 손을 포갠다. 민감한 부위이기 때문에 클라이언트가 먼저 손을 대도록 하고, 그 다음 관리사의 손을 올리는 것이 좋다.

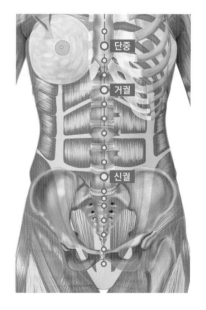

이곳 또한 숨을 들이마셨다가 뱉은 후 숨을 멈추고 유격 '원! 투! 쓰리!', 숨 들이마시고 숨 뱉고 후~ 멈추고 유격 '원! 투! 쓰리!' 시계방향, 이런 형태로 패턴을 만들어서 진행하면 된다. 호흡 조절을 통해 교감신경에서 부교감신경으로 전화시킬 수 있다.

학교 체육시간에 오래 달리기를 하고나면 선생님이 제자리에 서서 호흡을 시킨다. 숨 들이마시고 천천히 후~ 하고 내뱉도록. 이렇게 숨을 고르면 숨이 턱에 차올랐다가도 금세 편안하지게 된다. 이것이 바로 교감신경 에너지가 부교감의 에너지로 전환되면 몸이 안정화 되는 것이다.

두 번째는 바로 배꼽^{신궐}이다. 우리 몸을 살려내고 치료해나가는 포인트는 결과적으로 내장기이다. 태아 시절 엄마와 연결되어 내장기를 한 번에 잡고 있었던 선이 바로 탯줄이다. 태어난 후에는 엄마랑 분리되어 하나의 개체로 살아가지만 배꼽 뒤 안쪽에는 아직도 모든 장부랑 연결되는 포인트가 존재한다.

그래서 이 배꼽의 에너지를 풀어주는 것을 두 번째 매듭으로 잡는다. 배꼽의 기운을 부드럽게 풀어 주면서 호흡과 더불어서 그 안에 있는 에너지를 작동시킨다. 결국 치료라는 것은 장부의 기운에 에너지가 들어가서 살아가는 반응에서 살려내려는 반응으로 갈 때 회복의 에너지가 나오는 원리이다.

세 번째는 ASIS^{전상장골극}이다. 이곳은 능선을 따라 올라가다 보면 정확하게 탁 잡히는 자리이다.

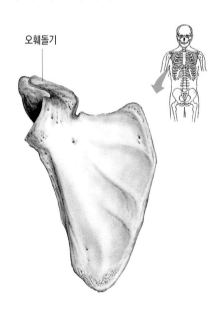

오훼돌기

상지에도 중요한 자리가 하나 있는데, 그곳이 바로 오훼돌기이다. 까마귀 입처럼 생겼다고 해서, 오구돌기 또는 오훼돌기라는 이름이 붙었는데, 여기에 소흉근과 상완이두근 장두가 붙는다. 그래서 이 오훼돌기 부위가 상지의 중요한 포인트가 된다. 배가 항구에 정박할 때 항구의 쇠기둥에다가 줄을 묶는다. 이처럼 상지를 지지하는 중요한 포인트가 바로 오훼돌기인 셈이다.

하지의 중요 포인트는 바로 전상장골극이다. 치골결합도 연결되고, 전상장골극을 기준으로 대퇴근막장근, 장경인대가 하지로 내려가고, 봉공근에도 영향을 미치게 된다.

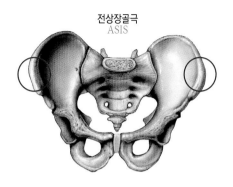

전상장골극
ASIS

클라이언트를 앙와위supine로 눕힌 후 차려 자세를 하게 하고는, 골반을 잡고 흔들면, 배설기와 생식기에 자극을 줄 수 있다.

지금까지 앞매듭과 뒷매듭에 대해 설명했다. 마지막으로 당부를 하며 마무리하겠다.

앞서 강조했듯이 인체가 버틸 수 있는 힘의 범위에서 시술을 해야 한다. 이 힘의 범위를 벗어날 정도로 강하게 시술 또는 교정을 하면 그 부위에 염좌가 발생할 수 있다.

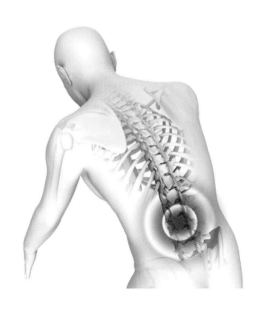

이 염좌는 가동성의 범위를 넘었기 때문에 그 부분에 있는 근막과 건에서 파열이 생긴 것이다. 그래서 모든 매듭을 관리할 때에는 유동적 범위 안에서만 해야 한다. 그 가동성의 범위를 넘어가면 오히려 염증이 생기고 통증을 유발시킬 수 있다.

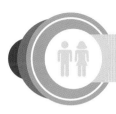

허리통증의 이해

　세상에는 수많은 질병이 있고, 숱한 통증이 우리를 괴롭힌다. 그중에서 대표적인 통증으로 목통증, 허리통증, 어깨통증, 무릎통증을 들 수 있는데, 그중에서 가장 참기 힘들다는 허리통증에 대해 알아보자.

　허리통증을 유발하는 질환은 어떤 것들이 있을까? 요추염좌, 요추추간판탈출증, 요추협착증stenosis 등이 있다. 그리고 전방전위증, 척추분리증, 좌골신경통, 이상근증후군도 있다.

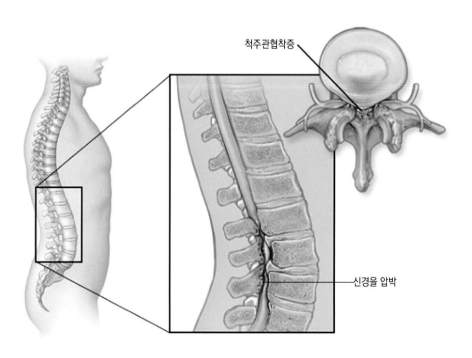

척주관협착증

신경을 압박

한편 척추를 구성하는 뼈가 비정상적으로 자라서 신경을 누르는 척추증이 있다. 염좌sprain는 가동범위 내에서 움직여야 하는데, 가동범위를 넘어설 때 발생하는 것이다. 추간판탈출증, 이른바 디스크는 척추 사이의 물렁뼈가 밀려나오면서 신경을 눌러서 신경과 관련된 하지 부위에 통증과 문제가 발생하는 것이다.

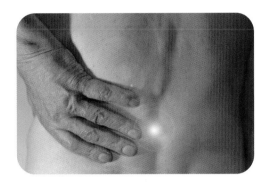

허리디스크 증상은 여러 가지가 있다. 물렁뼈의 중앙에 있는 수핵이 터지지 않고 그대로 밀고 나오는 경우도 있고, 이 수핵이 아예 터져버려 나오는 경우도 있다. 때로는 터진 게 흡수가 더 잘될 때도 있고, 다른 경우에는 밀린 게 더 좋을 수도 있다. 하지만 어떤 경우에도 구조적인 문제를 해결한 후에 몸이 스스로 치유할 수 있는 시간을 줄여야 한다.

몸에 문제가 생기면 그 부위에 통증이 있다고 뇌에 신호를 보내게 된다. 그러면 뇌는 냉정하게 판단해서, 그곳 말고도 다른 곳도 불편하니 공평하게 2개 만큼 치료할 수 있는 에너지를 보내겠다고 결정한다. 그 통증부위가 더욱 아프다고 신호를 보내고, 주변에 통증이 번지면 뇌는 더 많은 에너지를 보내게 된다.

환자가 진통제를 먹으면 그 부위의 통증을 잘 느끼지 못하게 된다. 그러면 뇌는 통증부위의 통증이 완화되었다고 판단하고 그 부위쪽으로 에너지를 보내지 않게 된다. 환자는 통증 자체는 완화되었기 때문에 나아졌다고 생각하고 문제가 있는 동작을 그대로 취하게 된다. 이때 그 행위 때문에 손상이 더욱 심해진다. 환자는 진통제의 약기운이 떨어지면 다시 약을 받아다가 복용하게 된다. 그러다가 약을 안 먹게 되면 통증 신호가 다시 뇌로 전달되는데, 뇌는 그동안의 반복된 경험으로 곧 통증이 약화될 것이라 판단하고 케어하지 않게 된다. 그러면 악순환이 반복될 뿐이다.

그렇기 때문에 꼭 필요한 경우가 아니라면 몸에서 스스로 치료하는 시간을 주는 게 옳다. 스스로 치료하는 시간을 주되 그동안 우리는 무엇을 해야 할까? 앞서 이야기했듯이 피를 계속 돌려야 된다. 두 번째는 몸이 중력선 안에 들어올 수 있도록 계속 잡아주면, 살아가는 반응에서 살려내는 반응에서 사이클을 돌려 놓을 수 있다.

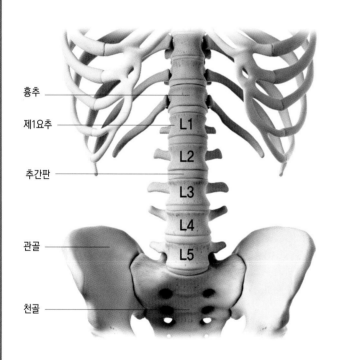

디스크의 증상은 매우 다양하다. 요추 3번의 디스크 증상은 허벅지 살이 빠지고, 요추 4번과 5번의 디스크는 엄지발가락에 힘이 빠지면서 발목의 힘이 빠지는 증상이 나타난다. 요추 5번과 천추 1번의 디스크는 종아리가 얇아진다. 그리고 어디에 디스크가 오든 간에 공통적인 현상은 엉덩이살이 빠진다.

신경은 근육을 지배하는데, 근육 안에는 혈관이 있다. 심장에서 내려가는 피 말고 다시 심장으로 올라가는 피는 결국 근육의 수축과 이완으로 이동한다.

허리디스크라는 질환이 와서 신경을 눌러서 신경의 에너지가 일부 소실되면, 그 신경 때문에 근육의 기능이 떨어지고, 근육의 기능이 떨어지다 보니까 혈액순환이 원활하지 않는 상황이 된다. 그래서 다리가 얇아지거나, 발목에 힘이 빠지거나, 종아리가 얇아지거나, 엉덩이살이 빠지는 증상이 나타난다.

이 모든 것을 해결하기 위해서는 직접적인 치료의 개념에서 신경치료를 할 수도 있겠지만, 관리사의 입장에서는 피를 돌게 해줌으로써 근육에 자극을 주고 근육이 다시 신경에 자극을 주는 요법을 선택해야 한다.

종아리를 풀어주고, 종아리를 통해서 피가 돌게끔 만들면 근육에 힘이 붙고 신경의 에너지가 돌아가게 된다. 즉 혈액 → 근육 → 신경과 같은 식의 역으로 된 사이클이 바로 답이다.

임상에서 디스크환자들이 스스로 치유되는 과정을 많이 보면서 심한 경우 수술적 요소가 필요할 수도 있지만, 그 전까지는 몸의 자가치유능력을 믿고 잘 관리하는 것이 좋다.

우리 몸에는 NK세포가 있는데, 대식세포라고도 한다. 내 몸에서 무언가 문제가 생기면 반드시 나타나서 그 에너지를 가지고 치료하는 임무를 담당하는 세포이다. 그러므로 대식세포가 충분히 해결할 수 있는 시간도 주는 게 중요하다. 몸은 한 번 손상을 입으면 치유될 수 있는 최소한의 시간이 필요하다. 실제 작은 상처라도 치유가 되는 시간은 거의 3주 이상이 걸리기도 한다.

몸은 한 번 자극을 주면 원래 다시 돌아오는 시간이 48시간 정도 걸린다. 그래서 수기요법을 실시할 때 48시간 주기로 해서 3주를 관리하는 것을 원칙으로 한다.

요추추간판탈출증lumbar herniated intervertebral disc, 다시 말해 허리 디스크가 왔을 때 호전반응을 보이는 데 어느 정도 시간이 걸릴까? 대략 3개월 이상의 시간이 필요하다. 수술하면 한 달이면 끝나는데 3개월 동안 수기치료하는 것이 과연 옳은 것일까?

근막

수술을 하게 되면 조직을 절개하고 거미줄처럼 연결된 근막을 건드리게 되는데, 이 거미줄 끄트머리에는 내장기도 달려 있고 신경도 연결되어 있다. 그런데 여길 끊어서 수술하면 교차가 되고, 피가 안 통하게 되고, 신경으로 연결된 내장기는 원래 고유의 움직임이 제한받을 수 있다.

장기의 큰 움직임이 모빌리티이고, 장기의 자체의 고유한 움직임이 모틸리티라고 앞서 설명했는데, 수술로 척추 부위의 근막을 한 번 건드려 놓으면 내장기의 균형이 깨지게 된다. 당장이야 큰 문제가 없을 수 있지만, 시간이 지나면 그 방향성은 확실하게 틀어지게 된다. 처마에서 떨어지는 물방울에 바위가 뚫리는 법이다.

수술보다는 수기요법, 재활요법을 선택하겠다는 클라이언트에게 다음과 같이 이야기한다. 통증이 개선되려면 어느 정도의 시간이 걸릴까?

첫 번째 통증이 오는 시기를 통증기라고 하면, 어느 정도 시간이 지나면 동결기가 오게 된다. 그 통증이 그대로 유지가 되는 것이다. 그런 후에 나중에 해방기로 가게 된다. 갑자기 '훅' 하고 통증이 낫는 일은 일어나지 않는다. 통증이 심해졌다가 덜 했다가를 반복하다가 어느 지점에서 서서히 나아지게 되는 것이다.

그런데 내원하는 클라이언트들은 이미 병원도 갔다 왔고, 마사지도 받아보았고, 여러 가지 처방들은 다 받아본 상태이다. 우리 관리사들의 역할은 그러한 일정 사이클에서 회복하는 데 걸리는 시간을 최소한으로 줄여서 빨리 회복될 수 있게끔 만들어 주는 것이다. 많은 이들이 한 번에 해결되기를 원한다.

그렇기 때문에 클라이언트들과 대화를 통해 충분히 본인의 의지를 확인하고 치료과정에 대해 설명하는 것이 필요하다.

"어떤 증상이 있나요? 통증은 어느 정도인가요? 주무실 때는 아픈가요? 움직일 때는 괜찮은가요? 지금까지 어떤 치료를 받으셨나요?"

그렇기 때문에 관리사들은 디스크, 염좌, 좌골신경통 등 다양한 원인에 대해 정확하게 알고 있어야 한다.

척추관이 좁아져서 다리로 가는 신경이 눌리기 때문에 발생하는 증상을 척추관협착증spinal stenosis이라고 부른다. 퇴행에서 비롯되는 척추관협착증은 수술해도 시간이 지나면 다시 고통이 찾아온다. 이 증상은 추간판탈출증과는 치료방법도 다르고 치료에 걸리는 시간도 다르다.

허리에 통증을 지닌 많은 사람들이 허리 디스크가 왔을 때 운동을 하는 것이 맞는지 질문한다. 기본적으로 운동을 하는 것은 근육에 에너지를 줘서 혈액순환을 좋게 하는 것이므로 운동을 하는 것이 맞다. 하지만 어떤 운동을 하는가는 매우 중요하다.

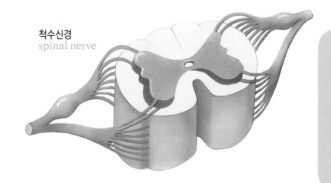

척수신경
spinal nerve

허리가 아픈 사람이 수영장에 가서 접영버터플라이을 하면 허리는 더 망가지게 된다. 그러므로 전체적인 순환에 도움이 되는 기초운동부터 해야 한다. 호흡을 통해서 장부의 기능을 활성화시키고, 종아리부터 전신의 혈액순환이 원활해질 때까지 복식호흡과 더불어서 실시해야 한다.

통증은 사람마다 조금씩 다른 경향을 보인다. 특히 허리통증은 여성과 남성의 경우 신체적 구조와 생활양식이 서로 다르기 때문에 완전히 다르게 나타난다.

여성의 경우 출산이라는 과정 속에서 몸에 큰 변화를 겪고, 복식호흡보다 흉식호흡에 의존하는 경우가 많으며, 상대적으로 체지방량이 많다. 출산력, 호흡 등을 염두에 두고 산부인과적인 질환 예를 들어 자궁의 염증 같은 것도 고려해야 한다. 대체로 여성의 허리통증은 변비, 장부쪽의 문제, 자궁의 에너지 등과 연관이 크다. 이러한 고려사항을 체크한 후에 일반적인 의미의 허리통증으로 넘어갈 수 있다.

하지만 남성들의 허리통증은 두 가지 중의 하나이다. 실제 허리에 문제가 있는 경우와 허리 자체뿐만 아니라 전체적인 기력이 쇠한 경우이다.

허리가 아프다고 MRI를 찍어놓고 보았을 때 실제로 허리디스크 증상이 있는 경우가 얼마나 될까. 물론 많은 사람들이 크고 작게 디스크증상을 가지고 있을 수 있다. 하지만 대부분의 사람들은 몸의 기운으로 그것을 이겨내고 있는 것이다.

우리 관리사들이 가장 잘할 수 있는 방법은 클라이언트가 그 통증을 버티면서 스스로 치유할 수 있는 시간을 벌어주는 것이다. 그러기 위해 온몸에 피를 돌게 해주고, 중력선 안에 들어오게 해주고, 그다음 호흡을 통해 장부의 기능들 활성화시켜 치유의 에너지가 충만하게 만들어 주는 것이다.

한의학에서는 허리통증에 대한 증상을 다음과 같이 세세하게 구분하였다.

1 신허요통腎虛腰痛은 신장의 기능이 허약해져서 나타나는 요통으로, 요즘은 기허요통氣虛腰痛도 신허요통의 범주에 포함시킨다.

2 좌섬요통挫閃腰痛은 미끄러지거나 무거운 것을 들어 올리다가 삐끗하여 생긴 것으로, 일반적으로 알고 있는 염좌를 말한다.

3 한요통寒腰痛은 외부의 찬 기운이 몸안으로 침입해 뼈와 근육을 주관하는

장기인 신장과 간장이 손상되어 허리통증이 나타나는 증상이다.

4 습요통濕腰痛은 차고 습한 습기가 몸속으로 들어와 허리 근육 조직과 신경계를 혼란시켜 발생하는 증상이다.

5 어혈요통瘀血腰痛은 타박으로 어혈이 생기거나 요통이 오래 되어 기가 몰려서 생기는 증상이다.

이러한 용어들은 대체로 현상적 요소보다는 몸에 흐르는 에너지의 흐름에서 근거한 것이다. 대부분의 허리통증 증상은 한 가지 원인이 기인하기보다는 여러 가지 원인에 의해 중첩되어 나타나기 마련이다. 그러므로 허리통증이 있는 클라이언트가 내원하면 충분한 대화와 검사를 통해 판단하는 것이 옳다.

뇌는 두 가지 통증을 동시에 인지하지 않아서 4번과 5번에 디스크증상이 있는 것을 케어하고 치료를 받았는데도 디스크 수술 후, 아니면 시술 후에 다리에 증상이 나타나고, 허리가 아픈 경우도 많다.

그러므로 기본적으로 좋아지는 다섯 자리를 케어한 후에 매듭, 호흡과 혈액순환을 원활하게 해주고, 몸이 중력선 안에 들어 올 수 있도록 해서 스스로 증상을 해결할 수 있도록 근력의 에너지를 만들어주는 패턴으로 가야 한다.

가장 중요한 허리 테크닉은 클라이언트의 꾸준한 관리를 통해 몸에서 스스로 치유될 수 있는 시간을 벌어주는 것이다.

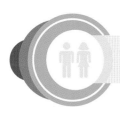

목과 어깨통증의 이해

이번 장에서는 목과 목과 어깨 통증에 대해 알아보자.

인체는 옆모습을 보면 4개의 만곡을 이루고 있으며, 머리에서 골반을 지나 복숭아뼈까지 일련의 선을 그리게 된다. 우리는 이 선을 중력선이라고 표현한다. 중력선이 지나가는 부위는 경추 1번, 흉추 1번, 요추 1번이다. 인체의 중심은 중력선 안에 있어야 한다.

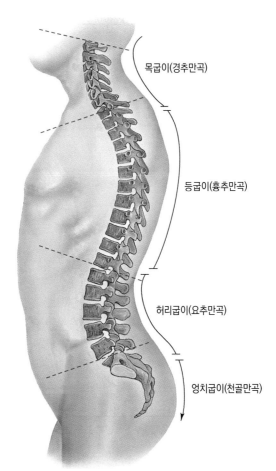

목굽이(경추만곡)

등굽이(흉추만곡)

허리굽이(요추만곡)

엉치굽이(천골만곡)

목을 살펴보자. 목의 형태는 세 가지가 있다. C자목, 일자목, 거북목.

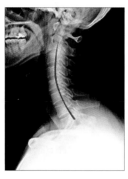 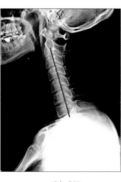 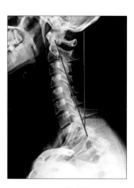

C자목   일자목   거북목

이 세가지 목의 형태 중에서 어떤 것이 가장 편할까? 머리의 무게는 머리카락을 제거한 상태에서 잰 경추 3번 이상의 무게를 말하는데, 성인의 경우 보통 4.5~5kg 정도로 체중의 약 7~8%에 해당한다.

목이 C자가 됐을 때는 역학적 무게중심이 0된다. 그러면 $5 \times 0 = 0$이 되어 어깨의 부담은 0이 된다. 일자목의 경우 $5 \times 1 = 5$가 됨으로써 머리의 무게가 그대로 어깨로 내려오게 된다. 한편 거북목의 경우 $5 \times 4 = 20$이 되어 양쪽 어깨에 10kg씩의 부담을 주게 된다. 다시 말해 양쪽 어깨에 10kg씩의 쌀포대를 짊어지고 있는 것과 같다.

이러한 부담을 줄이려면 어떻게 해야 할까? 거북목과 일자목을 정상인 C자목으로 되돌려야 한다. 하지만 무리하게 거북목을 C자목으로 만들려면 클라이언트에게는 큰 고통을 안겨주게 된다.

그러므로 목을 다루려면 첫째 무리하지 말고 클라이언트가 통증을 호소하면 하면 그 상태로 유지시키는 것이다. 그리고는 관리를 통해 그 통증의 양을 줄여나가야 한다.

둘째는 통증의 양이 줄어들면 정상적인 중력선 안에 들어오도록 계속 자극을 주어 균형을 맞추어야 한다. 길항의 에너지와 반대의 힘의 에너지를 서로 대항시켜 길항의 에너지로 맞춰가야 한다.

앞에서 이야기했듯이 건강은 몸은 '내가 내 몸을 느끼지 않는' 상태이다. 목도 마찬가지다. 목이 느끼면 목이 아픈 것이고, 어깨를 느끼면 어깨가 아픈 것이다.

우리는 아슬아슬한 상태에서 생활하고 있다. 이 상태를 아건강亞健康 또는 미병未病 상태라고 한다. 안 아픈 정도로 선을 유지하고 살다가 아프면 치료를 받거나 약을 복용한다. 그러면 다시 아프지 않은 상태가 된다. 이처럼 아슬아슬 하게 사는 삶이 바로 아건강 상태이다.

우리 목표는 바로 이 상황을 유지시키는 것이다. 완벽하게 건강한 삶을 살 수 있는 에너지를 지닌 사람은 거의 없다. 오히려 고통스럽게 살아가는 사람들의 숫자가 더 많다. 그렇기 때문에 사람들을 최대한 이 기준선으로 안쪽으로 끌고 들어와야 한다. 그 기준선 중 하나를 중력선으로 보고, 사람들의 몸을 중력선으로 끌고 오는 요법을 실시하는 것이다.

목의 질환에는 어떤 것이 있을까?

흔한 경우로 염좌가 있고, 디스크, 척추관협착증, 경추증 등의 질환이 있다.

질환 중에서 염좌는 가동범위에 문제가 생겼을 때 온다. 보통 잠을 잘 못자서 고개가 안 돌아가거나 목이 아픈 증상이다. 이런 경우에는 필자가 여러 번 강조했듯이 두판상근에 문제가 생긴 것이고, 치료는 흉쇄유돌근과 사각근에서 시작한다. 이들 근육의 균형을 맞추면 상태가 크게 호전된다.

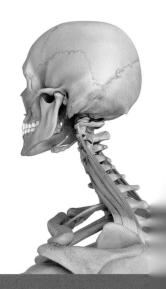

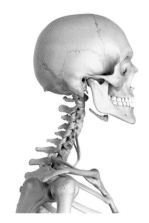 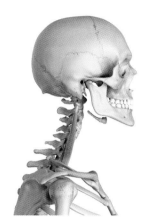 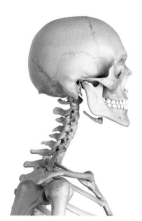

전사각근 　　　　　　　중사각근 　　　　　　　후사각근

고개가 잘 안 돌아가면 어깨뼈를 올려주는 견갑거근을 풀어주고 견갑거근과 연관된 포인트를 관리하면 된다.

세 가지 공식을 다시 한 번 이야기하겠다.

첫째, 얼굴에서 두피 라인까지 일어나는 모든 상황은 흉쇄유돌근을 뜯어라.

둘째, 유두 위에서 일어나는 모든 상황은 두피를 풀어라.

셋째, 배꼽 위·앞·뒤에서 일어나는 모든 상황은 사각근을 늘리고 벌려라.

목에 문제를 일으키는 근육 중에 사각근이 있다.

사각근은 목에서 내려오는 신경이 지나가는 라인에 위치하고 있다. 상완신경총이 내려가고 있고, 사각근 근복을 뚫고 견갑상신경, 견갑배신경, 장흉신경이 나온다. 견갑상신경은 극상근과 극하근을 지배하고, 견갑배신경은 견갑거근과 능형근을 지배하며, 장흉신경은 전거근을 지배한다.

이들 모두가 사각근을 통과해서 나오기 때문에 목이 아프면 일단 사각근부터 살펴봐야 한다.

두 번째로는 흉쇄유돌근을 보아야 하고, 그다음에 두피를 풀어주어야 한다.

그리고 나서야 클라이언트가 불편하다고 이야기하는 포인트를 살펴보아야 한다. 그곳이 바로 아시혈, 즉 통증이 느껴지는 부위 내에서 눌렀을 때 더욱 민감하게 느껴지는 지점이다.

원인은 이쪽에 있는데 통증은 떨어져 있는 다른 지점에서 발생했을 때, 그 원인이 되는 지점을 트리거 포인트라고 한다.

목에 발생하는 대부분의 문제는 뿌리 자체가 경추 5번에 있다. 경추 5번을 이해하면 목에서 발생하는 질환뿐만 아니라 상지에서 발생하는 대부분의 질환도 이해할 수 있게 된다. 조직이 전부다 연결되어 있기 때문에 경추 5번을 그 뿌리로 보아야 한다.

목디스크가 와서 팔이 저릴 때 그 증상은 근육이 약해지거나, 피가 잘 통하지 않거나, 몸의 균형이 깨지게 된다. 그리고 저린 증상이 심해진다. 그런데 어떤 클라이언트는 목디스크가 있다고 하는데, 어깨가 너무 아프다고 호소한다. 이럴 경우 경추 5번 디스크이다.

팔꿈치가 아픈 경우는 경추 6번, 손목이 아픈 경우는 경추 7번, 손이 아픈 경우는 경추 8번 디스크 문제가 있는 경우이다. 물론 이 증상이 100% 일치하지는 않는다. 대부분의 클라이언트는 어깨도 아프고, 팔꿈치도 아프고, 손목도 아프고, 동시에 여러 군데 증상이 온다.

이런 클라이언트가 내원하면 냉정하게 판단해야 한다. 클라이언트의 목상태가 중력선 안에 들어와 있는지 확인한 후 근육을 만져서 촉진한다. 어느 부분에서 통증이 많이 느껴지는지, 클라이언트가 호소하는 포인트가 어깨가 맞는지 하나하나 따져 들어간다.

목디스크 치료방법은 단순하다. 목을 정상적인 각도로 만들어주고, 뼈와 뼈

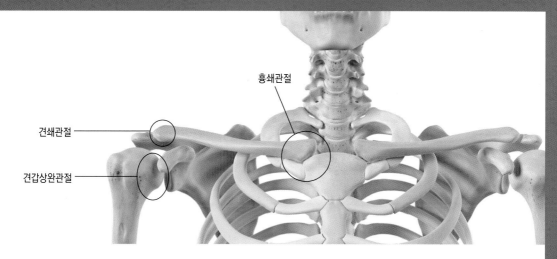

견쇄관절

흉쇄관절

견갑상완관절

사이의 간격을 벌려서 튀어나온 신경을 원래대로 돌려놓는 것이다. 뇌와 가까울 수록 통증을 호소하는 에너지가 커지기 때문에 클라이언트들도 자신의 고통을 더 강하게 호소하기 마련이다.

이제 어깨를 보자.

견갑골^{어깨뼈}과 상완골^{위팔뼈}이 만나는 견갑상완관절 부분을 보통 어깨라고 하는데, 여기에는 어깨에 연결되는 관절들이 있다. 천돌혈 부위, 흉골과 쇄골뼈가 만나는 관절이 바로 흉쇄관절이다. 또 쇄골과 견갑상완관절이 만나는 견쇄관절이 있다. 흉쇄관절, 견쇄관절, 견갑상완관절, 이렇게 3개 관절의 움직임을 어깨의 움직임으로 보아야 한다.

보통 어깨가 아프다고 하면 극상근, 극하근, 소원근, 견갑하근을 주목하는데, 이것을 회전근개^{Rotator cuffs}라고 한다. 이들 극상근, 극하근, 소원근, 견갑하근은 조밀조밀하게 안에서 어깨관절을 미세하게 잡고 있는 근육이다.

어깨를 움직이는 메이저 근육은 따로 있다. 흉골가지, 쇄골가지, 늑골가지로 구분되는 대흉근, 등쪽 꼬

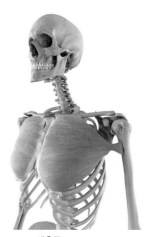

대흉근
pectoralis major

리뼈에서부터 올라와 앞쪽으로 넘어 들어오는 광배근, 뒤쪽에서 굵직하게 앞으로 붙는 대원근이 바로 그들이다. 이들 메이저 근육들이 핵심이며, 미세하고 정교하게 부품처럼 들어가는 보조근육 중 하나라 바로 견갑거근이다.

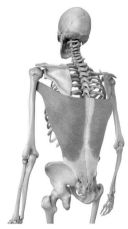

광배근
latissimus dorsi

견갑거근, 흉쇄유돌근, 사각근, 전거근, 광경근, 상완이두근, 상완삼두근 등 모든 근육이 조화로울 때 어깨통증을 잡을 수 있다. 하지만 어깨의 질환을 앓고 있는 사람들은 대부분 목에도 통증의 원인을 가지고 있다. 목이 불편한 사람들은 바깥쪽에 있는 어깨 또한 불편할 수밖에 없다. 그래서 어깨의 질환은 목과 같이 관리해야 한다.

회전근개 파열에 오십견이 있고, 목디스크도 있고, 살짝 경추증도 있는 클라이언트들이 내원하면 이 증상들을 관철하는 정확하게 원인을 찾을 수 없게 된다. 그럴 경우에는 상위 레벨의 신경을 건드려야 한다. 그래서 지금 부위가 총을 쏜 부분인지 아니면 총알이 박힌 부분인지 정확하게 구별해내야 한다.

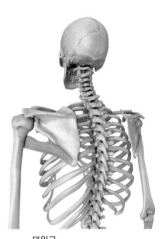

대원근
teres major muscle

잠을 잘 때 어깨가 너무 아프고, 팔의 안 돌아가는 증상을 가진 클라이언트가 내원했다. 그래서 검진 후 오십견frozen shoulder : 동결견으로 판정하고 관리를 시작했다. 그런데 증상이 쉽사리 호전되지 않는다. 나이도 있고, 이미 팔의 근육이 많이 위축되어 있고, 가동성도 떨어진 상태이다. 보통 클라이언트는 이런 상태에서 우리 관리사들을 찾게 마련이다.

또 어떤 클라이언트가 내원해서 어깨가 아프다고 해서 어깨 관련 다양한 질환을 고민하고 관리를 했지만 증상이 호전되지 않는다. 그래서 상위 레벨에 문제가 있다고 생각하고 MRI를 찍어보니 심한 목디스크가 있어서 목디스크 수술을 받게 했더니 어깨 통증이 해소되는 케이스도 있었다.

우리 몸에는 태어날 때 가지고 나오는 에너지가 있다. 한의학에서는 원천의 기운이라고 설명하기도 하고, 성적인 에너지라고 해서 자손을 만들 수 있는 에너지라고 하기도 한다. 그다음 우리는 후천의 에너지를 가지고 살아간다. 후천의 에너지는 음식을 통해서 얻는다. 그 에너지를 몸안의 장부에 기력으로 보충하고, 장부는 모빌리티와 모틸리티를 유지하며 생활을 영위한다.

그런데 나이가 50 전후가 되면 이 선천의 기운도 일부 떨어지고, 후천의 기운도 떨어져 전반적인 기력이 감퇴하게 된다. 그래서 호르몬 양도 줄고 에너지도 저하되기 때문에 특별히 약한 곳 또는 문제가 있는 곳에 퇴행증상들이 나타난다.

40대 후반에서 50대 초반에 나타나는 생활습관병을 이야기할 때 지금까지 잘 버텨왔던 에너지가 그 선을 넘게 되면 결국 질환으로 나타난다고 설명할 수 있다. 결국 우리는 고객의 몸을 잘 살펴서 클라이언트의 연령대가 어떤지, 여성분이시라면 급격한 호르몬의 변화가 있는지, 혹은 폐경기인지 잘 따져 보아야 한다.

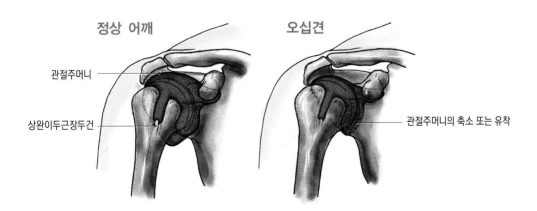

정상 어깨   오십견

관절주머니

상완이두근장두건

관절주머니의 축소 또는 유착

일단 클라이언트가 내원하면 아프다고 하는 아시혈을 먼저 집중적으로 촉진한다. 촉진했더니 근막과 조직이 딱딱하게 굳어 있다. 그런데 내가 만졌던 그 느낌보다 고객이 호소하는 통증이 더 심하다. 그러면 그 원인이 어딘지를 따져간다. 현재 클라이언트가 앓고 있는 증상, 만성적으로 어떤 약을 복용하고 있는지 물어본다. 만약 당뇨같은 만성 질환에 고혈압 약을 복용한다면 몸은 회복의 단계로 가는 게 아니라 현재 이렇게 버티는 것이 고작인 경우이다.

목디스크 관리는 시간을 가지고 진행해야 한다. 앞서 이야기했듯이 몸이 중력선 안에 들어와야 하고, 둘째로 피가 돌아야 한다. 목과 어깨의 피는 어깨와 얼굴과 심장에 조화로움을 주고, 그다음으로 펌핑작용을 통해 전신에 순환을 일으키는 에너지이다. 경락적 요소로 볼 때 간경의 영향력 안에 있다. 간경의 에너지는 피를 머금고 전신으로 돌려서 통증을 완화하고 근육을 지배한다.

배수혈부터 풀고, 후두골과 연관되는 라인에서 두피와 간경, 그리고 경추 5번을 풀어준다. 상완신경총이 나오는 곳이 사각근 부위이므로 이곳을 늘리고 벌려가면서 원인이 되는 요소들을 해결해 나가야 된다.

단순한 어깨의 문제라면 견갑상완관절에서 오는 증상이지만, 극상근에 문제가 발생한 경우라면 극상와와 '견우'라는 포인트를 찾으면 된다.

클라이언트가 통증을 호소할 때 일단 ROM을 체크한다. 통증 때문에 가동성이 제한을 받기 때문에 증상이 호전되었다는 것은 가동범위가 충분히 늘어났다는 것을 의미한다. 어깨와 목의 증상을 다시 한 번 체크하기 위해 최대 가동범위가 나오는지를 체크하고 확인하는 것이 좋다.

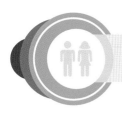

머슬맵 1_ 목과 상지

　지금부터 머슬맵이라는 생소한 단어를 설명하려고 한다. 요즈음은 운전할 때 내비게이션에 의존한다. 하지만 내비게이션이 없었을 때에는 지도를 보고 길을 찾아 운전을 했다.

　이처럼 사람의 몸도 정상을 회복하고 건강을 찾아가는 길이 있지 않을까 하는 생각에 근육의 지도를 그려보게 되었다.

　먼저 흉쇄유돌근이라는 근육의 지도를 그려 보자.

　흉쇄유돌근은 뇌신경 11번 부신경Accesary nerve이 지배하는데, 이 부신경과 같이 지배하는 근육은 승모근이다. 이 두 개의 신경은 척수에서 지배하지 않고 뇌 자체에서 지배하는 유일한 신경이다.

　흉쇄유돌근은 흉골과 쇄골과 유양돌기에 붙어 있기 때문에 흉쇄유돌근이라는 이름이 붙었다. 흉쇄유돌근에는 뇌로 올라가는 혈액의 80%를 책임지는 경동맥이 들어 있다. 뇌는 체중의 3% 정도를 차지하고, 뇌는 전체 산소 소모량의 20% 사용한다고 하니, 뇌로 피를 올려서 인체를 살려가는 중요한 역할을 담당하고 있다.

　흉쇄유돌근목빗근이 뇌로 피를 올린다는 이야기는 혈관의 압력조절에도 중요한 역할을 하는 것을 의미한다. 또 흉쇄유돌근은 얼굴에서 일어나는 모든 상황을 관리해주고, 치료해주는 근육이다. 예를 들어 아침에 일어났더니 얼굴이 부어 있다거나, 귀, 코, 눈 안쪽 등에 문제가 생겼을 때, 또 나이가 들어서 귀에서 이명이 들리고, 잘 들리지 않는 등의 질환들, 얼굴 미용과 관련된 대부분의 상황들과 관련이 있는 것이 바로 흉쇄유돌근이다.

한편 흉쇄유돌근은 척주에 붙어 있지 않으면서 목의 움직임에 관여하는 기가 막힌 근육이다. 흉쇄유돌근은 위로는 교근^{깨물근}과 붙는데, 이 교근과 흉쇄유돌근의 관계는 결국 혈액순환 과정에서 연결된 하나의 라인이다. 상지와 얼굴쪽 혈액순환에 중요한 역할을 담당하는데, 이 교근은 안면신경과 삼차신경이 함께 지배한다. 교근에 문제가 생기면 악관절 장애·구안와사가 오거나, 얼굴의 비대칭이 발생할 수 있다.

교근은 음식을 씹는 데 작용하기 때문에 깨물근이라고도 부른다. 하지만 이 교근 자체는 뇌로의 혈액순환에 지대하게 영향을 미친다. 첫째 양쪽 어깨의 펌프 작용, 둘째 교근의 움직임이 뇌로 피를 원활하게 올려주는 것이다.

그런데 치아에 손상이 생겨 임플란트를 하거나, 구안와사 등의 증상으로 한쪽으로만 씹으면 혈액순환에 문제가 발생한다. 나이가 들수록 교근은 머리로 피로 올려주는 순환에서 더욱 중요한 역할을 한다. 그렇기 때문에 나이가 들수록 교근에 에너지가 충분히 돌도록 더 많은 신경을 써야 한다. 그래서 필자는 클라이언트들에게 가끔 껌을 씹으라고 이야기한다.

교근과 팔의 움직임 에너지는 결국 혈액순환과 연관이 있다. 얼굴에 있는 대부분의 근육은 안면신경이 지배한다. 교근은 안면신경과 삼차신경이 함께 지배하기 때문에 얼굴의 문제는 교근을 통해서 해결해야 된다.

그런데 교근에 앞서 반드시 선행적으로 풀어줘야 될 근육이 있다. 바로 측두근^{Temporalis, 관자근}이다. 측두근을 풀어주지 않고 교근을 풀면 그 에너지 전체가 완전하게 풀리지 않는다. 측두근에는 측두동맥이라는 혈관이 지나간다. 이 측두근과 모상건막 또는 전두근^{이마근}과 연결된다.

한편 흉쇄유돌근 옆에는 사각근scalene, 斜角筋이 있다. 사각斜角은 예각이나 둔각처럼 직각이 아닌 각도를 말하며, 기울어져 있다는 의미도 들어 있다. 배꼽 위·앞·뒤에서 일어나는 모든 상황, 특히 팔에서 일어나는 대부분의 상황이 사각근과 관련이 있다.

방아쇠수지Trigger finger는 손가락 힘줄에 생긴 종창으로 인해 손가락을 움직일 때 힘줄이 마찰을 받아 딱 소리가 나면서 통증을 느끼는 질환이다. 어떤 클라이언트가 내원해서 방아쇠 수지를 호소한다고 가정하자. 보통 팔에 나타나는 문제의 대부분은 목디스크에 연장으로 보기 때문에 이 클라이언트에게 팔을 들어 보라고 이야기한다. 팔을 들었더니 저린 현상이 없어졌다고 한다. 그러면 이 증상은 사각근에 신경이 눌려 있는 케이스이다. 류머티스 등의 관절염을 제외한 팔에서 일어나는 대부분의 증상은 대체로 사각근과 연관된다. 팔뚝살도 사각근과 관련이 있다.

팔을 들어도 저린 증상이 가시지 않아서 팔을 뒤로 뺐더니 저린 증상이 사라졌다. 이런 경우는 소흉근Pectoralis minor, 작은가슴근에 원인이 있다. 소흉근은 대흉근Pectoralis major, 큰가슴근 밑에 위치한다.

사각근의 기운에 대해 조금 더 설명하겠다. 사각근을 뚫고 나가는 세 개의 신경이 바로 견갑상신경, 견갑배신경, 장흉신경이다. 견갑상신경은 극상근과 극하근을 지배하고, 견강배신경은 능형근과 견갑거근을, 장흉신경은 전거근을 지배한다. 세 개의 신경이 나와서 팔과 옆구리와 상지의 근육들을 지배하기 때문에 사각근은 약방의 감초처럼 관리해주어야 한다.

병원에서 처방하는 대부분의 조제약에 소화제가 들어가서 위장을 보호해주듯이 사각근도 처방 시 꼭 포함시켜야 할 포인트이다.

흉쇄유돌근과 붙어 있는 근육 중의 하나가 바로 대흉근인데, 대흉근은 쇄골

가지, 흉골가지, 늑골가지로 구성되어 있다. 이 대흉근이 호흡에 관여하는 호흡근이다. 따라서 대흉근을 숨 쉴 때 작동하는 호흡근으로 보아야 할 것인가, 어깨를 치료해준 근육으로 볼 것인가, 유방이 대흉근 위에 얹어져 있으니 미용적인 요소로 볼 것인가, 뒤에 있는 능형근과 대흉근의 관계를 보아서 길항의 포인트로 볼 것인가, 라운드숄더 · 일자목 · 거북목을 치료해주는 그 포인트로 볼 것인가 등 다양한 관점에서의 접근이 필요하다.

일단은 대흉근은 몸의 균형에 가장 근본적인 근육이고, 호흡근으로서의 작용도 중요하다. 대흉근은 관리 시에 흉골가지 · 쇄골가지에 손을 넣게 된다. 그래서 유방암 등으로 유방을 절제했을 때 보형물을 대흉근밑으로 집어넣는다.

대흉근은 쇄골에 붙어서 몸이 돌아가는 균형적 요소를 담당하는 중요한 포인트이기도 하다.

대흉근을 열면 소흉근이 보인다. 흉쇄유돌근을 목과 얼굴에 어머니라고 부르고, 사각근은 신경의 올가미라고 부른다. 그리고 소흉근은 신경의 작은 올가미라고 부른다. 소흉근은 대흉근 안에 들어 있고, 오훼돌기를 기준해서 신경이 나와 팔쪽으로 내려가는 길목에 있다. 그래서 팔이 저리는 증상이 나타나면 목디스크, 사각근, 소흉근의 세 가지 원인을 놓고 접근하게 된다.

소흉근은 한쪽은 늑골, 한쪽은 오훼돌기에 붙어 있으면서 팔과 몸통의 경계적 이루는 포인트이다. 사실 소흉근은 대흉근보다 더 정교하고, 더 많은 일을 한다고 볼 수 있다. 그래서 나이가 들면 뼈는 그대로인데, 양쪽 근육과 인대와 근막이 오그라드는 현상이 발생한다. 소흉근이 줄어들면 지나가는 신경과 혈관의 압박을 가해서 원활한 순환이 이루어지지 못한다. 나이가 들수록 심장의 혈액순환에도 문제가 발생한다.

심장의 내부는 우심방, 우심실, 좌심방, 좌심실로 구분된다. 간에서부터 올라오는 피와 전신에서 돌았던 피가 합류해서 우심방으로 들어오고 다시 우심실로 내려가서 피를 바깥으로 힘있게 뿜어낸다. 뿜어진 혈액은 폐로 이동해서 이산화탄소를 주고 산소를 받아서 좌심방으로 들어왔다가 좌심실로 내려가 다시 힘차게 온몸으로 뿜어진다. 이렇게 전신으로 피가 순환한다.

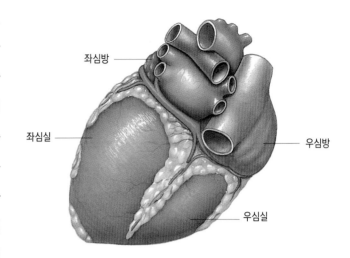

심장 자체에도 피가 공급되어야 하는데, 그 역할을 담당하는 것이 바로 관상동맥이다. 왕관처럼 가지가 나 있는 형태라 관상동맥이라는 이름이 붙었다. 이 관상동맥으로 들어가는 혈관이 소흉근을 통해서 심장쪽으로 간다. 그래서 나이를 먹으면 이 소흉근이 위축되고 짧아져 혈관을 압박함으로써 심장에 피를 공급하는 관상동맥의 혈액순환에 문제가 발생하는데, 이것이 바로 심근경색이다.

소흉근이 신경의 작은 올가미이기도 하고, 관상동맥과 연관되기 때문에 심근경색하고도 연관이 있다.

정리하면 흉쇄유돌근은 심장의 혈액순환과 뇌혈관의 혈액순환에 중개적 역할을 하는 곳이다. 그래서 흉쇄유돌근을 풀어준다는 것은 압력을 낮춰주기도 하고, 심장의 혈액순환을 원활하게 해주고, 얼굴에서 일어나는 모든 문제 중에서 이비인후과적 질환을 완벽하게 해결하는 포인트가 된다. 그래서 얼굴에서 일어나는 모든 상황은 목과 얼굴의 어머니인 흉쇄유돌근을 풀어주면 해결할 수 있다.

사각근은 흉쇄유돌근 바로 옆에 위치한다. 쇄골 가운데 '결분'이라는 혈자리가 있다. 결분을 기준으로 했을 때 중사각근 중간쯤으로 상완신경총이 나오는 자리이다. 그 부위의 신경의 흐름을 보아 쇄골하근, 소흉근 등을 잡아서 상지를 소통시킨다.

교근은 측두근과 연결되어 있고, 이마의 전두근과 모상건막까지 연관된다. 두피를 머리를 덮고 있는 피부로만 생각해서는 안 된다. 두피는 상상 이상으로 큰 에너지를 가지고 있다.

몸을 좋아지도록 만들기 위해 피가 들어갈 수 있도록 조직과 근막을 느슨하게 열리도록 두피를 풀고 자극을 주면 피가 제대로 돌기 시작해서 몸에서 치유반응이 나타난다. 그러한 포인트 중 하나가 바로 모상건막이다.

흉쇄유돌근과 사각근 뒤에는 견갑거근^{어깨올림근} 있는데, 이 근육은 으쓱으쓱 근육이라고 부른다. 차렷 자세에서 팔을 양쪽 옆으로 벌릴 때 팔 각도가 30도가 될 때까지 작용하는 것은 극상근이고, 30도에서부터 90도까지 작용하는 것은 삼각근이며, 90도에서 180도까지 작용하는 것은 견갑거근이다.

견갑거근은 단순히 팔 움직임에 영향을 주는 게 아니라 목에 염좌을 일으키기도 하고, 고개가 안 돌아갈 때 올려주는 근육이다. 견갑거근 역시 사각근을 통해서 나오는 견갑배신경의 영향을 받는다.

견갑배신경은 능형근^{대능형근, 소능형근}도 지배한다. 능형근도 다시 생각해야 한다. 능형근 위에는 승모근이 있다. 흉쇄유돌근에서부터 다시 승모근까지 이어지고, 승모근 안쪽으로 능형근이 위치한다.

견갑골 안쪽으로 보이는 근육이 능형근이다. 능형근은 견갑골에 있는 극하근에도 함께 붙는다. 다른 한쪽으로는 안쪽 밑을 내려가는 전거근하고도 붙어서 내려가게 된다. 이 부위에 오는 통증을 우리가 고황통이라고 부른다.

겉으로는 승모근이 있고, 승모근 밑에 능형근이 있고, 이 능형근 안에는 상

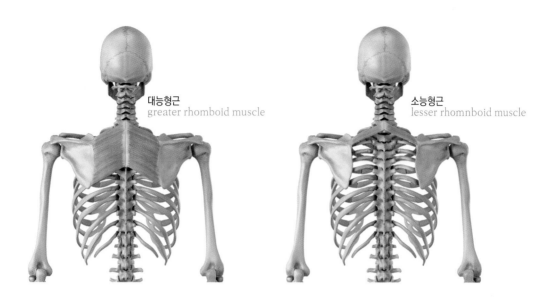

대능형근
greater rhomboid muscle

소능형근
lesser rhomnboid muscle

후거근이 연결되어 있다.

능형근을 이해하기 전에 승모근에 주목해야 한다. 승모근은 옷걸이 근육이라고도 불리는데, 우리 몸을 옷걸이처럼 잡아주는 역할을 한다. 승모근은 뇌신경의 11번인 부신경이 지배한다.

사람이 달리거나 놀라서 도망가는 등 긴장되어 있는 근육은 전부 교감신경의 에너지이다. 내가 계속 움직이고 싶어도 나를 잡아끌고 당기고 쉬게 만드는 근육이 승모근인데, 승모근은 부교감신경이 컨트롤한다. 승모근 오른쪽은 간과 연관되고, 왼쪽은 위장, 심장과 연관된다.

지금까지 목과 상지의 머슬맵을 설명하였다.

첫 번째로, 흉쇄유돌근을 설명하고, 이어서 사각근에 대해 설명했다. 다음으로 승모근, 그리고 승모근 안쪽의 능형근, 또 승모근과 연관된 측면의 견갑거근, 흉쇄유돌근 안쪽에 있는 측두근, 그 옆의 교근, 그리고 모상건막에 대해 설명했다.

그리고 나서 승모근이 다시 연결되는 대흉근, 대흉근 안의 소흉근, 다음으로 상완이두근이 연결되어 있다고 설명했다.

다음으로 극상근, 극하근, 소원근, 견갑하근이 그려질 것이고, 밑으로 내려가서 허리 뒤쪽의 근육으로 연결될 것이다.

여기에서 가장 기준이 되는 것이 흉쇄유돌근이다. 상지의 머슬맵 포인트 중에서 흉쇄유돌근과 사각근을 기준으로 해서 얼굴과 팔, 배꼽 위의 앞뒤 모든 사항들을 연결시키게 된다. 그리고 나서 대흉근과 소흉근, 혈액순환과 신경의 흐름을 확인해 보아야 한다.

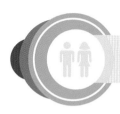

머슬맵 2_ 복부와 하지

이 장에서는 복부와 하지의 머슬맵을 설명할 것이다.

어깨에는 극상근, 극하근, 소원근, 견갑하근이 있다. 극하근은 뒤앞쪽에 있는 전거근과 연결되고, 전거근은 외복사근과 연결되고, 외복사근은 대퇴근막장근-장경인대-전경골근-장비골근 대퇴이두근-천조인대로 연결되는 그림이 그려진다. 어깨에서 발생하는 대부분의 문제는 극상근에 있는데, 극상근은 삼각근과 연결되고, 삼각근의 한쪽 면은 승모근하고 연결된다.

근육을 다룬 어떤 책에 저자가 이런 말을 했다.

"우리 인체의 근육은 1개다. 다만 650개의 주머니를 가지고 있을 뿐이다."

외복사근 안에는 내복사근이 들어 있다. 복직근은 복횡근 안에 끼여져 있다. 이들 근육은 일명 코르셋근육이라 불리는데, 가장 안쪽에서 내장기를 싸고 있는 근육이다. 그런데 복횡근과 길항의 관계에 있는 근육은 바로 등쪽의 승모근이다. 등에 있는 승모근과 배에 있는 근육이 서로 반대의 힘을 유지해서 몸의 균형을 잡는 것이다. 그래서 배가 나온 사람은 등을 풀어야 하고, 등이 굽은 사람은 배를 풀어야 그 균형이 잡힌다.

외복사근, 내복사근, 복횡근 앞쪽에는 장요근이 있는데, 장요근은 배에 있는 허리근육이다. 장요근 배에 있는 장골근, 소요근, 대요근을 합쳐서 부르는 말이다.

그리고 장요근과 서로 반대의 힘을 가지는 것이 허리에 있는 요방형근이다.

요방형근은 늑골과 척추와 골반에 붙어 있어서 허리의 통증에 직접적으로 영향을 미친다. 기침할 때 허리가 아프다거나, 잠잘 때 허리가 아프다거나, 돌아눕지 못한다거나, 바지가 끌리는 현상이 바로 요방형근 때문에 나타나는 증상이다.

장요근과 요방형근은 모두 횡격막에 붙어 있다. 결국 횡격막의 에너지에 두 개의 근육이 붙는데, 이들이 장부의 기운을 일부 받아서 같이 움직여주는 원리이다. 장요근에 붙는 또 하나의 에너지는 소장이 함께하고 있다.

단순히 치료적 관점이나 해부학적 관점이 아니라 에너지적 관점에서 소장을 본다면 소장의 에너지는 상상 이상이다. 그리고 3개의 뇌, 즉 둥근 뇌, 긴 뇌, 장 뇌의 차원에서 생각해야 그 해답을 얻을 수 있다.

장요근에 소장의 에너지가 추가되면 힘이 강해져서 요방형근이 감당을 못하게 된다. 요방형근에 선생님 근육으로 불리는 하후거근과 광배근을 합쳐야 장요근과 소장의 조합에 대항할 수 있다.

선생님들이 칠판에 필기할 때 몸을 틀어야 하므로 인체의 틀어짐에 의한 최후의 통증이 오게 된다. 그래서 하후거근을 성가신 잔여요통의 마지막까지 오는 통증이라고 표현하는 것이다.

장요근과 소장과의 에너지 요소에 대항하기 위해 요방형근+광배근+하후거근의 허리에 에너지와 그리고, 상지에서 주어지는 에너지가 균형이 이루는 것이다. 여기에 등쪽에서 이 부분을 연결시켜주는 가장 중요한 근육이 바로 척추기립근이다. 방광 1선과, 방광 2선이 지나가는 등쪽을 받치고 있는 근육들을 하나의 기둥으로 볼 것인가.

퍼스널 트레이너에게 중심적으로 생각하고 코칭하는 근육이 어디냐고 질문하면, 대개 코어근육의 개념으로 설명한다.

코어근육은 인체의 균형을 잡아주는 기둥으로, 척추기립근, 다열근, 등쪽의 근육과 내장기를 감싸고 있는 복횡근, 밑에서 골반을 받쳐주고 생식기를 보호해주는 골반저근을 이르는 말이다.

앞에서 균형, 압력 그리고 길항은 우리 인체를 지탱하는 하나의 메커니즘이라고 설명했다.

머슬맵에서 핵심을 찾아 들어가면 그 답을 찾을 수 있다.

극상근에 통증이 있으면 세수를 못하고, 양치질이나 빗질도 하기 힘들어진다. 팔이 뒤쪽으로 뻗지 못하고, 30도 이상 들지 못하게 된다. 극상근에 문제가 있으면 통증으로 잠을 못 이루게 된다.

어깨의 문제는 극하근과 소원근에 있다고 했다. 극하근은 견갑골이 붙어 있다. 어깨가 돌아가지 않는 클라이언트가 내원하면 일단 치료를 위해 클라이언트의 머슬맵을 그려보게 된다. 어깨를 좋아지게 하는 머슬맵을 그릴 때 첫 번째로 떠오르는 것이 바로 극하근이다. 왜냐하면 극하근이 행위의 주체이기 때문이다.

어깨의 동작은 전삼각근, 중삼각근, 후삼각근, 다음으로 대흉근 흉골가지, 쇄골가지, 늑골가지, 그다음이 상승모근, 중승모근, 하승모근, 이렇게 $3 \times 3 \times 3$ 해서 도합 27개의 동작이 나오는데, 통증이 오면 27개의 동작이 나오지 않게 된다.

통증의 주범은 바로 극상근이고, 이 경우 소원근을 치료해야 된다. 그래서 견갑골의 움직임을 계속 찾아들어가면서 회복의 에너지로 만들어가야 한다.

증상적 요소를 보면 외복사근에서 대퇴근막장근-장경인대로 연결된다.

ASIS전상장골극부위는 대퇴근막장근 말고도 봉공근이 연결되어 있다. 다음으로 박근이 연결되어 있다. 봉공근과 박근이 연관되면 X다리와 관련이 있다. 또한 대퇴근막장근-장경인대 조합은는 O다리와 관련이 있다.

이렇게 행위적 주체와 모양적 요소를 함께 고려해야 한다.

그다음은 대퇴근막장근-장경인대-전경골근으로 이어지는데, 전경골근은 위경의 족삼리 라인과 연결된다. 그래서 전경골근은 보행과 발목에 관련이 있는 근육이다.

이제 머슬맵을 그리는 방법을 배워보자.

허리가 아픈 클라이언트가 내원했을 때에는 주체가 되는 요방형근을 먼저 적어 놓고, 반대되는 곳에 있는 힘의 균형인 장요근을 적는다. 그리고 소장이 얹혀 있으니 요방형근과 장요근이 힘의 대결이 안 되므로 하후거근·광배근까지 연결하면 기본적인 허리통증의 머슬맵이 나오게 된다.

이제 부수적인 조치가 필요하다. 복부에 있는 호흡의 에너지가 연관되는 횡격막을 고려한다. 횡격막은 막이라고 이름이 붙어 있지만 근육으로 보아야 한다. 그래서 허리가 아프다고 하면 횡격막을 기준으로 장요근, 소장의 에너지, 요방형근과 하후거근, 광배근을 풀어주어야 한다.

그리고 증상이 엉덩이쪽에 연관이 있으므로 중둔근 라인은 반드시 풀어주어야 한다. 이어 종아리 부분의 승산혈 라인에 있는 비복근, 가지마근, 그리고 아킬레스건까지 풀어야 마무리가 되는 것이다.

다음은 목이 아프다고 내원한 클라이언트의 머슬맵이다.

목이 아프면 기본적으로는 두판상근이지만, 두판상근과 반대의 에너지를 함께 치료해줄 곳이 흉쇄유돌근과 사각근이다. 그다음은 견갑거근이 연관되고, 승모근으로 이어지고, 결국 두피의 모상건막과 연관된다.

기본적으로 횡격막의 호흡이 연관되고, 또 혈액순환과 종아리 부위의 승산혈 라인에 있는 비복근 · 가지미근까지 이어진다.

다음은 어깨가 아프다고 내원한 클라이언트의 머슬맵이다.

어깨가 아프면 기본은 극상근인데, 극상근을 쫓아 나오는 근육으로 일면 회전근개라고 하는 극하근, 소원근, 견갑하근으로 이어진다. 여기에 메이저 근육인 대흉근, 광배근, 대원근이 이어지고, 보조적인 근육으로 삼각근, 견갑거근, 승모근, 전거근, 광경근까지 이어진다. 그리고는 배에 있는 횡격막, 다음으로 종아리까지 이어진다.

사람이 반드시 좋아지는 다섯 자리는 다음과 같다(최강공식).

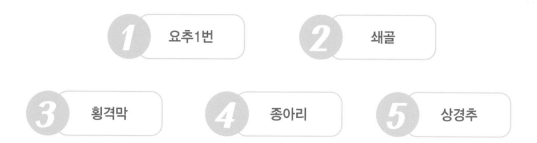

그다음은 뒷매듭, 유양돌기, 흉추 7번, 천장관절, 앞매듭, 단중, 배꼽, 전상장골극의 순이다.

인체의 근막이 꼬이는 3개의 포인트

1 모상건막　　　　**2** 배꼽　　　　**3** 중둔근

 인체에서 문제가 일어나는 3가지 포인트

1 흉쇄유돌근　　**2** 사각근 라인
또 횡격막　　**3** 요추 1번

　　그런데 요추 1번과 횡격막은 여러 번 중복된다. 그렇기 때문에 어떤 클라이언트가 오든 간에 무조건 적용시켜야 하는 하나의 키포인트이다. 그다음에 머슬맵이 들어간다. 이제 한의학적 경락에 근거하여 수기적 관점에 바라본 경락이론이 접목되어야 한다. 해부학적 그리고 생리학적 원리를 바탕에 깔고 클라이언트의 몸을 정확하게 케어해야 한다. 그렇게 하면 사람의 몸은 반드시 좋아진다. 몸에 손을 대고 기운을 불어넣으면 클라이언트의 몸에는 변화가 시작된다.

　　클라이언트의 몸을 좋아지게 할 수 있는 가장 큰 에너지는 관리사의 몸에서 나오는 에너지이므로, 관리사의 에너지가 클라이언트의 에너지보다 우위에 있어야 한다.

　　관리사의 머리 속에 앞에서 설명한 공식과 머슬맵의 개념이 정립된 상태에서 문진·시진·촉진을 통해 검사하고 처방한다면 클라이언트의 몸은 반드시 좋아진다.

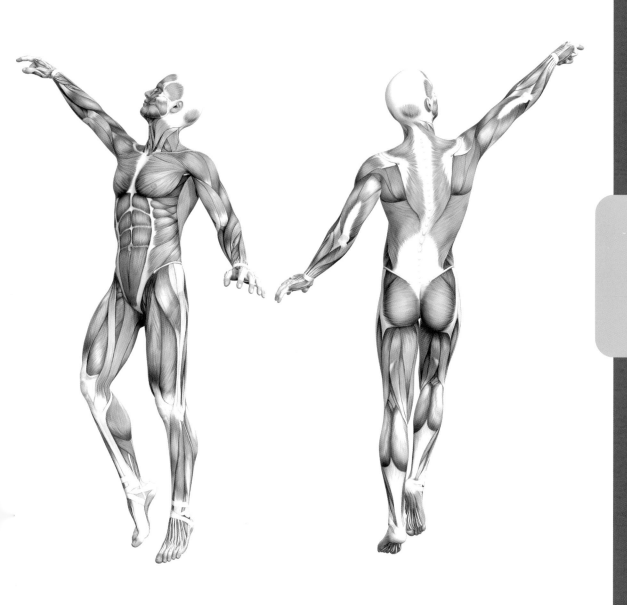

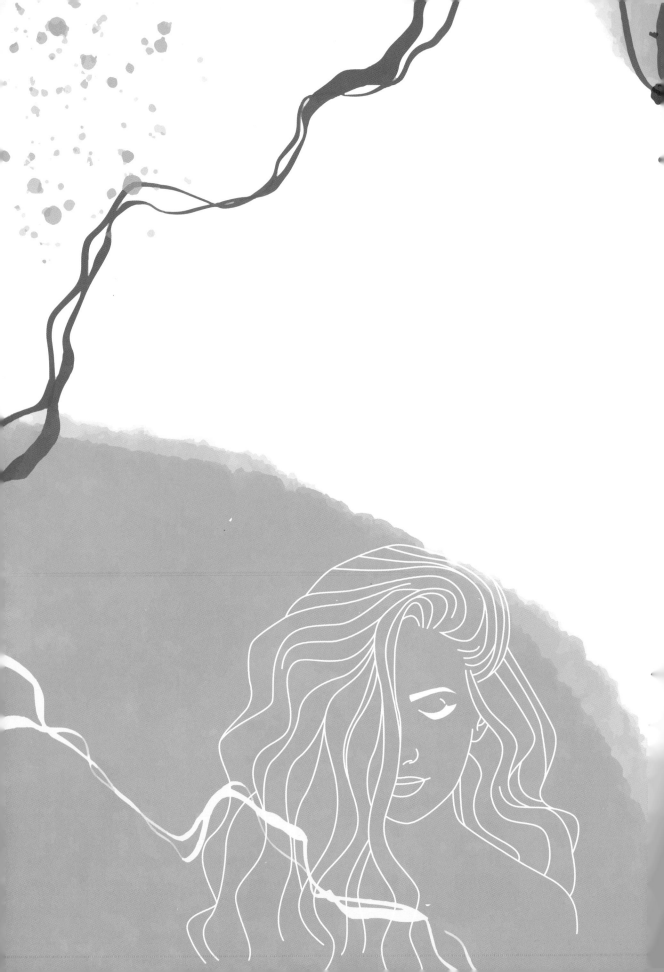

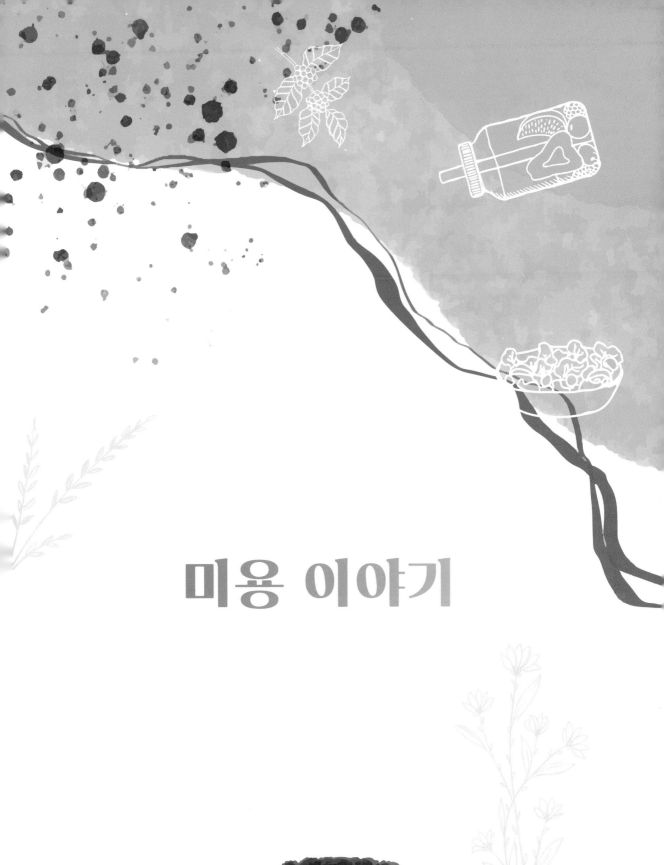

미용 이야기

Beauty Detox

🍃 Beauty Detox

뷰티 디톡스

우리가 알고 있는 해독이란 우리 몸 안의 독소를 약물이나 수술을 통하지 않고 자연적 요법으로 제거하여 본래 건강한 상태로 도모하는 것으로 알고 있다.

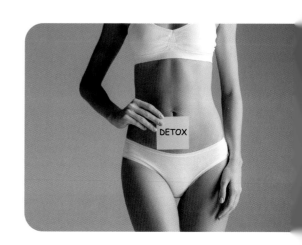

해독의 궁극적인 목표는 병의 치료보다는 예방에 있다고 보아야 한다.

우리의 몸에는 여러 장기들이 있는데 그중에 해독에 관여하는 장기로서는 간, 신장, 림프선, 폐, 피부 등이 해독에 중요한 역할을 한다.

아름다워지고 싶은 사람들은 외관상의 미모에 신경을 쓰고 미용적 케어로 외모의 모습을 변하고자 하는 시대적 욕구를 반영하고 있다. 이에 따라 우리 미용사업에도 많은 클라이언트들의 강력한 욕구를 충족시키기 위한 많은 시험적 임상들이 실시되고 있다.

그러면 과연 겉에서 보이는 미용적 아름다움의 진정한 해결책은 어디에 있을까? 내적인 변화와 건강상태가 미용적 아름다움에 변화를 주리라는 것은 너무도 잘 알려진 상황이다.

기원전 1553년 이집트의 미라의 몸속에는 독소가 하나도 없다고 한다. 하지만 최근 영국에서 발견된 여인의 사체에 독소 반응을 한 결과 900여 가지의 독성물질이 몸속에서 발견되었다. 이것을 보면 현대를 살아가는 사람들은 독소와 전쟁 중이라고 해도 과언이 아닐 것이다.

바쁜 일상을 살아가려면 먹을 수밖에 없는 패스트푸드, 각종 공해물질, 모든 제품속에 들어 있는 장기적 보관과 유통을 위한 방부제들, 많은 양을 일시에 공급해야 하는 농·축산업에서 사용하는 많은 항생제 등으로 인한 유전적 변이들이 일어나는 현상들이 나타나고 있다. 이는 한 개인이 아닌 전체 사회적인 욕구에 기인해서 벌어지는 일이고, 스스로 재배해서 먹을 수 없는 상황에서 전문적인 공급업체의 난립으로 생기는 현상이다.

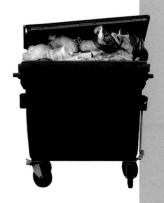

그런데 우리가 독소에 대처하는 방법을 모르면 더 두려워지고, 대책없이 병원에 의존해서 약물을 오남용하게 되어 제2차 3차 독소로 더 발전하게 되는 것이다.

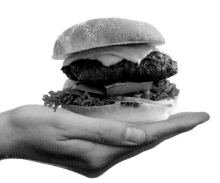

이에 저자는 현재 몸담고 있는 미용관련 산업에서 우리 모두가 클라이언트들과 자신의 건강을 똑바로 인지하고 독소로부터 해방되는 해독요법을 인지시키고 이해시키려 수차례에 거쳐 글을 쓰고 있다.

그 첫 번째 이야기의 시작은 호흡과 순환 배설에 대한 기본적 얘기이다.

인체에서 가장 중요한 것은 호흡과 음식이겠지만, 근원적으로는 몸안의 순환인 혈액의 흐름과 배설작용이라 하겠다. 호흡은 폐를 기준으로, 순환은 심장과 혈액, 배설은 신장과 대장을 포함한다.

먹은 음식에서 몸안에 필요한 영양분과 에너지만 남기고, 독소와 찌꺼기는 대변과 소변 그리고 땀·호흡을 통해 밖으로 배출된다. 현재 우리의 삶 자체는 굶주림은 없고, 자연적인 요소에 기인하는 음식보다 입맛에 감도는 작은 즐거움에 만족하고 있다.

MSG라는 합성 감미료에 길들여진 세대들의 혈액의 흐름과 순환은 어떠할까?

혈액의 흐름을 이해하려면 인체의 큰 순환부터 이해해야 한다. 혈관은 혈액을 심장과 각 장기 및 조직 사이를 순환시키는 통로이다.

동맥은 허파를 거쳐 산소가 풍부해진 혈액을 온몸의 조직으로 전달하고, 정맥은 조직에서 사용된 혈액을 다시 심장으로 모이게 하는 혈관이다. 물이 흐르다 보면 고이게 되고, 고인 곳은 썩게 마련이다. 물의 흐름이 원활하고 막힘이 없으면 고여 있는 물은 생기지가 않게 된다.

혈액의 흐름을 좋게하는 첫 번째 방법이 해독이라고 생각한다.

그러면 혈액의 흐름을 좋게 하는 방법은 무엇이 있을까?

일정한 조건이라면 따뜻하게 해주고 막힌 곳은 부드럽게 마사지로 자극을 주면 혈액의 순환이 원활해질 것이다. 한편 내부적인 요소로 혈액의 점도가 높다면 속도에서 문제가 생길 것이다. 따라서 해독의 요소 중에 혈액이 탁하게 되지 않도록 해주는 요소가 첨가되어야 한다.

먹는 것의 조정도 혈액의 순환에 중요한데, 어떤 것을 먹어야 혈액의 점도와 농도가 높아지지 않고 흐름이 좋게 될까? 일명 고지혈증이상지질혈증이라고 불리는 상황들은 몸안에 과한 지방성분들이 쌓여 차갑고 냉한 곳에서 혈액의 흐름이 더더욱 느려지는 증상이다.

우리들은 먹는 것과의 1차적 전쟁을 치뤄야 한다.

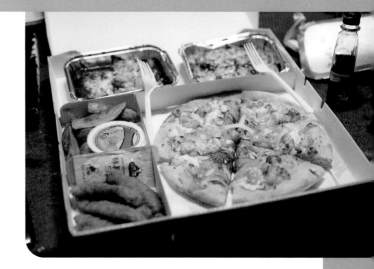

보통 성인들과 청소년들은 하루 섭취하는 음식의 양은 저녁과 늦은 시간에 먹는 양이 하루의 섭취량의 반 이상이다. 24시간 언제든 음식을 사먹을 수 있는 가게들이 성업 중이어서 저녁에 먹는 양이 늘어나고 있는 실정이다. 늦은 시간에 먹다보니 아침에는 식욕이 없어서 아침을 거르는 사람들이 많아졌다.

늦은 시간에 먹는 음식은 우리 몸에 이롭지 않은 상황을 만들어낸다. 낮에 먹는 음식은 교감신경의 작용으로 에너지로 소비할 수 있지만, 늦은 밤에는 부교감신경이 작용해 섭취한 음식이 지방으로 저장된다.

잘 때 위장에 음식물이 있으면 혈액이 위장으로 몰리게 된다.

누운 상태로 수면하면 위산의 분비가 원활하지 않아 음식물이 채 분해되지 않은 상태에서 장으로 넘어가 독소와 가스가 배출 생성되어 몸안은 독으로 변화되기 쉽다. 늦은 시간에는 짠 음식의 욕구가 강해 좀더 짠 음식을 찾게되거나, 소금을 첨가하게 된다. 몸은 밤 사이에 염분의 농도를 낮추기 위해 수분을 배출시키지 않고 체내에 저장을 하게 된다. 이 때문에 아침에 일어나면 부종이 나타나서 몸이 붓는 현상이 생기는 것이다.

한편 위에 몰려있던 혈액이 위의 역할이 끝나면 다른 장기로 이동하여 그 음식물을 소화하기 위해 밤새도록 일을 하기 때문에 결국 몸안의 장기들은 밤새 피곤한 상태가 이어지게 된다. 그러한 상황이 숙면을 방해하는 결과를 만들어낸다.

Beauty Detox

신선한 야채와 적정량의 단백질을 공급하고, 운동 등을 실시하여 동맥과 정맥의 혈액순환을 개선시켜야 된다.

식사 시간이라고 많은 양의 음식을 허겁지겁 먹지 말고, 약간의 허기짐이 배 속의 울림으로 신호를 보내는 배가 고프기 전에 위장의 3분의 2만 채워야 한다.

이는 족양명위경락의 혈자리 중에 불용不容과 승만承滿을 생각하면 답이 나온다. 위장의 3분의 2 지점에 있는 승만은 이곳까지 승낙한다는 자리이고, 위장의 5분의 4 지점에 있는 불용은 용납되지 않는다는 의미이다.

결국 선조들의 지혜도 위장의 전부를 채우지 않는 것이 건강에 이롭다는 것이다. 위장 크기의 100%를 먹는 돼지와 80%만 먹는 짐승들에 비해 위장의 120%를 먹어야 하는 인간의 습성이 소화와 장부의 움직임을 둔화시켜 몸안에 독소를 만드는 것이다.

'먹고 죽은 귀신이 때깔도 좋다'는 우스갯소리처럼 우리는 먹고 살아야 한다는 강력한 주장에 일단 수긍하지만, 현시대에는 못 먹은 사람보다 너무 먹은 사람들의 병적 고통이 더 크다.

예전에 강아지가 며칠을 굶고 마루밑에서 나오지 않으면 주인은 밥그릇에 생선을 끓여 주어도 강아지는 먹지 않고 며칠을 누워만 있다가 스스로 치유가 될 때 나와서 먹기 시작했다. 이는 자연적 치료의 한 예라 할 수 있다.

아파서 앓아 누워 있으면 엄마들은 깨워서라도 먹이려 한다. 먹어야 이기고 일어난다는 얘기도 틀린 말은 아니지만, 먹지 않아야 낫는 이치도 생각해 보아야 한다. 먹지 않고 잠이 들면 혈액은 간과 심장으로 모였다가 그간 하루 중에 힘들고 안 좋았던 곳에 영양분과 자연치유 물질들을 안고 밤새 치료와 기능 회복을 시킨다. 이것이 휴식이고 해독이다.

많은 여자 연예인들이 몸매와 젊음을 유지하기 위해 6시 이후에는 안 먹는다고 방송을 통해 인터뷰를 한다. 이는 이치적으로 스스로 몸의 독소를 제거하고 휴식을 주는 행위이다.

자! 그럼 우리는 어떤 운동을 주기적으로 해주고 어떤 상황과 환경을 만들어주어야 해독할 수 있을까?

운동은 어떠한 운동이든 처음부터 과하지 않게 시작하는 것이 중요하다.

먼저 가슴을 펴고 크게 호흡부터 시작해야 한다. 일단 폐 속의 잡다한 독소를 내보내는 폐해독이다. 길게 숨을 들이마시되, 더 이상 공기가 들어오지 못할 만큼 들이마시고 2~3초 숨을 멈추었다가 다시 길게 내뱉는다. 끝까지 다 뱉어내는 동작을 3회 이상 반복하고, 몸을 잠시 앞쪽으로 숙여가며 하는 동작이 더 좋은 효과를 낸다.

호흡의 흐름은 심장을 안정시켜 편안한 흐름의 상태가 되게 한다.

스트레스를 받으면 온몸의 근육은 긴장하게 되고, 근육의 긴장은 정맥의 흐름인 판막의 기능을 떨어뜨려 순환기의 흐름을 현저히 떨어뜨려 온몸이 피로하고 무기력해지게 된다.

육체적 아름다움을 유지하고 싶다면 몸안의 일차적인 독소를 제거해야 한다. 독소의 원인인 음식물의 조절과 자연적인 배출을 돕는 호흡과 배설에 1차적 포커스를 맞추고 적정한 운동으로 혈액의 흐름을 좋게 해주는 것이 우선이다.

미용 해독이란?

내적 · 외적 아름다움이 지속되어지는 현상으로, 내부적으론 병적 증상이 없고 외적으로는 맑고 건강한 피부와 아름다움이라 하겠다.

클라이언트들과 관리적 상담을 할 때는 향후 외적인 아름다움을 관리하며 내적인 부분까지 조언해주는 조력자가 되어야 한다.

Beauty Detox

🌿 Beauty Detox

뷰티 디톡스

남의 몸을 만지고 그들의 아름다움과 건강을 위해 헌신과 노력을 다하는 미용인들이 이 시대의 양심적 히포크라테스라고 감히 필자는 주장하는 바이다.

대장장이 집에 연장이 녹슬고 의사 집안에 환자가 많다는 말이 있듯이 우리 미용인들은 건강에 필요한 방어적 관리를 반드시 해야 한다.

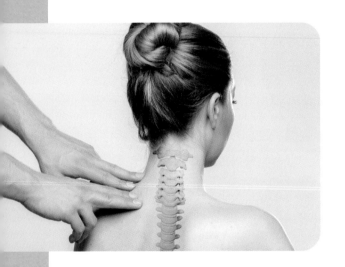

우리 미용인들은 독소와 몸에 이롭지 않은 것들이 있는 현장에 있으면서 관리 중인 클라이언트의 몸에서 호흡을 통해 나오는 독소가 무방비하게 몸에 쌓이는 것을 방어하기 위하여 반드시 마스크를 쓰고 관리를 해야 한다. 또한 관리 후에는 환기를 시켜 관리자와 클라이언트의 건강에 해롭지 않은 상황을 만들어야 한다.

독소에는 어떤 종류가 있고, 어느 곳에 독소가 있을 것이며, 그것을 해독하기 위해선 어떤 것을 먹고 어떤 조치를 취해야 할까?

독소는 내독소와 외독소로 나누어진다.

내독소는 인체의 신진대사 작용으로 인해 나오는 물질과 세균으로 만들어진 것을 말한다. 외독소는 외부적인 요소인 화학물질로 제품에 섞인 대부분인 물질이다. 이는 유통과정을 길게 하기 위하여 제품에 첨가되는 화합물인데, 일상생활

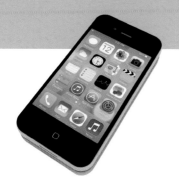

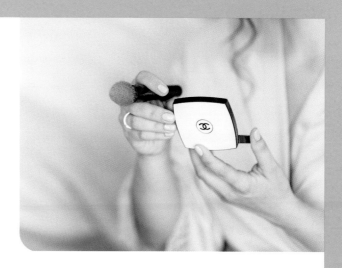

을 하는 모든 곳에 있다고 봐야한다.

화장품과 쉽게 사먹는 식품첨가물, 또 길거리를 걸으면 수없이 내뿜어져내는 자동차의 매연도 외독소이다. 뿐만 아니라 핸드폰이나 TV에서 나오는 전자파도 외적 요소이다. 어떻게 하면 이런 외독소들을 해결할 수 있을까?

그렇다면 내독소를 해결하는 방법을 먼저 생각해보자.

내독소가 해결되지 않으면 면역기능과 호르몬기능의 저하가 온다. 이는 병으로 나타나, 몸안에 염증성 질환과 바이러스를 이기기 위해 몸은 식욕부터 거부하게 된다. 식욕이 떨어지고 입맛이 없는 상황은 몸안의 저항반응의 일부라고 할 수 있다.

식욕이 거부되는 현상은 몸안의 자연치유의 시작이다. 아이를 키우다보면 성장과정에 한 번씩 감기를 심하게 앓거나 아픔을 겪으면서 우유를 먹지 못하고 밥을 먹지 못하는 상황이 올 때가 있다. 이때 어른들은 클려고 그런다고 말씀하시고, 아이는 안 하던 동작을 하나씩 하고, 성장을 하는 모습을 볼 수 있다.

이는 체내 반응의 성장을 위해 위장에 집중되는 에너지를 다른 곳에 쓰기 위함이다.

스스로 자연치유를 하는 방법 중에 배변활동 또한 중요하다. 배변은

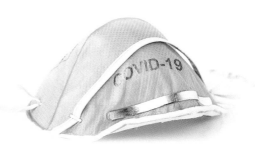

Beauty Detox

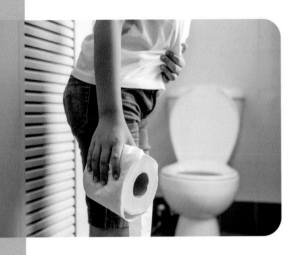

하루에 한 번이 아닌 식후에 3번 정도 가는 것이 정상이며, 이때 몸안의 독소가 배출된다.

동양사람들의 대장이 서양사람들보다 약 70cm 정도 긴 이유는 야채류와 식사의 종류가 육식이 아니기에 많은 영양분을 더 흡수하기 위해서이다. 반면에 서양인들은 육식을 많이 하기에 빨리 독소를 배출하기 위해 장이 짧다. 그러므로 동양인인 우리는 장이 길기에 육식을 많이 먹으면 장 안에 독소가 더 많이 발생하여 체내의 여러 가지 질병이 오게 된다.

결국은 원활한 배변활동을 돕기 위해서는 채식을 골고루 해야 한다.

변비가 생겨 변이 장 내에 머무는 시간이 길면 장세포의 치밀결합을 뚫고 몸안에 들어간 독소가 생성되어 몸 밖으로 배출되는 피부질환들이 생기게 된다. 변에는 수분이 충분해야 장 내에서 미끄럼 현상과 연동운동으로 쉽게 배출된다.

현대인들은 물을 많이 마시지를 않는다. 아니 적당히도 마시지 않는다. 오히려 수분을 빼앗는 탄산음료와 커피ㆍ알코올 섭취로 몸에 탈수현상을 일으키게 된다.

갈증이 생겨 물을 먹을 때는 몸에는 수분이 부족하여 체내성분을 끌어내 쓰고 있는 상황이라고 봐야 한다. 수분을 충분히 섭취하면 소변을 통해 몸안의 독소가 배출된다.

방광과 신장은 경락학적으로 몸안의 불순물을 배출하는 기능을 한다.

강제로 땀을 흘리면 몸안의 독소도 빠지지만, 몸안의 진액이 같이 빠지는 경우가 있다.

가장 좋은 땀은 몸을 움직여 빼는 땀이다. 운동을 하여 몸안의 독소가 빠지는 것은 림프의 정화기능의 활성화이다. 운동을 하면 장부들의 움직임을 활성화시켜 장의 연동운동을 활발하게 하여 건강하게 된다.

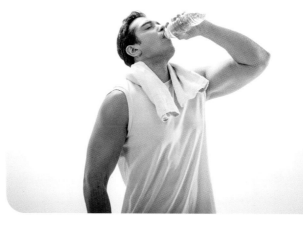

예전 어른들이 화장실에서 변을 보다 뇌혈관질환이 악화되어 돌아가시는 경우가 있었다. 이는 변이 나오지 않아 뇌압을 올리는 과정에서 발생하는 현상이다. 평소에 수분을 충분히 섭취하고 식이섬유계통의 음식을 충분히 섭취하면 혈관계의 질환이 생기지 않을 것이다.

다른 또 하나의 해독법은 수면이다. 주말을 이용해 등산이나 골프 등의 운동을 하는 현대인은 휴식의 개념을 좋아하는 일을 하는 것으로 생각한다. 누워서 딩굴거리며 리모컨을 작동하여 티비를 보거나 안 하던 집안일들을 챙기는 것을 휴식으로 생각한다.

진정한 수면과 휴식에 대한 필자는 이렇게 주장한다. 잠을 자지 않아도 그냥 누워서 쉬는 것이 진정한 휴식이다. 절대로 누워서 사물을 쳐다보거나 TV를 보는 것도 금해야 한다. 그리고 휴식을 취하기 전에 음식을 잔뜩 먹고 눕지 말고, 음식물이 충분히 소화된 다음에 휴식을 하여야 몸안에 쌓인 독소가 해소된다.

암은 왜 재발하는지를 생각해보자. 의료기관에서 장기간 추적하여 보니 답은 본래의 생활로 돌아가기 때문이라는 결과가 나왔다. 이는 암이 걸리는 상황이 식습관·환경·스트레스 등인데, 치료 후 그 환경을 벗어나 그간의 병적 환경과 식습관을 바꾸지 않고 본래의 환경으로 돌아가기 때문이라는 것이다.

물론 먹기 살기 힘들고 상황적 요소 때문에 그럴 수도 있다. 그러나 식습관부터 바꾸어야 한다. 기름진 것보다 푸른야채와 위장에 포만감을 주지 않는 음식물 섭취도 실행해야 할 첫 번째 요소이다.

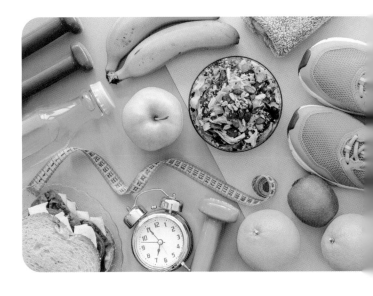

"못 고치는 병은 없다. 단지 못 고치는 환자가 있을 뿐이다."라고 말은 병적인 문제보다 그 병에 걸린 사람의 문제라는 뜻이다. 해독과 치유와 치료를 같다고 본다면 결국 해독은 그 상황에서 벗어나는 것이 우선이다.

또 하나 생각해야 할 일은 지방이 독소와 연관이 있을까이다. 이는 미용인들이 한 번쯤은 짚고 넘어가야 할 문제이다. 비만과 지방의 관점에서 지방이 있다는 자체를 비건강한 요소로 보고, 독소적 요소로 짜맞추려는 일부 미용인이 있어 약간은 정확한 구분을 해보려 한다.

인체의 근육과 지방은 적적한 비율로 구성되어야 한다. 근육의 양과 지방의 양이 비율이 맞아야 건강하다고 의학적 정의를 내린다. 지방은 세포막의 구성성분이고, 에스트로겐과 테스테론 등의 성호르몬 성분이다. 인체에는 장기 영양 저장소 기능과 체온조절의 기능이 있다.

비만은 겉으로 보이는 모습으로 판단해서는 안 된다.
복부지방은 남성은 내장지방이 대부분이고, 여성은 피하지방이 대부분이다.

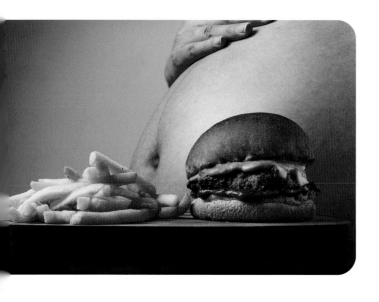

외형적인 요소 중에 마른 비만이 문제가 된다. 상대적으로 근육 양이 적으면서 내장에 겉부분에 쌓이는 지방의 문제는 채워져야 할 곳에 과하게 채워지는 것이다.

많은 여성들은 비만이 아닌데도 비만으로 여기고 무리하게 약물에 의존해 몸을 혹사시키는 경우도 있다. 그 지방이 모두 독소가 아니라는 사실을 클라이언트와 우리 미용인들에게 주지시키는 바이다.

뷰티 디톡스의 진정한 핵심은 클라이언트가 아닌 우리 미용인들 스스로의 건강이 우선일 때 가능하며, 이것이 진정한 뷰티 디톡스이다. 건강한 상태이어야 순환과 배설 작용이 원활하고 몸안에 독소가 적정하게 배출된다.

클라이언트를 위해 내몸을 움직여 관리를 하면 내몸에서는 땀과 열이 난다. 물론 관리를 받는 클라이언트의 몸에도 그러하겠지만, 다음의 글은 미용인들의 입장에서 얘기를 하려 한다.

내 몸이 움직이면 근육의 움직임이 활성화되어 혈액의 흐름이 왕성해진다. 사람의 체온을 만들어주는 곳은 근육으로, 약 40% 이상이 근육에서 만들어진다. 그러나 우리처럼 짧은 시간에 많은 움직임을 요하는 직업군은 더 많은 열로 체온을 상승시키게 된다.

Beauty Detox

몸 전체 근육 중에 큰 근육은 하체에 집중되어 있고, 많은 운동적 요소에는 하체에 운동으로 전체의 순환을 돕는 것이 대부분이다. 그래서 걷기나 등산으로 단련된 하지근력으로 에너지와 열을 만든다. 우리 미용인들은 전신의 근육을 모두 쓰기에 짧은 시간에 몸의 온도가 오르고 땀을 통해 독소 또한 배출된다. 관리를 위한 배출과 클라이언트의 몸에서 나오는 독소의 성분이 만나는 우리의 현장은 관리 후 반드시 환기를 통해 쾌적한 공간으로 만들어 주어야 한다.

뷰티 디톡스의 시작은 바로 우리 자신의 건강의 시작으로부터이다.

Beauty Detox

뷰티 디톡스

3

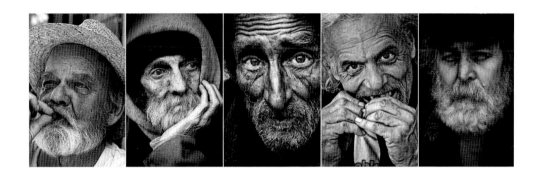

인간의 수명이 120살이라는 기준이 무엇일까?

인간의 유전자는 머리카락이 25회 생성되도록 계획되어져 있는데, 실제 머리카락의 수명이 5년 정도이니 인간의 수명은 125년이라는 것이다.

사람의 세포도 유전적으로 60번 정도의 주기가 만들어진다. 피부세포는 2년 주기로 새로운 세포가 생겨나기 때문에 이래저래 인간의 수명은 120살이 넘는다. 불행히도 더는 살 수 없다 해도 우리는 120살까지 살아야 한다. 이를 주장한 프랑스의 핵물리학자의 이론은 그래서 설득력이 대단하다.

그렇다면 생명이란 무엇일까? 또 어떻게 정의해야 할까?

생명체란 영위생식營衛生殖을 하는 존재이다. '영'이란 자기 스스로 영양을 하고 경영을 한다는 뜻이고, '위'란 외부로부터 오는 해로부터 스스로 지키는 것이고, '생식'이란 생식을 통해 자신을 복제하는 것이다. 처음의 내가 생명을 만든

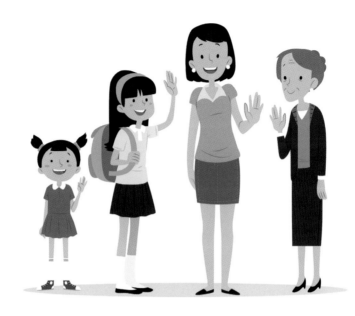

것이 아니고 부모로부터 온 것이지만, 그 후로는 본인이 영위생식을 하여 다음의 생명을 창출하고 만드는 것이다.

우리는 태어나는 순간부터 죽을 것을 생각하거나 두려워하면서 살지는 않는다. 그러나 살아가는 동안 문득문득 느껴지는 것들은 배고픔과 졸림과 생리적 욕구에 쉽게 죽을 것 같다는 표현을 하곤 한다.

우리의 생명은 모체에서 분리되어지는 순간부터 성장이라는 단어 속에 좀더 가까워지는 죽음이라는 용어를 숨기고 살고 있다.

인간의 미용학적 아름다움 속에 행복을 가미하면 건강한 모습이 나타나게 된다. 병을 이해하여야 생명과 해독을 논할 수 있고, 미용적 아름다움을 추구할 수 있으므로 먼저 병이라는 존재를 간단히나마 이해해야 한다.

병은 정체가 있는 것일까? 아님 정체가 없는 존재일까?

이에 대하여 동양의학은 '병이란 존재가 없다'는 데 기본을 둔 것이고, 서양의학은 병이란 존재를 정의하고 그 실체를 약으로 치료하는 것이다.

동양의학에서는 병이라는 것은 없고 병든 사람만이 있다고 생각하여 '병든 사람'으로 정의하고 향후적 조취를 취한다. 다시 말하면 동양의학은 why로, 서양의학은 how로 대변할 수 있다.

좀더 미용학적 해독을 논한다면 병적인 증상과 해결 방안 중에서 배설 중에 배출되어지는 하나의 장기를 좀더 이해할 필요가 있다. 따라서 신장의 해독기능을 이해하여 몸의 변화와 부종 등을 명확히 이해하기를 바란다.

한의학에서는 肝腎同原간신동원이라 하여 간과 신장의 뿌리는 같다고 한다. 간이 병들어도 신장이 병들고, 신장이 병들어도 간이 병들게 된다는 뜻이다. 신장기능이 떨어져 노폐물을 걸러 주지 못하면 간에서 해독할 때 한계가 있어 결국은 간도 병들게 되는 이치와 같다.

모든 장기가 유기적으로 연결되어 있어 중요하지 않은 장기가 없고, 특히 신장은 만병의 주범임을 항시 염두에 두기 바란다. 신장의 주요 역활은 혈액을 정화하고 몸속의 독소를 제거하는 일이다.

미용적 해독 중에 겉에 보이는 아름다움보다 내적인 건강한 상태의 모습에서 해독의 기준을 살짝 잡아보려 한다.

건강하지 못한 몸을 가진 사람들 중에 당뇨병이 신장에서 이루어지는 상황을 살펴보자.

신장은 커다란 모세혈관의 덩어리라고 표현할 수 있다. 흔히 콩팥이라고 불리는 신장은 간에서 분해한 수용성 독소를 분해하고 걸러내서 소변으로 배출하는 곳이다.

신장에서 독특하게 봐야 할 것은 신동맥이다. 신장은 신동맥을 통해 심장과 연결되어 있는데, 이는 몸 전체를 순환한 후 탁해지고 더러워진 혈액을 심장에서 신동맥을 통해 신장으로 보내 사구체에서 노폐물 등을 걸러서 소변으로 배출하게 된다.

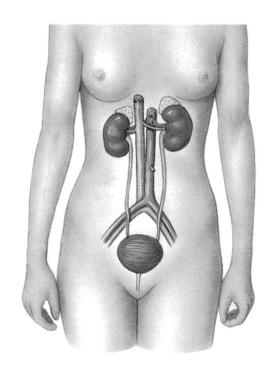

정상적인 성인의 소변량은 거의 2,000cc 정도이다. 이는 사구체여과액의 1% 정도로 대부분의 여과액은 다시 체내로 흡수된다.

주요한 것은 신장은 소변을 통해 혈액 속의 요소 · 요산 등의 노폐물을 배출하여 인체의 디톡스적인 정화작용에 큰 일을 한다는 것이다.

우리 몸에서 중요하지 않은 장부가 어디 있겠느냐만은 신장은 몸의 균형적 요소를 만드는 항상성에 지대한 역할을 한다고 볼 수 있다.

신장을 통한 몸안의 균형과 피부의 균형, 그리고 호흡을 통한 균형 등은 인체의 중요한 해독의 한 요소이다.

모든 몸은 스스로 정화작용을 하고, 배설작용을 하고, 균형을 잡으려 노력하고 있다. 그 중간에 과한 것은 더 버리고 모자란 것은 잡아주고 있지만, 몸안의 변화 중에서 과한 것이 많아져 독이 되어 축적되는 현상이 해독의 중요한 해결과제이다.

단언컨대 미용적 해독엔 항상 쫓아다니는 요소가 있다. 그것은 비만으로 인한 대부분의 요소들일 것이다.

스트레스를 많이 받고 생각이 많으면 여자들 중에 무월경이나 예정없이 월경이 시작되는 경우가 종종 있다. 또한 스트레스가 임신을 원하는 여성의 정신에 작용하여 착상을 못하게 하는 경우도 있다.

비만한 여성이 임신이 어려워 고민하는 것은 무엇 때문일까?

앞서서 제기한 요소들보다 심각한 것은 지방 등의 요소들이 뇌하수체호르몬에 영향을 준다는 것이다. 어떠한 방법을 써도 안 되는 것은 호르몬의 불균형과 부조화인데, 비만적인 요소는 일종의 독소의 방해라 할 수 있다.

비만은 향후 고혈압과 심장질환의 원인이 된다. 우리가 다루고자 하는 이러한 모든 질병은 전부 독소에서부터 시작된다고 보면 맞을 것이다.

위장·폐·피부 등을 통해 흡수된 독소는 어느 순간에는 간으로 거쳐가서, 신장과 장을 통해 지방세포와 같이 뼈와 근육 주변과 안에 저장되어져 잔류하게 된다.

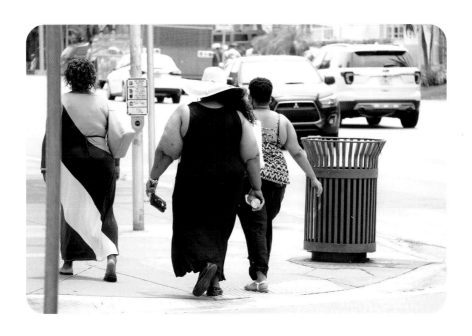

독소들이 지방세포와 같이 저장된다는 사실은 매우 흥미롭고 무서운 일이다. 우리는 따라서 지방을 내몸에 맞는 부분까지 남겨두고 이제부터 뷰티 디톡스를 시행하여야 한다. 지방이 분해되어 혈액을 통해 신장을 거쳐 배출되게 하여 내몸에 독소가 쌓이지 않게 하는 것이 우선이다.

또한 비만에 의해 자궁 내 순환이 원활해지지 않으면 순환적 장애와 배란적 장애를 동시에 수반하여 호르몬의 균형을 깨트린다.

의학 격언 중에 "적게 먹어 걸린 병은 잘 먹으면 낫지만, 많이 먹어서 걸린 병은 화타나 편작이 와도 고치지 못한다."라는 말이 있다.

너무 먹어서 온 병과 독소는 일단 몸안에서 빠른 시간에 배출시켜야 한다. 배출하지 못하고 빼내지 못한다면 독에 독을 얹어 그 영향이 온몸에 퍼지게 된다.

한 사람의 삶의 방식을 바꾸어 독소가 배제된 상태에 살게 한다면 그것만큼 좋은 일이 어디 있겠는가?

뷰티 디톡스를 다시 정의하면 외적 요소와 내적 요소의 조화와 항상성이다. 내적 요소 중에 어떻게 먹을 것이고 무엇을 먹을 것인가를 먼저 고민해야 하는데, 그 답을 치아에서도 찾을 수 있다.

성인의 치아는 32개인데 곡물을 씹는 치아는 28개, 육식에 쓰는 송곳니는 4개로 육식과 곡식을 씹는 차이는 약 7대1이다. 따라서 야채와 곡물은 7, 육식은 1의 비율로 식사를 해야 인체의 흡수와 배합비율이 맞는다. 이를 잘 지키는 사람들은 건강하고 몸안에 최소한의 독소만 쌓이는 것이다.

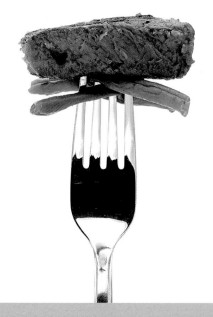

글의 내용들이 조금은 어렵고 난해한 부분도 있겠지만, 현장에서 20년 이상 클라이언트들을 관리하고 상담하는 전문가의 입장에서 최소한 알아야 할 부분을 정리한 것이다. 앞으로 미용인들의 지식적 업그레이드를 위하여 나 스스로부터 노력할 것이다.

우리 미용인들은 수많은 클라이언트들의 몸을 관찰하고 개선(?)시켜 가면서 그들의 삶과 건강에 본의 아니게 관여를 하게 된다.

이에 좀더 기초적 지식과 전문적 지식으로 무장하여 현장에서 전문가의 모습으로 자리잡기를 바란다. 또한 관리해 주시는 주체로서 건강한 삶을 추구하기 위해 스스로 방어적 디톡스 시행의 필요성을 알아두기 바란다.

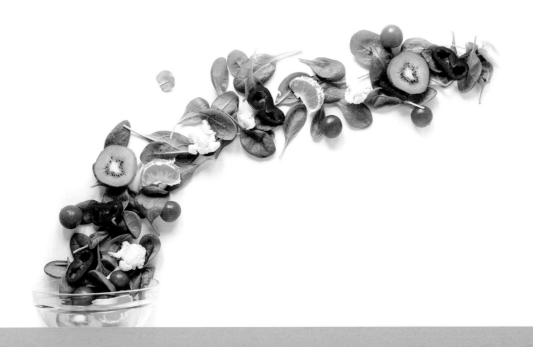

Beauty Detox

4 뷰티 디톡스

　　미용 해독은 결국은 건강한 삶과 무병한 삶을 지향한다. 미용적 개념으로 아름다움이 더해지면 그것이 뷰티 디톡스이다.

　　건강한 몸을 구성하기 위해선 건강함을 찾는 것도 중요하지만 먹는 것부터 잘 먹어야 한다. 따라서 먹는 것이 처음으로 만나는 곳인 입부터의 건강도 중요한 포인트다.

　　구강외과 전문의 웨스턴 A.프라이드 박사는 다음과 같이 말했다.

　　"새로운 사실은 새로운 감각과 같다. 그 새로운 감각 덕에 이전에 못 보던 것들을 볼 수 있게 되고, 그 새로운 사실을 모르는 사람들에겐 보이지 않는 것들도 볼 수 있게 되기 때문이다."

　　우리는 새로운 것에 대한 호기심도 있고 반감도 있다.

　　이에 필자는 해독요법 중에 미용적 해독의 한 분야인 오일풀링에 관하여 논하고자 한다.

　　인도의 아유르베다는 2700년 전부터 시작되었다.

　　아유르베다의 의학을 보면 오일과 힐링이 결국 치유적 목적으로 전파되어져 지금도 전 세계에서 하나의 치료적 목적으로 성행하고 있다. 우리나라에서는 치료적 요소보다 미용적 요소로 분리되어 진행되고 있어

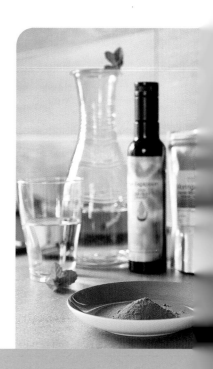

마치 아유르베다는 몇몇 향을 파는 집단의 제품으로 변질되어 버렸다.

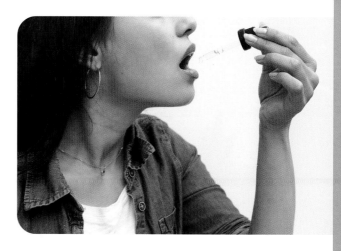

여기에서는 아유르베다를 논하는 것이 아니라 그중에 식물성 오일로 시행하는 오일폴링에 대해 진지하게 얘기하고자 한다.

옛말에 大道^{대도}는 平易簡明^{평이간명}이라 하였다. 이는 위대한 진리는 쉽고도 간단명료하다는 뜻이다. 많은 대중들은 조그만한 병에도 큰 병원을 찾아가 온갖 검사와 치료로 시간을 허비하고, 무리한 경제적 지출로 인하여 스스로 힘듦을 자초한다.

간단명료하게 나타나는 질환은 우리는 자주 경험하게 된다. 예를 들어 감기나 가벼운 몸살은 큰 병원에 갈 필요없이 휴식만 취해도 개운하게 낫는 경험을 하게 된다.

필자는 오늘 입안에서 일어나는 일과 그것을 통한 해독 방법을 얘기하고자 한다.

고대 아유르베다 의학서인 짜라까 삼히따와 슈스루따 삼히따는 나온지 2000년도 더된 책들인데, 여기에 오일 가글에 대한 내용이 언급되어 있다. 아유르베다 전문가들은 식물성 오일로 입을 헹구고 가글하면 입안이 깨끗해지고 개운하며 두통이나 잇몸질환 심지어 당뇨병까지 낫는 것을 알게 되었다.

예전 미국 드라마 중에 〈뿌리〉라는 드라마에서 노예를 사고팔 때 노예의 치아를 확인하는 것을 보았다. 이는 치아의 건강이 육체의 건강을 의미하며, 가치적 값어치를 평가하는 기준이 되었기 때문이다.

또한 말이나 소를 사고팔 때도 치아를 확인하여 건강상태를 파악하는 것을 보아도 치아의 건강과 입안의 건강이 육체의 건강에 기준이 되는 것을 알 수 있다.

이는 현대 치과에서 사용되는 병소감염이론인체 특정부위의 감염이 다른 부위에까지 영향을 줄 수 있다는 이론에 토대가 되었다.

이 이론의 핵심은 경구 감염이 온몸에 영향을 줄 수 있다는 것이다. 이 이론에 근거하여 옛날 치과의사들은 질병이 몸의 다른 부위로 번지는 것을 막기 위해 병든 치아를 다 뽑아낸 것은 이러한 현상과 이론을 반영한 것이다.

몇 년간 의사들이 입안의 균들과 건강에 대해 연구를 하여 입안의 균들이 건강에 미치는 결과들을 내놓기에 이르렀다.

그렇다면 오일폴링은 진정 무엇일까?

오일폴링에 쓰는 오일은 어떤 것이 있으며 어떤 효과가 있을까?

언급하기 전에 한 가지만 말을 하겠다.

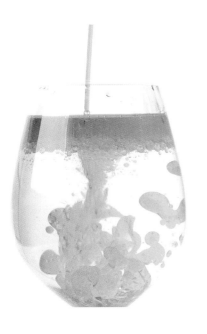

가래가 나온다고 가래를 멈추는 약을 먹으면 가래는 멈추지만 가래를 통해 몸밖으로 내보내지는 독성물질들은 몸안에 남아 있어 독으로 발전하게 된다.

이러한 이유가 인체의 자연치유이자 삶이다.

오일폴링을 하면 일어나는 현상 중에 가래가 많아지는 경우가 있다. 이는 오일이 목을 통해 넘어간 것이 아니고 몸안의 자정효과로 더불어 가래를 통해 균이 나오기 때문이다. 오일폴링은 그러한 자정노력을 만들어주고 또 격려해주는

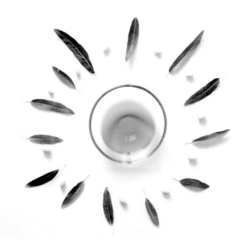

것이다.

아침에 일어나면 한수저만큼의 식물성 오일을 입에 머금고 계속 오물오물하며 입안으로 굴린다. 시간은 약 20분 정도가 가장 적당하다는 이론들이 나와 있다.

이는 칫솔질은 20분 정도 못하지만, 오일을 입안에서 오물거리면 체내 독소의 60% 이상을 차지하는 지용성 독소를 배출하는 효과적인 방법이다. 지용성 독소는 지방세포나 점막조직들과 결합되어 있기 때문에 오일폴링은 입안의 점막을 통해 지용성 독소를 배출시키는 좋은 방법이다.

특별한 부작용도 없고 남녀노소 입안에서 물고 있을 정도면 오일폴링은 안전하고 위생적인 첫 번째 디톡스가 될 것이다.

필자가 치료의 예를 나열하지 않는 까닭은 해독의 개념으로 논하였기 때문이다. 치료적 개념은 인터넷이나 대중매체에 수없이 많이 언급되어 있으므로 치료적 예는 언급하지 않겠다.

오일폴링에 쓰는 오일에 대해서는 아유르베다 의학서에서는 참기름을 언급하지만, 많은 서적과 필자의 경험으로 보아서는 식물성 오일이면 아무 오일도 무방할 거라 여긴다.

오일풀링은 가장 간단하면서 강력한 치유수단 중의 하나이고, 디톡스 개념에선 우수한 하나의 아이템이다.

잘못 오해하면 안 된다. 오일 자체가 치유하는 것이 아니고 오일을 통해 입안의 환경을 개선시켜 치유와 해독을 하는 것이다.

원리를 다시 한번 설명하면 입안의 침은 물이고 오일은 기름이다. 이는 서로 분리되는 성질이 있지만 오일과 오일성분은 서로 만나면 들러붙고 혼합되어진다.

입안의 미생물의 지방막이 오일과 섞이고 들러붙으면서 미생물들과 세균들이 혼합되어져 20분 뒤에 가글링하고 뱉어내면 그 속에는 수없이 많은 세균들이 섞여 나오므로, 열심히 오일을 입안에서 돌려주어야 한다.

미용인들에게 디톡스라는 개념을 몸안의 독소와 병적 요소들이 없어지고 줄어드는 현상이고, 때로는 살이 빠지고 통증이 감소되는 현상도 포함되는 것으로 여긴다.

오일풀링은 미용인뿐만 아니라 클라이언트들에게도 안정과 평화를 줄 수 있는 건강한 방법으로 필자는 여긴다.

자, 지금 부엌으로 가서 식물성 오일을 한 수저 입에 물고 오일풀링을 시작해보자.

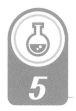

뷰티 디톡스

Beauty Detox

우리가 건강한 삶을 지탱하는 모습을 뷰티 디톡스의 관점을 면밀히 살펴보면 결론은 항상 건강한 육체에서 시작되는 것을 알 수 있다. 건강한 육체가 지탱되어져야 미용적인 아름다움이 완성 된다는 것을 알게 되었다.

미용학적 관점의 아름다움을 정의하면 육체의 건강함 속에서 나오는 내면적 요소와 외면적 요소의 조화로움이라고 필자는 정의한다.

아름다운 여인이 저 멀리서 걸어온다고 상상하며, 그녀의 아름다운 얼굴과 몸매를 상상해보자. 그 여인이 가까이 다가올수록 다리를 절고 있어서 보니 심한 무릎관절염이 미적 요소를 해친다면 그 모습을 미용적 아름다움이라고 할 수는 없을 것이다.

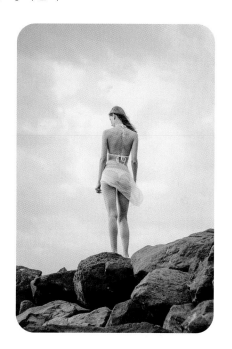

미용적 아름다움은 육체의 아픔이 없는 아름다움이라고 할 수 있다. 미용적인 관점의 아름다움을 추구하기 위해선 몸이 자유롭고 평온한 상태가 진행되어야 한다고 필자는 주장한다.

이에 그녀의 아픔이 병적인 요소와 독소적인 요소를 평하기 전에 우리 인체의 아름다움을 이해하기 위해선 필자는 우리 몸의 기둥인 골격과 관절의 구조와 아름다움을 설명하려 한다.

병적 상태가 아닌 골격의 모습에 근육과 조직이 있고 그안에 수많은 세포조직으로 인체가 형성된다. 여기에서는 미용적 아름다움의 가장 기초인 골격에 대하여 미용학적관점으로 설명한다.

골격이 뷰티 디톡스의 개념과 어떻게 상관관계가 있느냐를 잘 살펴본다면 미용인들의 아름다운 삶에 큰 도움이 될 것이다.

그렇다면 뼈의 주요기능부터 살펴보자.

첫 번째는 뼈는 주요장기를 보호하는 기능을 한다.

두 번째는 칼슘과 마그네슘과 같은 미네랄을 저장한다.

세 번째는 우리 몸의 움직임에 필요한 지지대 역할을 한다.

네 번째는 혈액 생산을 위한 공장 기능을 한다.

뼈는 살아 있는 조직으로 계속해서 영양을 보충받고 있고, 오래되거나 손상되어 훼손되면 새로운 뼈로 재생된다. 뼈는 우리 몸에서 재생되는 유일한 물질 중의 하나이다.

우리가 골절을 입거나 뼈가 손상되면 일정 기간 석고로 지지해놓으면 뼈는 스스로 다시 재생하여 본래의 기능을 하게 된다.

그러나 뼈가 재생되는 동안 주위 조직은 약해져서 일정 기간 동안 재생과 약해진 곳을 강화시켜주는 시간을 주어야 한다.

피부가 손상받으면 피부는 흉터를 남기면서 재생되지만, 본래의 다양한 배출기능 등에서 일부가 떨어지거나 소실된다.

그러나 뼈에는 다른 조직의 2차 손상을 막기 위해 스스로 방어하는 기능이 있다.

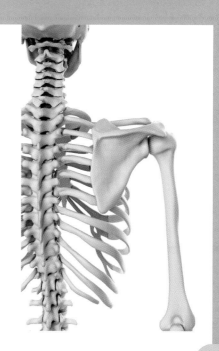

이는 압박골절이라는 현상으로 나타난다. 높은곳에서 떨어지거나 충격에 의해 척수신경이나 조직이 손상을 방지하기 위해 부러지지 않고 압박되는 현상이 그것이다. 물론 한번 압박되어 압축된 뼈는 스펀지와 같이 본래의 모습으로 펴지지는 않는다.

이것은 흉추 12번이나 요추 1번뼈에서 잘 일어나는 현상이다. 체형의 변화와 장부의 기능 중에서 일부 떨어지기는 하나 방어적 요소로는 충분한 역할을 하고 있다.

각 척추의 기능 중 흉추 9번은 간의 에너지를 만들기 위한 뿌리부분이므로 척추를 에너지의 근원점의 한 포인트로 볼 수 있다.

이처럼 뼈의 일부 기능 중에는 체형에 영향을 주기도 한다. 그 영향이 에너지의 흐름과 활용에 영향을 주면 미용적 요소의 아름다움으로 연계된다. 이때 그 미용적 요소를 유지하기 위해 몸안의 독소가 자연스럽게 배출되는 것이다.

뼈의 기능 중에는 관절의 움직임을 통한 육체의 활동이 있다. 여기에는 우리가 가고자 하는 방향으로 움직이는 기능, 잡고자 하는 물체를 쥐는 기능, 맛난 음식을 입에 넣게 해주는 기능 등이 포함된다. 또한 들어온 음식물을 씹게 하기 위해 악관절 뼈들의 움직임으로 흡수와 소화적인 요소가 만들어지기도 한다.

결국 뼈의 움직임과 관절의 움직움으로 육체는 움직이고 자정 작용을 하여 삶을 영위하게 된다. 이때 미용적 관점의 해독과 어떠한 연관이 있을까를 살펴보자.

뼈가 움직여 관절을 열어서 피부조직에 힘을 주면 피부는 피부를 통한 배출과 호흡을 하고, 관절을 움직여 배설작용을 위한 자세를 잡아 주게 된다.

뼈의 미용적 해독은 움직임을 포함한 모든 작용이라 할 수 있다.

미용인들에게 호소하는 클라이언트들의 여러 가지 통증 중에 관절통증과 질환이 미용적인 요소에 적용되는 면을 살펴보자.

나이가 든다는 것은 서글픈 일이지만 모든 생명체는 나이가 들고 수명이 정해져 있다. 이를 받아들이고 삶을 영위하는데, 움직이는 모습을 보면 그 움직임에 스프링 같은 역할을 하는 곳이 있다. 그곳을 관절이라 칭한다. 관절의 움직임이 인체의 활동에 중요하다.

나이가 들수록 걸음걸이나 모양이 중심을 잃고 흐트러지는 것은 관절의 충격면들이 닳고 약해져서 변형적 보상이 이루어져서 나타나는 모습이다. 뼈끼리의 마찰방지와 뼈를 보호하기 위해 관절에는 연골이 채워져 있다. 우리가 먹는 도가니탕은 소무릎속의 연골이다. 사람에게도 도가니와 같은 역할을 하는 곳이 있는데, 그곳은 인체의 반사적 충격흡수의 센터이다.

뼈끼리 마찰이 일어나고 통증이 오면 염증반응이 와서 부어오르거나 세포내액의 괴잉생성으로 물이 생기는데, 이것이 관절염이다.

오래 서서 일을 하는 우리 미용인들의 관절 중에서 무릎을 살펴보자.

몸무게가 늘면 늘어난 양의 3배 정도가 무릎에 영향을 미친다.

몸무게가 2kg로 늘어나면 6kg의 무게가 무릎에 영향을 주고, 이 무게로 계단을 오르면 7배인 14kg을 더한 무게로 작용한다.

반복적인 무게의 압박은 결국 연골을 손상시키게 된다. 그 손상은 통증과 움직임을 제한하여 몸안의 순환과 에너지에 영향을 주어 독소의 자연적 배출에 영향을 준다.

입으로 음식을 씹는다는 작용은 교근과 입주변 근육의 움직임에 영향을 준다. 또한 흉쇄유돌근과 어깨근육의 활동성에 호흡근의 영향으로 횡격막의 에너지에 영향을 주게 된다.

호흡을 한다는 것은 삶을 영위하고 살아간다는 것이다. 영양흡수는 기능보다 독 배출기능이 더 필요한 이유는 내 몸에 독이 쌓여서 오는 2차적인 통증과 질환이 문제가 되기 때문이라고 필자는 주장한다.

필자가 현업에서 25년간 클라이언트를 관리하면서 파악한 사실은 관절의 움직임이 약하여 움직임이 적은 사람은 장부의 기능도 떨어져 소화가능과 배설기능에 문제를 일으킨다는 것이다. 그들의 불편함과 통증을 해소시키기 위해 관절에 미용적인 마사지를 시행하여 관절의 혈액순환을 돕는 방법을 제일 먼저 쓰게 된다.

관절에 혈액의 흐름이 원활해지면 관절이 움직이게 된다. 그다음 활동성을 주기 위해 스트레칭을 통한 피부운동을 시켜 호흡의 양을 늘려주면 장기의 활동성이 살아난다.

결국 장부의 움직임이 에너지적 요소를 움직이는 모티브이어서 관절의 움직임을 통한 다각적 활동성을 주는 것이라 생각한다.

이제 우리 미용인들의 관절이 미용적 해독, 즉 뷰티 디톡스에 주는 영향을 얘기해 보겠다.

미용인들은 클라이언트를 위해 정적인 자세를 자주 취하고, 본인의 자세가 고통스러워도 클라이언트를 위해 관절을 무리하게 움직이게 된다.

클라이언트에게 최선을 다하는 것은 바르고 마땅한 일이지만, 내몸조차 다스리지 못하면서 클라이언트에게 다가가는 방법은 옳지 않다고 본다.

이에 우리 미용인들은 주기적인 스트레칭과 운동으로 관절의 움직임에 제약이 없도록 충분히 준비해야 한다.

다시 한 번 정리하면 뼈의 움직임과 그를 받쳐주는 관절의 움직임은 인체의 모든 에너지의 기초 흐름이며, 그 운동성으로 인하여 내부 에너지의 변화와 생성을 만들어낸다는 것이다.

뷰티 디톡스는 다시 한번 강조하지만 내몸의 가장 확실한 에너지가 끊임없이 순환되는 현상이고, 그 현상으로 살아 숨쉬는 것이다.

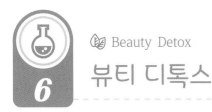

뷰티 디톡스

Beauty Detox

"이 세상에 독이 없는 물질은 없다.
독이나 약이냐는 단지 독이 많은가 적은가의 차이일 뿐이다."

이는 스위스의 연금술사 파라셀수스가 16세기
에 주장한 말이다.

뱀의 독이 독이 될 수도 있고 약이 될 수도 있
다는 이론에서 이제 뱀의 독도 약으로 추출해서 쓰
기 시작했다. 또한 벌의 독도 그냥 독이 아닌 약으
로서 봉독의 이름으로 쓰여지게 된 것이다.

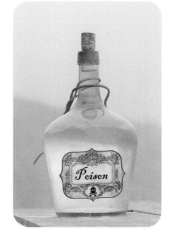

그러면 독을 활용하는 우리의 삶은 어떠한가?

오늘 아침부터 움직였던 필자의 동선을 살펴보자.

계면활성제가 들어 있는 치약으로 양치질을 하고, 세수하고, 머리를 감는다.
그다음 계면활성제와 파라벤이 함유된 스킨과 로션을 바르고, 와이프가 조리해
주는 음식을 식탁에 앉아서 먹는다. 이 과정을 보면 계란 프라이 하나도 코팅된
프라이팬으로, 또 그 계란은 양계장에서 빨리 성장하라고 먹인 에스트로겐 덩어
리이고, 식사 후 카페인이 가득한 커피를 한 잔 마시고 나와서 금속체인 자동차
에서 매연을 맡으며 운전을 하여 직장에 오게 된다.

직장에서는 온갖 스트레스를 받고 막힌 공간에서 순환되지 않는 공기를 흡

입한다. 점심시간에 맞추어 주변 식당에서 화학조미료가 잔뜩 들어간 식사를 끝내고 다시 카페인커피를 마신다. 시간이 흘러 저녁시간의 스트레스를 날리기 위해 동료와 알콜성분인 맥주와 온갖 향신료와 화학조미료로 만든 안주로 한 잔을 기울인다.

도대체 이 오염과 독소의 길을 어디서부터 어떻게 끊어야 하는가?

독일까? 득일까? 동전의 양면일까?

돌려 던져 바뀔 수 있는 상태라면 뒤집어엎겠지만, 삶 속의 독소란 우리가 멀어져선 안 되는 하나의 또 다른 독이 되어버렸다.

그렇다면 그 독을 어떻게 활용해야 내적 · 미적 · 삶적 모든 곳에 어울릴까?

일단 받아들이고 보자. 그러나 이제부터 걸어내고 방어도 해야 한다. 받아들이고 방어하고, 받아들이고 배출하고 방출할 수 있는 방법이 미용학적 뷰티 디톡스이다.

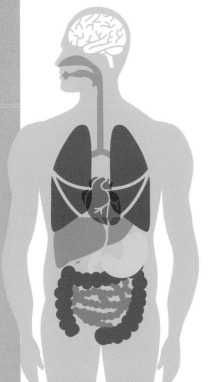

그렇다면 미용학적 또는 의학적으로 해독에 중요한 장기는 무엇일까? 혈액순환의 심장, 노폐물 배출의 신장, 호흡의 폐도 중요하지만, 필자의 주장과 미용학적 · 의학적 주장에 의해 간과 신장을 우선적으로 꼽으려 한다.

간은 인체의 약 75%의 해독기능을, 간은 약 20%의 해독기능을, 그리고 나머지 5%는 다른 모든 곳에서 이루어진다.

사람은 스스로 정화시킨다. 자연의 이치도 그러하다. 자연에서 나무들은 이산화탄소를 산소로 정화시키고, 한곳에 탁한 공기는 바람이 분산시켜 맑은 공기로 만든다. 인체를 정화시키는 작용 중에는 배출과 배설이 중요하다고 하겠다.

대변·소변·땀·구토 등은 대표적인 인체 내 디톡스이다. 이러한 생리현상을 보면서 몸의 정상상태가 어디까지인지를 가름해 보아야 한다.

모자르면 채우고 남으면 배출하여 균형을 잡아야 하는데, 미용적 디톡스는 어디에 기준을 두어야 할 것이지를 이제부터 생각해 보기로 한다.

미적이란 말을 쓰면 내적 미와 외적 미 둘다 얘기하지만, 필자는 둘다 똑같은 의미로써 미용적 미를 인정하려 한다.

균형이란 것은 항상성이 중요하다. 항상성은 몸의 정상적 균형을 인지하고 그것을 유지시켜주려는 상황을 항상성이다.

그렇다면 숨을 쉬지 못하게 입을 잠시 막고 1분 정도 있다가 손을 뗀 순간 우리는 거칠게 숨을 들이마시어 몸안에 부족한 산소의 비율을 맞추려 한다.

이러한 방향으로 미용학적 디톡스로 접근해 보도록 하자.

피부의 막힘과 순환장애로 트러블이 생긴 클라이언트가 내원하였다면 관리실의 여러분은 어디서부터 시작을 할 것인가?

소통의 문제는 소통을 시켜야 되듯이, 일단 피부의 소통을 위해 피부적인 요소에 닦음과 진정과 소통의 행위를 하여야 한다. 그것이 내적 에너지의 작용으로 하도록 경락적인 관점에서 관리가 이루어져야 한다.

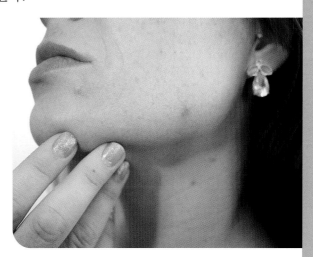

그러나 경락과 소통의 관계를 이해하지 못하면 우리들이 하는 관리

적 · 미용적 디톡스는 완전히 제로 이하로 떨어지게 될 것이다.

간의 해독적인 요소가 문제였다면 간경락의 시작인 태돈에서 기문까지의 흐름에 중점을 두면서 보할 것인지 사할 것인지의 에너지적인 흐름도 반드시 인지해야한다. 부족해도 무조건 채워야 한다는 논리보다는 부족한 이유로 더 부족함을 만들어 항상성의 에너지를 자극하여 다음 자극 시 그 에너지가 배가 되도록해야 한다.

접근의 방식이라고 하지만 많은 미용인들은 경험이라고 말씀하시고 본인의 주장이라고 하시지만, 이렇다면 인체에 들어온 독소가 작용한다면 반응은 어떻게 될까?

먼저 간과 장 · 피부 · 신장 · 림프 등의 해독기관들은 각각의 역할로 해독을 시작하여 일정량의 독소는 해결될 것이다.

그러나 일정량이 넘은 독소는 어떻게 될까?

그 독소들이 혈액을 타고 체내를 돌아다니다가 약하고 침범당하기 쉬운 곳에 쌓여 병적 요소로 성장하여 몸안에서 감당할 수 없는 상태가 되면 그것이 질환이 되는것이다.

과부하가 걸리고 해결이 안 되면 몸밖으로 표출시키는 것은 피부이다. 이를 해결하고 그 부피가 육체로 표현된 지방량을 해결하기 위해 우리 미용인들은 여러 제품과 미용학적 기술로 개선과 치유시키게 된다. 이때 "어디까지 어떻게 할 것인가?"라는 질문과 막연한 답을 주려 한다.

우리는 의료인이 아니다. 우리는 의료인들과 직업적 소양 상태가 다르다.

우리는 의료인이 아니기에 약을 쓸 수도 주사도 쓸 수 없다.

그래서 따스한 두 손과 인체의 에너지 흐름을 이용한 자연적 치유를 행할 뿐이다.

뷰티 디톡스는 약으로 하는 것이 아니라 순수한 지식과 두 손으로 법적 테두리 안에서 행해지는 것이다.

그렇다면 무엇을 먼저 할 것인가?

필자는 주장한다.

책을 펼치고 경락의 흐름과 유주방향 근육의 위치와 시작점·끝나는 점, 림프의 흐름, 근막의 흐름 등 먼저 알아야 할 것부터 신경을 써야 한다.

기본이 있어야 기초 위에 한 단계씩 계단을 만들 수 있다.

뷰티 디톡스의 가장 기본은 항상성에 대한 바른 이해와 미용학적 학술이 아닌 기초적인 인체의 흐름부터 인지하고 숙지하는 것이라고 필자는 주장한다.

가장 건강한 몸은 아무일도 일어나지 않는 몸이다.

가장 건강한 육체는 자기 몸을 인지하지 못하는 것이다. 머리가 아프면 머리를 인지하고, 속이 아프면 배가 인지되어지는 것은 인지이다.

뷰티 디톡스는 무엇일까?

클라이언트 스스로가 본인 몸에 대한 불평 불만이 없고 인지하지 못하게 만들어주는 것이 진정한 뷰티 디톡스이다.

🌿 Beauty Detox

뷰티 디톡스

날이 점점 선선해지면서 계절의 흐름과 세월의 흐름이 몸소 느껴지는 한 해의 종반으로 가고 있다.

우리 미용인들은 피부가 건조해지는 계절에 많은 보습과 수분의 보충으로 건강한 사이클의 흐름으로 몸을 만들고, 또 즐거운 마음으로 클라이언트에게 진정한 힐링적 감동을 주어야 한다. 오늘은 체내의 교감신경의 역할과 부교감신경의 역할이 미용적 해독에 주는 영향에 대해서 알아보도록 한다.

차에는 엔진이 지배하듯이 우리 몸은 자율신경이 지배한다.

자율신경이란? 여러 장기와 조직의 기능을 조절하는 신경을 말한다.

자율신경은 신체의 적절한 내부환경 유지에 필요한 세밀한 내적 조절기능을 한다. 세부적으로 교감신경과 부교감신경으로 나뉜다.

우리 미용인들도 좀더 구체적이고 체계적인 공부를 해야 한다고 주장하는 필자는 어려운 나열식 공부보다 좀더 간결하고 이해하기 쉽게 표현해 보고자 한다.

교감신경이란? 신체가 응급한 상황에 대처하게 하는 일들을 주로 담당하는데, 몸안의 장기들을 주로 지배한다. 좀더 자세히 설명하면 심장·폐·근육 등을 지배하는 신경이다.

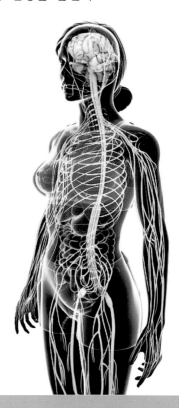

부교감신경이란? 간략하게 말하면 에너지를 보존하는 기능을 한다.

우리가 동공의 확대나 혈관을 의식적·의도적으로 마음대로 하지 못하는 것처럼 우리 몸의 자율신경은 대부분 의식하지 못한 채 이루어진다.

교감신경과 부교감신경의 조화로 인체는 원활히 움직이며, 어느 한쪽이 과하거나 모자르면 몸에서는 병적인 증세가 발현하게 된다. 예를 들면 심장을 뛰게 만드는 신경은 교감신경이고, 심장의 박동이 과하지 않게 억제하는 것은 부교감신경이다.

교감신경이 우리 몸의 에너지를 소비하여 활발하게 움직이는 것이면, 부교감신경은 에너지를 축적하여 우리 몸이 충분히 휴식하도록 장기를 조절해주는 역할을 한다.

부교감신경은 휴식과 우리몸이 긴장을 풀어주는 신경이다.

밤에 깊게 잠이 들고 아침에 개운한 것은 밤새 부교감신경이 충분한 역할을 하여 몸이 편안해졌기 때문이다.

교감신경이 몸에서 작용하면 맥박은 빨라지고, 혈관의 수축으로 혈압이 상승하고, 동공이 커지고, 소화기능은 떨어지게 된다.

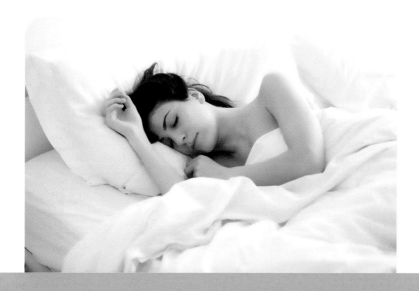

그러나 부교감신경이 작용하면 맥박이 느려지고, 호흡이 얕고 가늘어지고, 졸음이 오고, 식욕이나 성욕은 증가하고, 몸안의 진액인 콧물·침·소화액의 배출이 촉진된다. 그래서 부교감신경이 항진되면 우울증에 시달리는 사람은 눈물이 많은 것이다.

이렇듯 우리 몸에는 상호작용과 견제를 통해 균형을 잡아주어 한쪽으로 병적 상태가 되지 않도록 하는 기능이 있는데, 우리가 스스로 이를 조절하려면 적절한 휴식이 필요하다.

관리실에서 조용한 음악을 틀어주고 명상의 분위기에서 관리한다면 몸에서는 어떠한 일들이 일어날까?

미국 하버드의대 심장내과 허버트 벤슨 교수는 명상을 하는 동안 육체에서 일어나는 반응에 대해 발표를 했다. 그 연구 결과에 따르면 명상을 하면 흥분을 시키는 교감신경에서 안정을 요하는 부교감신경으로 바뀐다는 것이다.

호흡수와 심장박동수가 안정되어지고 몸의 근육은 이완되고 산소 소모량도 줄어 혈압이 떨어지고 뇌파도 안정적으로 변한다는 것이다.

이러한 결과로 보면 관리실 환경을 클라이언트의 부교감신경이 작용할 공간으로 만들면 클라이언트가 없는 시간엔 본인 스스로도 휴식과 명상이 이루어질 수 있다. 클라이언트와 미용인들의 건강에 도움이 될 것이고, 혈액의 흐름과 순환작용으로 인해 몸안의 독소를 배출시킬 것이다.

이 두 가지 신경의 불균형이 초래될 때 몸안의 변화도 살펴보아야 한다.

교감신경과 부교감신

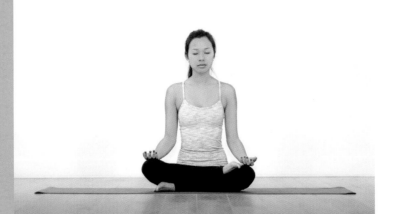

경에 불균형이 오면 면역계에 심각한 타격을 입히게 된다.

면역의 중요한 역할 중에 백혈구가 있는데, 이를 살펴보자.

백혈구는 적혈구와 짝이 되는 혈액의 구성성분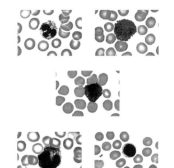
이다. 오늘은 주로 백혈구가 디톡스 개념의 면역력
과 관계되는 부분만 언급한다.

백혈구는 각종 질병의 발생과 밀접한 관계가
있어 몸안에 병적 인자가 침입하면 몸소 싸워 처리
하는 기능을 가지고 있다.

백혈구는 크게 과립구, 림프구, 대식세포로 나뉘어진다.

그중에서도 과립구와 림프구가 최전방에서 몸안의 병적 상태를 막는 역할을
한다. 과립구는 활성산소를 이용해 주로 세균 등과 같은 이물질을 공격·분해·
처리하는 기능이 있고, 림프구는 항체를 만들고 항체를 무기삼아 비교적 작은 바
이러스같이 작은 것을 공격한다. 우리 몸에 암과 같은 세포의 퇴치도 림프구의
몫이라는 것으로 알려졌다.

여기서 중요한 얘기를 해야 한다. 백혈구는 적과 싸우는 전사이어서 인체의
방어군에 비유된다. 여기서 주목해야 하는 것은 백혈구의 과립구와 림프구가 자
율신경의 지배하에 있다는 것이다. 과립구는 교감신경의 지배를 받고, 림프구는
부교감신경의 영향을 받는다.

따라서 우리가 진정 알아야 하는 것은 인체의 면역력은 자율신경의 지배를
받는다는 것이고, 면역력을 좋게 하려면 자율신경에 신경을 써야 하는 것이다.

현대인들은 교감신경이 너무도 항진되어 있다. 반면에 부교감신경은 너무
저하되어 있어 백혈구의 면역기능에 좋지 않은 영향을 준다.

교감신경이 지나치게 항진되어 있고 그 상태가 지속되면 백혈구의 과립수도

늘어나게 된다. 여기서 문제가 생기는 것이다. 과립구가 세균 등 외부의 적을 방어할 때 쓰는 무기는 활성산소이기 때문이다. 따라서 활성산소가 늘어나면 세균만 무찌르지 않고 우리 몸 조직의 파괴자가 된다. 점막에 상처를 내고 염증을 일으키게 되기 때문이다.

부교감신경이 지나치게 저하되어도 림프구의 수를 감소시켜 세균이나 바이러스를 죽이는 기능을 수행하는 데 어려움을 따르게 한다.

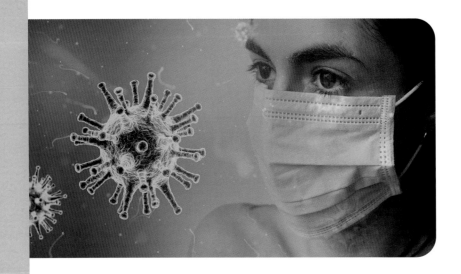

우리가 스트레스를 받으면 안 된다는 이유를 여기서 찾을 수 있다. 지속적인 스트레스는 교감신경의 긴장상태를 초래하고, 교감신경의 지배를 받게 되면 면역불량 상태에 빠지게 되기 때문이다.

특히 스트레스를 심하게 받아 교감신경이 우리 몸을 지배하게되면 눈의 혈관도 수축되고 눈이 뻑뻑하게 된다.

면역력과 우리 몸의 해독의 중요한 상관관계는 몸안의 건강상태를 유지하기 위하여 독소를 배출하고 독소가 배출되어야 건강한 상태가 유지되는 것이다.

두 가지인 자율신경인 교감신경과 부교감신경을 조화롭게 하여 무병상태로 만드는 것이 중요하다.

우리 미용인들의 현업에서 이러한 교감신경과 부교감신경의 기능을 조화롭게 할 필요가 있다. 특히 휴식과 안정에 관여하는 부교감신경에 좀더 신경을 써서 현업에 종사하는것이 본인의 건강에도 이로울 것이다.

필자는 미용적 해독은 결국 건강한 육체에서 오는 것이 타당하다고 본다.

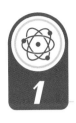

면역력 증진을 위한 신경 테라피

유산균으로 개선하는 장내면역과 피부면역

사람은 엄마 뱃속 양수에 있을 땐 무균상태로 살다가 산도를 거쳐 세상으로 나오는 순간 많은 수의 세균에 노출되기 시작한다.

어떤 균은 장내에 정착하기도 하고, 어떤 균들은 몸 밖으로 배출되기도 하는데, 보통 인체에는 3kg 정도가 세균의 무게라고 할만큼 많은 세균들이 살고 있다.

세균 중에는 크게 유익균^{주로 유산균}과 나쁜 세균에 해당되는 병원균^{병균}이 있다.

GOOD BACTERIA　　　　　**BAD BACTERIA**

Lactobacillus

Lactococcus

Streptococcus Thermophilus

Propionibacterium

Bifidobacterium

Salmonella

Escherichia Coli

Staphylococcus

Clostridium Perfringens

Campylobacter

유산균이란 당류를 분해해서 젖산을 만들어내는 균주를 말하는데, 유산균의 '유'는 '젖'을 뜻하기도 한다.

우리가 흔히 유산균하면 단순히 장에 좋은 것, 장을 편하게 해줘서 변비를 예방해주는 정도로 생각하기 쉬운데, 유산균은 우리의 장 내에서 면역시스템을 담당하는 핵심 주자임을 간과해서는 안 된다.

면역세포의 약 80%가 사는 우리의 장에는 인체에 이로운 유익균과 유해균이 공존하며, 약 100조 개가 넘는 세균이 살고 있다. 이때 유해균이 늘어나게 되면 각종 바이러스에 노출되면서 각종 질환을 유발할 수 있다. 장이 건강해지면 자연스레 면역력도 증가한다는 진실이 여기에 숨겨져 있다.

특히 장관면역이란 유해균인 병원균이 구강을 통해 장 내로 들어와 감염을 일으키는 것을 막아내는 면역체계를 말한다.

병원미생물이 장 내로 들어와 감염을 일으키려면 증식을 해야 하는데, 병원균과 장내 세균충유산균 간에 영양분을 먼저 섭취하려는 쟁탈전이 이뤄진다. 이때 장 내에서 유산균이 우세해 병원균보다 먼저 영양분을 차지해버리면 병원균은 더 이상 증식하지 못하여 몸 밖으로 배설된다.

이때 유산균은 병원미생물의 증식과 정착을 방해하여 감염이 일어나지 못하도록하며 장관면역력 증강에 커다란 역할을 담당하고 있다.

뿐만 아니라 위염, 위궤양 및 십이지장궤양의 원인균으로 알려져 있는 '헬리코박터 파이로리Helicobacter pylori'라는 균에도 결정적인 영향을 끼치고 있다.

최근에는 이런 균들이 위암의 발병률에도 영향을 미친다는 보고도 있다. 유산균은 초산과 유산 등을 생산하여 헬리코박터 파이로리의 성장을 저해할 뿐 아니라 일부 유산균은 헬리코박터 파이로리가 위세포의 정착하는 것을 방해하는 효과도 있는 것으로 알려져 있다.

유산균이 장내환경을 개선시킴으로써 대장염 등을 일으키는 유해균의 증식을 억제하고, 장 내 정착을 방해하기 때문에 크론질환이나 궤양성대장염 치료 시 보조치료제로 사용되기도 한다.

그러나 최근 수십 년에 걸쳐 서구화된 식습관과 환경의 변화로 장내유익균의 비율이 지속적으로 감소하는 경향이 생기면서 이러한 면역관련 질환아토피나 자가면역질환 등의 발생비율이 점점 증가하고 있다.

유해균이 증가하여 장 상태가 나빠지면 유해균의 내독소 분비, 음식물 흡수 장애, 유해균의 장점막 공격 등으로 장이 부패되고 딱딱해지면서 장점막의 손상을 초래하여 장기적으로 장누수 상태로 진행되기도 한다.

이러한 장누수의 결과물로 장점막을 통해 독소물질, 박테리아, 곰팡이 같은 병원체, 각종 항원, 부패물질 등이 정상적이지 않는 경로로 장점막 내로 유입되면서 혈액을 통해 전신으로 퍼져 각 장기에서 각종 알러지와 면역체계의 불균형 등의 문제를 초래하는 '장누수증후군'으로 나타나기도 한다.

이렇듯 우리 인체에 더 말할나위없이 중요한 면역 파수군인 유산균을 증식시킬 수 있는 방법은 무엇일까?

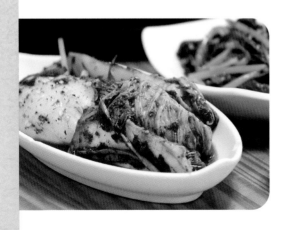

답은 먹거리에 있다.

각종 인스턴트식품, 패스트푸드, 고지방, 고단백, 불규칙적 식사 습관 대신 장건강에 좋은 발효음식대표적 김치, 청국장이나 식이섬유가 풍부한 음식을 섭취하여 장내유해환경을 개선시키는 것이 최선이다. 그러나 현실적으로 어려울 땐 고함량의 유산균 제제를 섭

취하는 것도 좋은 방법 중 하나라
생각된다.

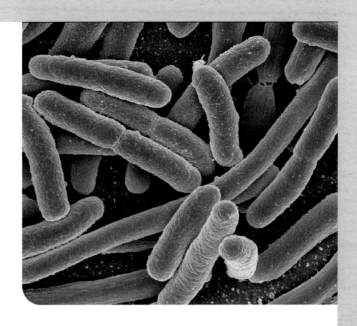

그렇다면 몸에 좋은 유산균을
먹지만 말고 피부에 바른다면 어
떤 일이 일어날까?

실지로 이 유산균이 피부에도
좋은 역할을 할 수 있을까?

피부에 바른다는 게 가능하긴
한일일까?

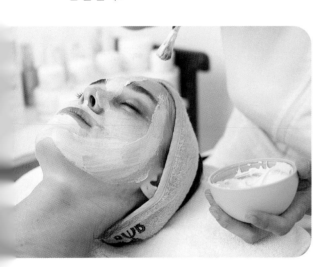

우리 인체 피부에도 우리가 숨
을 쉬는 한 각종 균들과 공생하고
있다.

여기도 마찬가지 유해균과 유
익균의 비율이 깨지지 않은 상태에
서 서로 존속한다면 별 문제가 없겠
지만, 여러 가지 이유에 의해 유해
균이 더 많아 살아남는다면 피부에
도 각종 트러블·염증을 일으키는
원인으로 작용한다. 이러한 질환 등은 여드름, 아토피, 어우러기, 알레르기, 무좀
등으로 생활 속에서 나타난다. 이 경우에도 서식하고 있는 유해균이 문제이다.

'디톡스' 먹어서만 하는 게 아니다.

일정 기간을 두고 반복해서 이렇게 만들어진 유산균팩을 온몸에 발라 피부에 쌓여 남아 있는 각종 유해물과 독소를 제거해 준다면 이것이야 말로 피부 해독이라 할 수 있겠다.

'유산균'. 금세기에 들어 화두로 떠오른 키워드다.

이곳 저곳에서 유산균에 관한 정보가 넘쳐난 지 이미 오래되었다. 내 몸 안에 장면역을 지킴으로써 건강한 몸을 유지할 수 있을 뿐만 아니라 각종 염증으로 트러블을 일으켰던 피부를 깨끗하게 해독시켜 주는 그야말로 팔망미인과도 같은 존재다.

장의 건강이 인체의 건강이고, 면역의 최고의 산물이 장내유산균이다.

이미 소개되었던 신경 테라피적 개념 속에서도 면역력 증진을 위한 유산균의 역할은 의미를 지닌다. 금세기 화두가 건강이고, 건강의 시작이 면역력의 발현으로 구현되어질 수 있다는 것은 자명한 진실이다. 우리 미용인들이 장내유산균 설계사가 되어 건강을 함께 가꾸어주는 진정한 테라피스트들이 되어주길 바래본다.

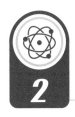

🍃 면역력 증진을 위한 신경 테라피

혈압과 혈당의 인체 면역력 조절 관계

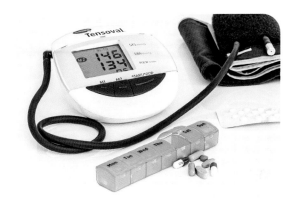

날이 추워지면 고혈압이 있는 분들은 걱정거리가 하나 더 늘어나게 된다. 기온이 낮아지면 혈압이 상승하기 때문에 추운 날에 뇌출혈로 쓰러지는 분들이 많아지고, 평소 당뇨병 때문에 혈당조절약을 드시는 분들도 당의 수치가 더 높아지는 계절이기 때문이다.

면역력 증진을 위한 신경 테라피의 영역에서 우리 미용인들이 클라이언트들과 상담할 때 상식을 좀 더 폭넓게 하기 위해 날씨와 혈압과 혈당의 관계가 인체의 면역력에 발현되는 과정을 설명하고자 한다.

우리 몸의 혈액은 두 가지 힘으로 움직이게 되는데, 한 가지는 심장의 힘이고 또 하나는 근육의 힘이다. 이 두 가지 힘에 의해 혈액이 전신을 힘차게 돌고 흐른다.

심장에서 혈액이 뿜어 나오는 힘은 심장의 수축력에 의해서 막대풍선처럼 밀려 나오는 데, 이렇게 수축할 때의 압력을 '수축기 혈압'이라고 부른다. 그리고 다시 정상적인 모습의 심장으로 변하는 과정을 '이완기 혈압'이라고 부른다.

혈압의 기준 중에 수축기 압력 120을 기준으로 그 기준 수치를 넘는 상태

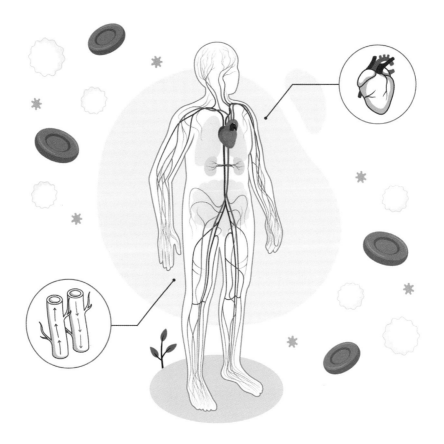

부터 '혈압의 경고'로 불리며 조정하게 된다.

우리가 알고 있는 혈압이 120에 고정되는 것이 결코 아니다.

혈압은 체온처럼 일정한 수치로 유지되는 게 아니라, 움직이거나 달리면 높아지고 휴식을 취하거나 편안한 상태가 되면 낮아지게 된다. 또한 혈압은 혈관의 저항성과 연관이 있어서 혈관에 영향을 주는 체액의 양에 비례하기 때문에 전체적인 체내 수분의 양과도 연관이 있다.

한 개인의 감정과 환경적인 요인도 같은 이유로 영향을 주고받는 것이 혈압이다. 우리는 혈압을 일정한 기준 '수치'로 정해 놓고 그 수치에 따라 정상이냐 비정상이냐를 논하고 주장하기도 한다.

이제부터 우리는 혈압에 조금은 관대해져야 하고 기준을 정할 때 환경적인 요소와 감정적인 요소까지도 같이 봐주어야 함을 잊지 말아야 한다.

몸과 기관은 쓸수록 발달하고 강화된다. 예를 들어 오른손잡이는 오른손의 근력과 기능이 더 발달되고, 마라톤 선수는 다리근육이 남다르게 발달되어 있다.

기능이라는 것은 대체될 수 없기에 발달과 발전을 반복적으로 수행하는데, 다른 부분이 약화되면 반대쪽이 그 기능을 더하여 수행하게 되는 것이다.

일례로 간의 기능에 문제가 생기면 비장이 간의 기능을 대신하여 비대해지고, 신장에 문제가 생겨 한쪽 신장을 제거하면 나머지 신장이 더 커져서 발달하게 되는 것이다.

이렇듯이 우리 인체는 강화시키고 조절이 가능하다면 정상범위로 다시 만들 수 있다. 고혈압조차도 혈압약이 아닌 조절과 훈련으로 강화시킬 수 있는 것일까?

혈압의 상승 요인부터 살펴보자.

첫 번째로 체액의 양이 혈압과 연관이 있다고 했다. 체액은 체중이 증가하면 늘어나게 된다. 그러니까 체중 조절로 올라간 혈압을 낮출 수도 있다. 많이 먹는데 짜게 먹으면 수분의 보충을 더 요구하여 물을 많이 들이켜고, 너무 단것을 먹으면 갈증 때문에 수분이 더 많이 요구된다. 결국 비만과 짠음식, 단음식이 혈압과 연관이 있게 되는 것이다.

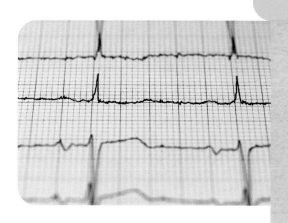

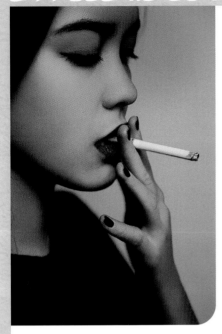

두 번째는 말초혈관의 저항성인데, 이를 자세히 설명하면 추운 곳에 가면 혈관이 수축하여 체온을 보존하려고 온몸은 노력을 한다. 그래서 추운 겨울이 혈압이 올라가 뇌졸중이 증가하는 요인이 되는 것이다.

흡연을 하면 또한 혈관이 수축한다. 또 기름진 음식을 많이 먹으면 혈관이 막히는 혈전 현상과 색전 현상이 발생하여 혈액의 흐름에 문제가 생기는 것이다.

세 번째는 우리 자신의 스트레스와 환경적인 요소도 문제가 된다.

일을 너무 열심히 하면 과로로 심장에 무리가 오게 된다.

이것은 과로를 한다는 자체를 심장에다 포커스를 맞추어보자. 모터의 에너지가 모터를 돌리듯 심장이 에너지를 잔뜩 끌어다가 일을 하게 만들면 적정량보다 많은 혈액이 몰리게 되는데, 그것이 혈압의 상승으로 이어지게 된다.

이를 이기기 위해 커피를 마시는 것은 심장에 더 많은 에너지를 공급하는 원동력이 된다. 카페인이 혈압을 높이는 요인이 되는 것이 그 이치이다.

잠을 못자도 교감신경의 흐름이 계속되어 혈압이 상승하게 된다.

지금까지 혈압의 상승 요인을 살펴보았다. 반대로 혈압을 떨어뜨리기 위해서는 지금껏 나열한 것들을 거꾸로 하면 될 것이다.

쉬고, 안정을 취하고, 비만적 요소를 줄이고, 금연을 하고, 몸을 따스하게 해주는 것들이겠다.

고혈압약으로 조절되는 혈압은 자신의 진짜 혈압이 아니다. 몸의 메커니즘

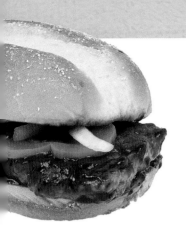

에 변화가 있어야 하는 것이다.

혈당 또한 고민해 보아야 한다.

음식을 먹으면 소화 흡수 과정 중에 포도당이라는 영양분이 혈관을 통해 여러 조직이나 근육으로 운반된다. 이 때에 혈관 안에 포도당의 양이 너무 과하면 췌장에서 인슐린이라는 호르몬을 분비하여 혈당의 양을 줄이게 된다. 인슐린은 혈당을 혈관에서 빼내어 근육이나 간에 글리코겐이라는 탄수화물이나 지방의 형태로 저장하는 역할을 한다.

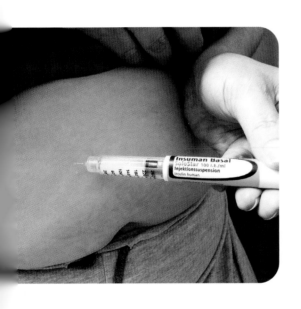

당뇨병은 결국 수송 · 저장 · 소모되어야 할 포도당이 혈관까지 수송되지만 저장이나 소모가 되지 않은 상태를 일컫는다.

이것은 혈관 내에 포도당은 아주 많지만 기관이나 조직에서 사용하지 못하고 있는 상태이다. 일반적으로 췌장에서 적당량의 인슐린이 분비되어 포도당을 제거해야 되지만, 어떤 이유로 인슐린이 그 작용을 방해를 받고 있는 상태를 당뇨병이라고 부르는 것이다.

그럼 췌장에서 만들어진 인슐린이 작용하지 못하는 이유를 두 가지로 정리해보자.

첫 번째는 선천적으로 인슐린이 생산되지 않는 제1형 당뇨병이고, 두 번째는 인슐린이 제대로 분비되었지만 인슐린수용체가 인슐린을 사용하지 못하고 인

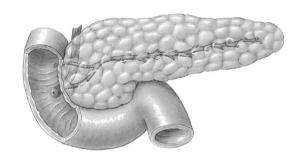

슐린만 과다하게 소모하는 것으로 제
2형 당뇨병이라고 부른다. 이때 지나
치게 인슐린을 생산한 췌장의 일부
세포가 기능을 잃고 결국은 인슐린을
분비하지 못하게 된다.

그러다면 혈액 속에 많은 양의 포도당은 왜 돌아다니는 것일까? 이는 고혈
압과 비슷한 이치인 이유가 있다.

일을 하기 위해서는 피가 몰려야 하고, 피를 움직이려면 에너지가 있어야
하는데, 그래서 몰리는 것이 포도당이다.

우리가 아는 제2형 당뇨병은 음식을 너무 많이 먹어서 생기는 병이 아니다.
몸을 움직이지 않아서 생기는 병이다. 몸안에 운동부하가 없는데 음식이 많이 들
어오면 혈당이 높아지고 인슐린이 분비가 되기 시작한다. 세포는 해야 할 일이
없는데 인슐린이 분비되어져 세포로 하여금 혈당을 저장하게끔 한다. 더 이상 저
장할 공간이 없기에 세포는 인슐린을 저장하지 않게 되고, 그로 인해 인슐린 저
항성이 생겨 세포 내에 포도당이 넘쳐나게 된다. 이 때문에 인슐린이 더 과다 분
비가 되는 것이다.

이것을 다시 정리해 보면 결국 혈압과 당뇨는 두 개의 이름이 아닌 하나의
이름인데, 표현의 방식과 발현의 방식이 다를 뿐이다.

미용인들에게 조그마한 지식의 발전이 클라이언트와 개인의 건강에 도움이
될거라 여기며 글을 마감한다.

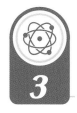

면역력 증진을 위한 신경 테라피

칼슘과 실리마린을 통한 면역력 증진

많은 정보의 홍수 속에 사는 현대인들은 정보의 옳고그름보다 받아지는 양에 의해 선택보다는 강요를 당하고 있는 실정이다.

피부미용시장이 다변화됨에 따라 건강보조식품 판매 자격증을 가지고 클라이언트에게 식품의 전달자가 아닌 건강의 파수꾼 역할을 하는 피부미용인들이 많아지고 있다.

여기에는 인체의 면역력과 생명유지에서 결코 빼 놓을 수 없는 칼슘calcium과 실리마린silymarin ; 간질환 치료제의 하나의 기능과 인체면역력의 상관 관계를 풀어보고자 한다.

칼슘은 뼈의 건강뿐만 아니라 몸안의 여러 가지 질병으로부터 우리를 보호해주고 막아주고 있다는 사실을 알고 있는가?

알고 있는 상식처럼 칼슘은 뼈의 건강에 아주 중요한 요소이다.

이 칼슘농도에 따라 뼈의 건강이 좌우된다. 평소 칼슘농도가 충분하고, 큰 사고가 없다면 뼈는 건강하고 튼튼하게 우리의 몸을 지탱해준다.

하지만 칼슘농도가 결핍되면 골절이

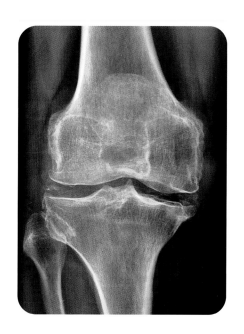

일어나고, 흔히 알려져 있는 '골다공증osteoporosis'을 유발하게 된다. 칼슘이 결핍되면 질병뿐만 아니라 심하면 사망까지 이를 수 있다는 점을 아마도 모르고 있었을 것이다.

미국 미주리대학의 월랙Wallack 박사는 자연사한 시신 3,000구를 연구하여 칼슘결핍으로 인한 질병이 147여종이 식별되었다고 발표하였다.

그런데 칼슘결핍으로 뼈에 관련된 문제가 아닌 사망까지 이르게 하는 질병이 발병하게 되는 이유는 무엇일까?

그 이유는 칼슘은 뼈뿐만 아니라 혈액 속에 녹아 순환하면서 신호전달 역할을 하는데, 칼슘이 결핍되면 바로 신호전달체계의 파괴와 같기 때문이다.

칼슘은 혈액 속에 녹아 약 60조 개의 세포에 관여하며 순환하고 신경을 전달해주는 중요한 역할을 한다. 칼슘이 부족하여 그 역할을 제대로 수행하지 못하면 우리 신체의 주요기관인 심장 · 뇌에 큰 손상을 입히게 된다.

또 평소 칼슘섭취가 부족하면 부갑상선에는 다음과 같은 현상이 나타난다. 부갑상선은 세포 속의 칼슘과 심장 등에 분포한 칼슘의 양을 조절하는데, 부갑상선이 그 기능을 잃게 되면 뼈속의 칼슘을 녹여 조절하지 못하여 다량의 칼슘이 신장으로 가서 신장에 결석을 일으킨다.

하지만 여기에서 뼈의 칼슘을 녹여 조절하는 것부터 문제가 된다.

뼈를 녹여 혈액 안에서 순환하는 칼슘은 인체에 해로운 악성 칼슘으로 혈관을 타고 흐르다가 어느 순간 혈관에 축적되면 혈관 속을 흐르고 있던 바이러스 · 세균 등이 그 축적물에 쌓이게 됨으로써 혈관에 상처를 입히며, 혈관을 서서히 막아 동맥경화를 유발한다. 더 악화되면 결국 축적물이 혈관을 막게 되는데, 이것이 혈전과 색전이다.

이로 인해 심근경색·뇌경색 같은 급작스러운 죽음을 야기하는 끔찍한 질병을 발병하게 된다. 뼈를 녹여 만든 악성 칼슘은 이러한 질병을 야기한다. 뼈를 녹이는 과정에서 우리 인체의 뼈는 구멍이 뚫리고 약해지고 푸석푸석해지면서 골다공증·골감소증 등 되돌리기 힘든 질병을 야기한다. 나아가 당뇨병·고혈압·류마티스관절염 등 인체에 치명적인 고질병을 야기하는 데 큰 역할을 하게 된다.

이러한 칼슘 결핍을 해소하기 위해서는 규칙적으로 일정 양 혹은 그 이상의 칼슘을 섭취하는 게 중요하다.

영양소 하나가 결핍되어도 사람의 신체는 쉽게 병들고 약해질 수 있다.

다음은 실리마린의 효능을 알아보고, 그 효능이 면역력에 미치는 영향을 구체적으로 살펴보기로 한다.

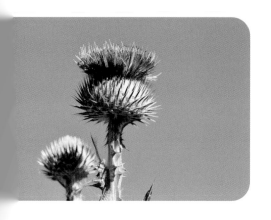

엉겅퀴라는 식물에서 추출되는 실리마린은 강력한 항산화제 역할을 한다. 실리마린은 온몸에 골고루 퍼지는 영양소이지만, 특히 간과 친화도가 높아 간에 대한 효능이 뛰어나다. 실리마린은 간을 굉장히 강력하게 보호해 주며, 간질환의 치료 효과도 뛰어나다.

담석증, 간경화, B형간염 등과 같이 간에 불순물이나 이물질이 생기는 질병의 치료에는 오랜 시간과 많은 고통이 필요하다. 그런데 일정량의 실리마린을 규칙적으로 섭취하면 충분히 치료가 가능하다고 한다.

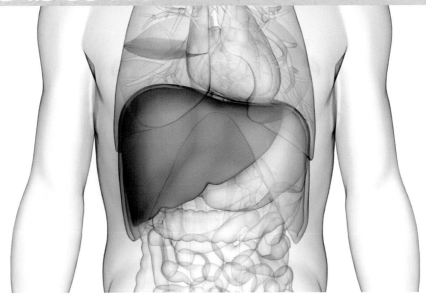

실리마린은 강력한 항산화제를 함유하고 있어 간의 노화를 막아 간을 보다 더 젊게 유지해주고, 간세포를 재생시켜 간의 질병들을 방지해주고, 악화를 완화시켜주며 치료까지 해주는 효능을 가지고 있다.

이 실리마린은 『동의보감』에서 어혈을 풀어주고 토혈·코피를 멎게 한다고 하였다. 즉 지혈 효과를 가지고 있다는 뜻이다. 또 실리마린은 피부질환에도 효과도 있어서 방사선으로 인한 피부질환을 완화해주는 효능도 있다.

한편 실리마린은 여성의 생식기질병을 완화시켜주는데, 이는 정精을 보태어 혈을 보하는 기능이다.

그 외에 남성의 정력 증진, 숙취, 항암 등에도 탁월한 효능이 있다고 한다. 이 실리마린은 단순히 민간에서만 사용되는 영양제·치료제가 아니라 전시에 강력한 독에 대한 해독제로 사용함으로써 많은 생명을 구하기도 하였다.

실리마린은 여성의 모유량 증가에도 효과가 있어서 약 2달 동안 하루 420mg 정도를 1~2회 섭취하면 모유의 양이 85% 정도 증가한다.

또 실리마린은 당뇨병과 같은 성인병에도 놀라운 효과를 보여준다. 4개월

~1년 정도 규칙적으로 실리마린을 섭취하면 인슐린과 당의 수치가 정상화될 수도 있다고 한다.

고인슐린은 혈액순환을 원활하지 못하게 하여 당뇨병환자의 합병증을 유도한다. 또 신체감각이 무뎌지거나 상처가 난 부분의 혈액순환을 방해하여 상처부위를 괴사시키는데, 실리마린은 이러한 증상을 완화시키고 중화시켜 합병증의 위험을 없애준다.

실리마린은 이렇게 신체에 영향을 미칠 뿐만 아니라 신진대사를 조절하여 호르몬 분비를 원활하게 한다. 이 기능은 오늘날 큰 사회문제로 대두되고 있는 우울증 치료에도 큰 효과가 있으며, 호르몬 분비를 정상화함으로써 감정이나 몸 상태가 어느 쪽으로 너무 치우치지 않고 평범한 상태를 만들어주는 역할도 한다.

이렇듯 칼슘과 실리마린은 우리 인체에 큰 도움을 주는 영양소로, 제대로 알고 클라이언트에게 전달하고 복용하기 바란다. 지치지 않는 삶이 보다 나은 삶을 만들어낸다.

추우나 더우나 산업일선에서 최선을 다하는 피부미용인들에게 박수를 보낸다.

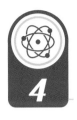

면역력 증진을 위한 신경 테라피

요오드의 필요성과 역할

4

현대를 살아가는 우리는 좋은 것과 해를 입히는 것이 공존하고 있는 시대를 살아가고 있다. 이러한 현실 속에서 대두되는 문제는 성인병과 인체에 부족한 무기물질에 관한 것이다.

성인병은 생활습관 때문에 생기는 병이라고 할 수 있다.

1950년대부터 일본에서 사용하던 성인병이라는 말을 우리나라에서 그대로 받아들여 쓰고 있다. 이것은 소아에게는 드물고 나이가 든 성인에게서 많이 나타나는 질환이기 때문에 붙혀진 이름이다.

미국에서는 '만성질환'으로, 영국에서는 '생활습관 관련병' 또는 '만성퇴행성 질환'으로, 독일에서는 '문명병'으로 부르고 있다.

오래 전에는 나이가 많은 어른들이 걸리는 경우가 많았지만, 요즘에는 나이가 별로 많지 않은 어른은 물론이고 어린이가 성인병에 걸리는 경우도 흔하다.

이 병은 나이가 들면 저절로 생기는 것이 아니라, 병에 걸리는 주된 원인이 생활습관에 있다고 밝혀짐으로써 '생활습관병'으로 부르기 시작했다.

성인병에는 고혈압, 당뇨병, 비만, 심장병, 뇌졸중, 골다공증, 간질환 등이 있다. 그리고 환경오염, 담

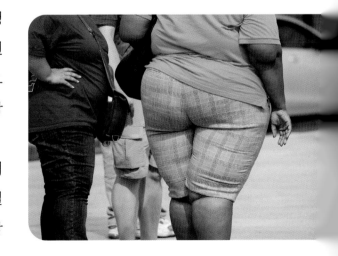

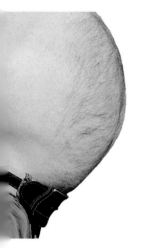
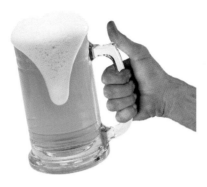

배, 술, 운동부족, 영양불균형, 스트레스 등이 성인병의 핵심 원인이다.

여기에서는 무기물인 요오드를 성인병과 관련지어 살펴보면서 연관성을 찾아보기로 한다.

방사능하면 우리는 일본을 떠올리게 된다. 일본은 스나미로 핵발전 시설이 붕괴되면서 방사선이 유출되었다.

방사선에 대항할 물질로 대두된 요오드가 인간이나 동물에게 부족하게 되면 방사능에 노출되어 갑상선암과 같은 갑상선질환을 겪을 위험이 매우 높아진다.

요도드는 비금속 미량원소로 갑상선호르몬을 합성하는 데 반드시 필요한 물질이다.

우리 몸속에서 요오드의 2/3는 갑상선에 있고, 신체가 요구하는 갑상선호르몬의 양을 충족시키기 위해 갑상선은 혈액 중 요오드를 끌어와 갑상선호르몬으로 전환시키고 저장했다가 필요할 때 분비하게 된다.

일본인들은 방사능을 조금이나마 예방하기 위하여 해조류를 많이 섭취하는 나라 중 하나이다. 일본인들은 미국인보다 100배 많은 요오드를 섭취한다고 알려져 있다.

세계적으로 약 20억 인구가 요오드 결핍 위험에 있으며, 그중 약 8억 명은 결핍증세를 보이고 있다고 한다.

우리 몸이 활동하는 데 필요한 에너지는 대부분 입을 통하여 섭취하는데,

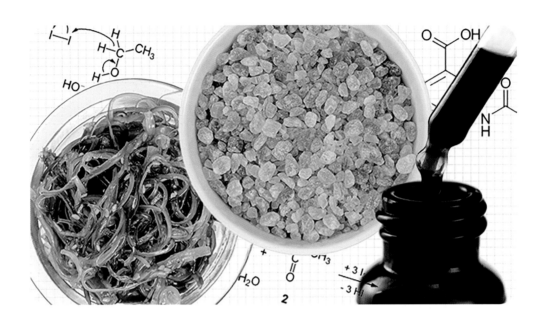

그것은 체내에서 에너지와 다른 성분으로 변화된다.

요오드iodine : I는 체내 대사율을 조절하는 갑상선甲狀腺호르몬인 티록신thyroxine과 트리요오드타이로닌triiodothyronine의 구성 성분이 되는 필수무기질이다. 또한 요오드는 기초대사율을 조절하며, 단백질 합성을 촉진하여 중추신경계의 발달에 관여한다. 요오드는 주로 아이오다이드iodide 형태로 존재하고, 소량은 아미노산에 결합되어 있으며 소변을 통하여 배출된다.

요오드는 식이 요오드의 일반적인 형태인 무기형태로 장관에 흡수되어 혈액으로 흡수된 후에는 이온의 형태와 단백질에 결합된 형태로 운반되어 체내에 분포된다.

갑상선thyroid gland은 갑상선호르몬을 합성하기 위해 혈류로부터 요오드를 축적한다. 요오드의 체내 함량은 일반적 성인은 15~20㎎ 가량이고, 70~80%는 갑상선에 존재한다.

요오드는 에너지 대사에 관여하므로 부족하면 포도당이 세포 안의 에너지를 생산하는 공장인 미토콘트리아로 들어가지 못하여 에너지 생산에 지장을 받으면서 활력이 떨어진다.

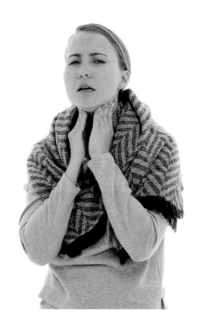

그동안 요오드결핍증iodine deficiency disorder : IDD은 바다와 멀리 떨어진 산간지방의 주민들에게 생기는 풍토병風土病으로 인식되어 왔다. 이제는 인식의 변화가 필요한 시점이다.

다시 한 번 요오드의 효과를 정리한다.

◎ 갑상선에서 갑상선호르몬을 만든다.

◎ 몸속의 비정상세포를 감시하고 관리한다.

◎ 화학물질을 해독하는 작용을 한다.

◎ 효소들을 비활성화시키며, 단백질을 변성시키는 작용을 한다.

◎ 소독제로 사용된다.

◎ 음식에 의한 중독, 몸속의 독소를 제거한다.

◎ 알러지 반응이 일어나지 않게 한다.

◎ 세포 내 단백질을 만들어 자기면역능력을 증가 및 촉진시킨다.

◎ 지방조직의 이중결합 구조를 보호하여 뇌와 망막의 세포막을 보호한다.

◎ 백혈병 등의 예방에 일조한다.

◎ 초기 태아의 발달에 필요한 갑상선호르몬을 공급한다.

◎ 헬리코박터 필로리의 제균효과가 있다.

◎ 요오드가 결핍되면 유방질환, 당뇨, 피로, 치질, 감염, 난소물혹, 켈로이드, 전립선질환, 자궁질환, 두통 등을 일으킨다.

요오드 섭취가 부족하면 티록신 생산이 불충분하여 갑상선이 커져 결국 확대된 갑상선enlarged thyroid gland, 즉 갑상선종goiter이 된다.

임신부의 요오드 섭취가 1일 $25\mu g$ 이하일 때는 유산, 사산, 기형아 출산 등의 확률이 높으며, 출생 후 정신박약·장님·벙어리 등의 증세가 나타나는 크레틴병cretinism에 걸리게 된다.

성장 후에 생기는 요오드결핍증은 단순갑상선종simple goiter으로 갑상선 조직이 비대해지는 양상을 띤다.

요오드결핍증은 요오드를 충분히 섭취하면 예방이 가능하지만, 일단 발병된 후에는 치료가 쉽지 않다는 특징이 있다.

미용인들의 공부는 어디까지일까?

현존하는 모든 지식을 습득하기는 힘들겠지만, 주변의 문제와 사회적 이슈거리에 대한 공부는 찾아서 해야 한다. 또한 클라이언트의 요구가 있다면 그 요구에 대응할 수 있는 공부로 이어져야 한다.

요오드에 대하여 스스로 정리하고 공부하시기 바란다.

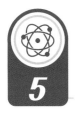

면역력 증진을 위한 신경 테라피

5 피부 면역학

인간은 매일 5,000개 이상이 생성되는 암세포와 전쟁하면서 살고 있다.

그런데 우리가 암에 걸리지 않는 이유는 잠을 잘 때 림프구가 몸안 구석구석에 있는 암세포를 찾아 깨끗이 처리하기 때문이다.

무리한 생활습관으로 자율신경계인 교감신경의 항진으로 암이 오는 경우는 70~80%이고, 부교감신경의 항진으로 20~30%라고 한다.

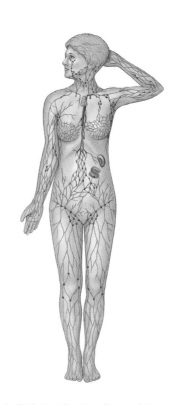

그러므로 적당한 긴장과 휴식의 조화가 암을 이긴다는 원리가 형성되는 것이다. 따라서 우리 피부미용인들도 이젠 적당한(?) 육체적·정신적인 휴식이 필요하다.

우리 몸이 특정 질환이나 질병에 걸리지 않고 일상생활을 할 수 있는 것은 인체에 면역기능이 있기 때문이다.

우리 몸의 센서는 살아 있다. 그래서 늘 같은 시간에 수면을 취하는 사람이 어느날부터 일이 많아져 늦게 잠을 자는 상황이 반복되면 인체는 여기저기 아프기 시작한다. 그것은 몸이 이상하다기보다도 몸이 살아 있다는 반응이기도 하다.

위험신호를 느끼는 사람은 아직은 건강하다는 신호이다. 건강하다는 것은 반응하는 것이고, 반응은 살아 있다는 증거이다.

이제 우리 미용인들에게 가장 친숙하고 영원한 숙제라고 할 수 있는 피부를 면역적 관점에서 살펴보기로 한다.

모두 알고 있는 사실이지만 피부는 표피, 진피, 피하조직으로 되어 있으며, 부속장기에는 누출분비샘, 부분분비샘, 기름분비샘, 모발과 손톱 등이 포함된다.

표피를 이루는 세포는 멜라닌색소형성세포, 각질형성세포, 랑게르한스세포의 3가지이다.

표피

표피는 두피 · 손바닥 · 발바닥을 제외한 신체표면을 덮고 있는 상피세포로 된 조직으로, 신체를 보호하며 일차적인 방어벽 구실을 한다.

표피는 각질층, 투명층, 과립층, 유극층, 배아층으로 구성된다.

- 각질층 : 표피의 가장 외층으로 각화되는 세포
- 투명층 : 손바닥과 발바닥의 두꺼운 피부에서 볼 수 있는 얇은 투명층
- 과립층 : 과립세포층
- 유극층 : 극세포층. 때로는 말피기층으로 도 분류됨.
- 배아층 : 피부의 깊은 층으로, 이부분의 손상이 없어야 조직재생이 가능함.

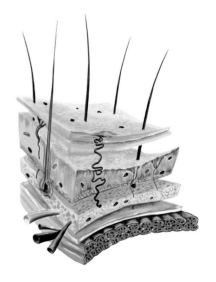

진피

진피는 표피를 지지하고 영양을 공급해주

며, 혈관과 신경이 분포되어 있는 결합조직이다.

진피의 림프조직 · 신경조직 · 혈관조직은 피부의 평형상태 유지에 작용한다.

💡 피하조직

피하조직은 결체조직으로 이루어진 층으로 지방조직층으로 불리며, 혈관 · 신경 · 림프관 · 단백질섬유를 포함한다. 일반적으로 피하지방층이 두꺼운 곳은 등과 둔부이다.

피부의 기능은 방어, 체온조절, 감각의 지각, 신진대사 등이다.

우리 몸 밖에 있는 요소가 신체를 위협하고 있다고 가정해보자.

피부장벽은 침입하는 요소들을 막는 첫 번째 관문이다. 면역체계는 이차적으로 내부적인 지원체계를 형성하여 피부 속으로 침투한 침입요소를 처리하는데, 내부체계는 이 침입자로부터 보호해야 할 물질, 단계를 필요로 하게 된다.

그래서 면역체계는 체내에서 중요한 방어작용을 하는 곳 중의 하나이다.

'면역성이 있는'이라는 뜻의 'immune'는 '면제되다'라는 의미의 라틴어에서 유래된 말이다. 예를 들면 홍역같은 특정 질병에 대한 면역력을 배양하기 위해 예방주사를 놓는데, 면역과 방어는 우리의 피부에서 첫 번째로 이루어진다.

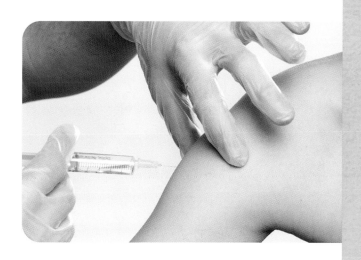

피부는 가장 먼저 침입한 요소를 명확하게 인지해야 하고, 두 번째로 것이 병적 요소라는 것을 기억해야 하며, 세 번째로 침입요소가 발현했을 때, 그에 반응 및 대항해야 한다.

침입요소는 박테리아 · 바이러스 · 각종 균류 등인데, 생물학적으로 말하면 불순물이라고 할 수 있다. 면역체계는 이러한 침입요소들로부터 몸을 보호하는 역할을 한다.

이처럼 면역체계는 병적 불순물을 인식→기억→반응하는 몸안의 특정 세포의 그룹으로 정의될 수 있다. 이 세 단어는 기본적인 면역체계를 이해하기 위해 중요하다.

면역에서 피부의 기능을 다시 정리하면 우리의 피부는 전형적인 자연면역기관이다. 따라서 피부는 1차적으로 미생물과 세균 등의 침투를 막아준다.

표피는 항원의 침입에 대항하여 자연적인 방어선을 형성한다.

그래서 항상 항원의 침입에 대응하는 피부와 같은 일차적 방어기구가 자연면역에 속하게 된다. 여기에서 중요한 역활을 하는 세포가 침입한 세균을 잡고, 이에 대항하는 면역정보를 림프구에 전달하는 대식세포, 호중구 등이 있다.

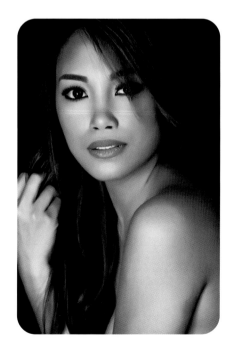

이와 관련된 단백질에는 이물질의 침입 시 활성화하여 이물질을 파괴하는 보체와 면역세포의 작용을 조절하는 사이토카인 등이 있다. 이것은 침입한 이물질을 빠르게 파악하여, 파괴하는 역할을 한다.

30여 가지의 사이토카인cytokine은 면역세포가 분비하는 단백질의 총칭이며, 사이토카인은 분비된 후 다른 세포나 자신에게 영향을 줄 수 있다. 즉 대식세포의 증식을 유도하거나 자기 자신의 분화를 촉진하기도 한다을 분비하는 각질형성세포는 면역반응을 조절할 수 있는 여러 다양한 물질을 만들고 분비하며, 염증 및 면역반응을 일으킨다.

다양한 면역세포에 의해 생성되고, 또한 면역세포의 활성화 · 성장 · 분화 등에 영향을 미치는 사이토카인은 자연 및 획득면역에 관여하는 것으로 무척 중요한 역할을 한다. 랑게르한스세포 또한 외부 항원을 림프구로 전달하며, 세포성 면역을 유발한다.

이처럼 피부미용인들이 매일 접하는 피부가 우리 몸의 첫 번째 면역기관이고 대응기관이다.

면역력 증진을 위한 신경 테라피의 개념으로 피부의 면역학을 살펴보았다.

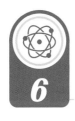

면역력 증진을 위한 신경 테라피

면역의 반란 - 자가면역질환

현대의학은 못고치는 병이 없으리라는 기대를 가질 만큼 급속도로 발전하였다.

의식주 환경의 향상과 수익의 극대화로 여유롭고 편리한 생활을 추구하는 현대인들은 언제 어디서든 본인이 원하는 음식을 계절을 뛰어넘고 국경을 초월하여 손만 뻗으면 잡을 수 있게 되었다.

생활환경의 향상과 의학의 발달 속에서도 어느날 문득 우리들곁에 다가온 하나의 문제점은 면역체계의 대혼란으로 스스로가 스스로를 병들게 하는 병적 요소들과 맞닿게 된 것이다.

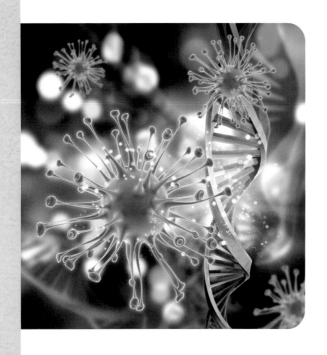

스스로 건강해야 할 몸속의 세포들이 자기를 공격하고 무너뜨리는 질병이 생겨났는데, 이러한 질환을 일컬어 자가면역질환Autoimmune diseasse이라 한다.

여기에서는 면역력 증진을 위한 신경 테라피 속에 우리 피부미용인들이 변화하는 사회적 요구에 대응할 수 있도록 자가면역질환을 바르게 이해하고, 그 대처요령의 습득 방안을 정리한다.

자가면역질환이란 외부 침입자로부터 내 몸을 지켜줘야 할 면역세포에 세균·바이러스·이물질 등이 침범하여 자신의 몸을 공격하는 병이다.

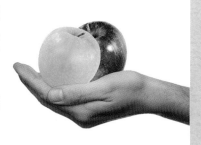

이러한 현상은 유전보다 생활습관 같은 환경적인 원인 때문에 더 많이 생기는데, 가장 큰 원인은 식습관이다.

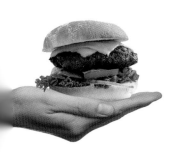

우리는 수천 년 동안 채소와 곡류를 주식으로 하였다. 그러다가 최근 수십 년간 인스턴트식품처럼 안 먹던 식품을 먹기 시작하면서 우리 몸의 면역계에 이상반응이 일어난 것이 자가면역질환의 증가 원인으로 본다.

자가면역질환은 주로 인체의 모든 장기와 조직에 걸쳐서 나타난다. 증상이 나타나는 주 부위는 갑상선·췌장·부신 등의 내분비기관, 적혈구, 피부, 근육, 관절 등이다.

또 우리 몸의 어느 부위를 공격하는가에 따라 증상과 질병이 다양하게 나타나는데, 이때 전신의 모든 세포가 공격대상이 되기도 하고, 특정 장기의 세포만 파괴하기도 한다.

특이하게도 자가면역질환은 여성이 남성에 비해 4배 정도 많고, 유럽과 북미주의 경우 전체 인구의 5%가 이 질환을 앓고 있으며, 20~50세에 주로 발병한다고 보고되고 있다.

한편 흡연이나 환경오염도 자가면역질환과 깊은 관련이 있으며, 과도한 스트레스도 면역체계이상에 영향을 주기도 한다.

자가면역질환이 여성에서 많이 발생하는 이유 중의 하나는 여성호르몬이 염증반응을 활성화하는 작용이 있기 때문이다.

하나 더 비타민 D 부족도 원인으로 보는데, 이는 자가면역질환을 일으키는 핵심세포인 T세포가 정상적으로 기능하는 데 도움을 주기 때문이다.

자가면역질환의 원인은 정확하게 밝혀져 있지 않다. 다만 건강을 자극하는 생활습관과 호르몬의 영향남녀노소의 발병차이가 있기 때문도 있다고 할 수 있으며, 스트레스 또한 주요한 원인심한 스트레스 후에 질환이 발생하는 경우가 많으므로으로 작용하는 것으로 볼 수 있다.

침범된 부위에 따라 다양하게 나타나지만 거의 모든 자가면역질환에 공통적으로 나타나는 증상은 만성피로, 미열, 식욕 변화, 소화장애, 탈모, 수면장애, 관절과 근육이상, 피부질환, 안구증상, 체중변화, 우울증, 감각이상, 기억력 감퇴 등이다. 이는 자가면역질환의 치료와 예방에 대한 더 많이 고민하게 만든다.

최선의 치료방법은 자가면역질환 전 단계인 '자가면역 상태'에서 더 이상 진전되지 않게 하여 정상으로 만드는 것이다. 아직까지 그 전 단계는 규명하지 못하고 있는 실정이다.

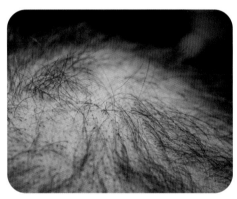

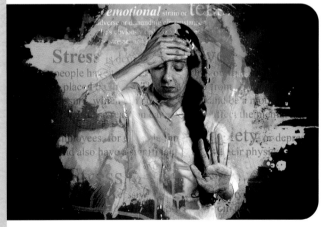

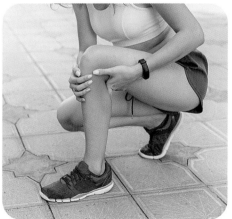

결국 스스로 일상생활에서 교감신경과 부교감신경의 조화 유지에 신경을 써야 한다.

 ## 자가면역질환의 증상

류마티스관절염

관절을 둘러 싸고 있는 활막에 염증이 생겨 관절이 파괴되는 병. 손가락·발가락 같은 작은 관절에 많이 생기며, 처음에는 관절이 퉁퉁 부어오르다가 시간이 지나면 뻣뻣해져 움직이기 어려워진다.

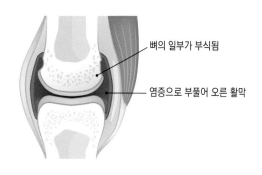

뼈의 일부가 부식됨

염증으로 부풀어 오른 활막

일반적인 관절염은 한쪽이 붓거나 통증이 오지만, 류마티스는 양쪽 관절에 동시에 오는 특징이 있다.

루푸스

주로 가임기 여성을 포함한 젊은 나이의 여성에게 발병하는 만성 자가면역질환. 루푸스systemic lupus erythematosus, 전신홍반성낭창는 신체 발병부위에 따라 두 가지로 분류된다. 주로 피부에만 나타나 흉터를 남기는 피부성 루푸스와 인체의 여러 기관에 병을 일으키는 전신성 루푸스가 있다.

전신성 루푸스는 만성적으로 인체의 각 기관에 걸쳐 전신에 나타나며, 루푸스의 대표적인 증상인 피부발진이 마치 늑대에 물린 자국과 비슷하다고 하여 루푸스라고 불리게 되었다.

'천의 얼굴을 가진 병'이라는 별명이 있을 정도로 우리 몸 곳곳에 염증을 일으키는 병이다. 증상은 콧등을 가로질러 양쪽 볼에 생기는 나비 모양의 발진이 특징이다.

강직성척추염

골반관절부터 척추뼈까지 염증이 생기고, 그 부위가 뻣뻣하게 굳어 움직임이 제한받는 병이다. 증상은 아침에 허리통증이 심하고 뻣뻣하다가 운동을 한 이후에 호전된다. 팔·다리가 붓고 아플 수도 있다. 나중에는 대나무처럼 척추의 구조가 변화가 오기도 한다.

베체트병

전신의 혈관에 염증을 나타내는 병. 만성적인 궤양이 구강과 성기에 자주 재발되며, 눈과 피부 등에 다양한 증상을 나타낸다. 작은 모세혈관에 염증이 생기는 병으로, 가장 흔한 증상은 구강궤양이며, 피부에 1~2㎝ 크기의 반점이 빨갛게 올라오고 누르면 통증이 있다.

이러한 자가면역성질환을 가진 클라이언트가 내방하면 여러분은 무엇을 먼저 할 것인지를 고민해야 한다. 피부미용인들은 질환을 치료하는 의사는 아니지만, 그들의 아픔을 이해하며 개선시켜나가는 방향으로 관리하여야 한다.

몸의 독소를 배출시키기 위한 발한요법부터 심신을 안정시키는 향기요법까지 클라이언트를 어루만지며 관리하여야 한다.

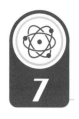

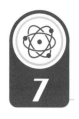

🌿 면역력 증진을 위한 신경 테라피

7 텔로미어에 담긴 죽음과 노화의 비밀

미생물은 죽음은 둘로 나뉘어져 있어서 한꺼번에 죽음을 종결짓지 않는다. 미생물은 사람처럼 죽지 않고, 두 개의 새로운 생명체로 태어날 뿐이다.

진나라 시황제는 최초로 황제가 된 후 불로장생을 꿈꿨다. 그는 신하를 동쪽으로 보내 불로장생의 영약을 구하게 했으나, 그는 끝내 돌아오지 않았다.

그래서 세상의 권력을 다 가진 진시황제도 죽음을 피할 수는 없었다.

그렇다면 우리는 왜 미천한 미생물처럼 둘로 나누어지지 않고 죽음을 맞이해야 하는가?

생식과 진화의 복잡한 이론으로 얘기하지 않아도, 그리

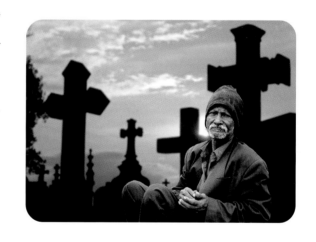

고 사람들은 깊은 철학적 진리를 다 이해할 수 없어도 어렴풋이 죽음의 의미를 이해하고 있다.

그러나 인류생물학자와 우리 모두에게는 부닥쳐야 할 조금 더 직접적이고 현실적인 문제가 있다. 그것은 "어떻게 죽고 어떻게 늙는가?"이다.

과학자들은 인간의 노화와 수명을 해결할 수 있는 비밀을 가지고 있는 것으로 추정되는 '생명의 단서'를 발견했다.

인간의 수명은 하늘이 결정하는 것이 아니라 태어날 때부터 정해져 있다.

그리고 그 수명을 추정하는 방법도 있는데, 그것은 텔로미어telomere이다. 텔로미어란 인간의 노화와 생명을 결정짓는 염색체염색체의 말단 부분인 DNA 한 조각으로 세포 시계의 역할을 담당한다.

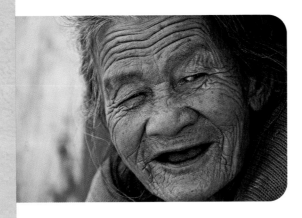

끝부분을 뜻하는 그리스어 '텔로telo'와 부분을 뜻하는 그리스어 '미어mere'가 합쳐진 텔로미어는 염색체 끝부분에 의미 없이 반복된 염기서열이다.

단백질을 합성해내지 못한다는 점에서 텔로미어는 그동안 쓸모없는 세포로 치부되어 왔다.

하지만 여러 연구를 통해 이 텔로미어가 수명과 노화와 관련된 세포라는 사실이 밝혀지면서 새롭게 주목받고 있다.

최근의 연구에서 밝혀진 인간수명의 비밀을 간직한 세포 시계인 텔로미어는 β세포 속의 46개 염색체 양끝에 존재하고 있는데, 이때 노화와 텔로머레이즈telomerase, 염색체의 양쪽 끝에 말단소립을 부착해 염색체를 보호하는 효소의 연관 관계를 살펴보아야 한다.

텔로미어와 텔로머레이즈는 여러 과학자들의 주목을 받으며 폭넓게 연구되고 있다. 텔로미어의 구조는 아직 완벽하게 밝혀지지 않았지만, 텔로미어에 부착된 단백질과 함께 '특별한 구조'를 이뤄 염색체의 끝이 노출되지 않도록 한다고 밝혀져 있다.

세포의 입장에서는 정상부위인 '염색체의 끝'과 손상되어 노출된 '염색체의 절단 부위'를 구별할 수 있는 중요한 차이점이다.

만약 텔로미어가 '특별한 구조'를 이루지 못할 정도로 짧아지면 유전자가 붙어버리는 상황이 생길 수 있다.

텔로미어는 세포의 생존을 영위하는 방법으로 염색체가 융합하고 분해되는 과정을 막는 염색체의 끝부분에 위치하고 있는 특수한 구조이다. 그런데 텔로미어의 손실은 DNA의 복제과정에서 오는 자연적인 결과이다.

이는 복사용지에 일정한 글을 써서 반복 복사를 하면 흐릿해지는 부분이 생기는 원리처럼 인체의 염색체도 복사되다보면 끝에서 손상되는 부분이 오는데, 그것이 노화의 한 부분으로 삶과 죽음을 구분하는 과정이다.

그렇기 때문에 우리는 삶의 부분에서 노화를 막는 방법의 하나로 손상받지 않게 하는 데 중점을 두고 생각해봐야 한다.

텔로미어는 효소인 텔로머레이즈의 활성을 통해 염색체 DNA의 끝부분이 완벽하게 복제되도록 함으로써 염색체의 안정성을 유지케 한다.

텔로미어는 복제하는 동안 핵 안에서 염색체의 위치를 정확하게 자리잡게 만든다. DNA의 복제가 진행되는 동안 텔로미어의 끝부분은 더 이상 복제되지 않는다. 결과적으로 텔로미어의 지속적인 단축을 야기시킨다.

텔로미어의 길이가 짧아지면 염색체의 불안정성과 세포 생존력의 소실을 일으킨다. 이 상태에서 세포가 분열하면 암세포가 될 가능성도 있다.

그러므로 텔로미어가 짧아졌을 때 세포는 스스로 죽거나, 세포 노화를 일으킨다. 세포 노화가 일어난 세포는 그순간부터 분열이 정지된다.

어이 없는 사실은 끝없이 분열하는 암세포에는 세포 노화가 일어나지 않는다는 것이다.

짧아진 텔로미어를 수리하는 효소인 텔로머레이즈는 생식세포나 줄기세포에서 나오지만, 정상세포에서는 나오지 않는다. 그런데 암세포에서는 이 텔로머레이즈가 다시 왕성하게 활동한다. 이것은 텔로머레이즈가 암세포 성장에 중요한

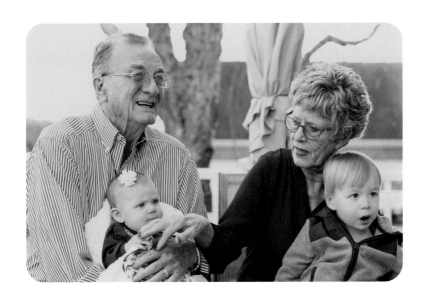

역할을 한다는 증거다. 따라서 현재 텔로머레이즈를 억제하는 약물이 항암제로 연구되고 있다.

오늘날 텔로머레이즈와 관계 있는 질병들이 계속 밝혀지고 있는데, 그것은 골수에서 혈액세포의 형성이 안 되는 재생불량성 빈혈, 간과 폐의 섬유화, 심혈 관계질환 등이다.

그렇다면 사람의 노화는 어떨까?

텔로미어와 텔로머레이즈가 노화의 핵심요인이라고 단언할 수는 없지만, 노화는 좀 더 복잡한 과정이 얽혀 있는 것으로 보인다.

다만 세포 한 개에 한정되게 해서는 안 된다. 텔로미어와 텔로머레이즈를 세포의 죽음과 노화의 핵심요인으로 판단해도 될 것이다.

체세포나 생식세포 같은 단세포들은 자신의 유전정보를 최대한 많이 퍼뜨리기 위해 계속 분열하려는 성질을 가지고 있다. 그런데 세포분열이 계속되면 염색체 끝부분에 있는 텔로미어의 길이가 점점 줄어들고, 나중에 세포는 자신의 유전정보를 온전히 유지하지 못하게 된다.

　그래서 텔로미어는 자신의 길이가 일정 수준 이하로 줄어들면 세포의 온전한 유전정보를 보호하기 위해 세포분열을 멈추게 된다. 이것이 텔로미어가 유도하는 세포 노화로, 일종의 타이머 혹은 방어막 역할을 한다.

　이렇게 거듭되는 세포분열로 텔로미어의 길이가 짧아지다 나중에 세포 복제가 중단되는 것이 곧 세포의 죽음이다. 인류생물학자들은 이러한 과정은 모두 텔로미어가 주관하는 것으로 보고 있다.

　사람의 정상세포는 시험관 내에서 일정한 횟수 이상 분열할 수 없다. 그렇지만 텔로머레이즈를 세포에 넣어주면 무한히 분열한다. 이것으로 염색체의 텔로미어가 유지된다면 우리의 '세포'는 영원히 살 수 있다는 사실을 가정할 수 있다 물론 모든 세포에서 같은 결과를 얻은 것은 아니므로 단정지을 수는 없다.

　우리 몸을 이루는 세포도 기본적으로는 영원히 살 수 있는 기전을 오래전부터 갖고 있었다.

　이러한 의학적 분야와 미용시장의 조화로움이 항노화의 기전으로 발전된다면 건강한 삶을 위한 면역력을 증진시킬 수 있을 것이다.

　노화가 진행되면 텔로미어의 길이가 점점 짧아진다. 따라서 텔로미어를 오랫동안 남아 있게 할 수 있다면 장수할 수 있다.

　태어날 때부터 텔로미어 길이가 길면 오래 살 수 있다. 무병장수의 시대의 도래를 예측하는 미래학자들도 그 방법을 여기에서 찾는다.

　다시 말해서 생명체의 노화와 수명의 열쇠를 쥐고 있는 것은 세포분열의 횟수에 따라 소멸되는 텔로미어다. 텔로미어가 길면 장수 유전자를 갖고 있다고 할 수 있다. 텔로미어는 염색체의 양쪽 끝에 위치해 있다. 밝게 빛나는 부분이 텔로미어다.

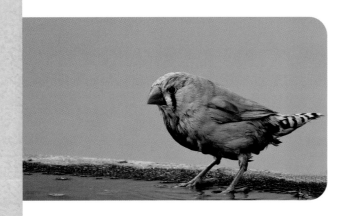

최근 영국 글래스고대학 연구팀은 생물체가 아주 어릴 때 수명을 예측하는 방법을 발견했다. 몸 길이 11cm의 작은 관상용 새인 금화조 99마리를 대상으로 연구한 결과다.

새들의 생존기간은 210일에서 9년이었다. 그리고 새들이 죽은 뒤 혈액 샘플을 검사했다. 그 결과 금화조가 생후 25일 되었을 때의 표본에서 추출한 텔로미어가 수명을 가장 잘 예측할 수 있는 지표였다.

텔로미어는 유전정보를 담고 있는 염색체 가닥의 양쪽 끝에 붙어 있는 꼬리로서 세포가 분열할 때마다 길이가 점점 짧아진다. 텔로미어가 모두 닳아 없어지면 세포는 분열을 멈추고 죽거나 기능이 망가진다. 조직과 장기의 기능도 이에 따라 저하된다.

연구팀을 이끈 팻 모나한Pat Monaghan 교수는 폭스 뉴스FoxNews와의 인터뷰에서 다음과 같이 말했다.

"이번에 진행한 연구가 과거의 연구와 다른 점은 개체들을 출생에서부터 죽을 때까지 추적할 수 있었다는 점이다. 우리는 연구를 통해 상대적으로 짧은 수명인 개체가 무엇 때문에 그런지, 그리고 오래 사는 개체가 무엇 때문에 그런지에 대한 이유를 알게 됐다. 결론적으로 텔로미어의 길이가 더 길면 세포의 수명도 더 길어질 것이다."

그러나 인간을 대상으로 연구하기는 어렵다. 모두 사망한 뒤에 결과를 분석하려면 100년은 걸릴 것이기 때문이다. 하지만 이번 연구 결과는 인간수명과 관련해 중요한 의미를 갖는다.

무시할 수 없는 환경적 요인

이 연구팀의 브릿 하이뎅거Brit Heidenger 박사는 "흥미로운 점은 생후 25일이라는 이른 시기에 텔로미어를 이용해 수명을 예측할 수 있다는 증거를 갖게 됐다는 사실"이라고 말했다.

그는 "이제는 환경과 유전이 수명에 어느 정도씩의 영향을 미치는가를 연구할 차례"라면서 "만일 환경적 요인이 텔로미어의 길이에 영향을 미친다는 사실이 확인된다면 그 파급효과는 막대할 것"이라고 덧붙였다.

그러나 하이뎅거 박사는 "사람들이 이를 어떻게 해석할지에 대해 조심스러운 입장"이라면서 "텔로미어가 강력한 예측 인자이기는 하지만 예측은 예측에 불과할 뿐"이라고 밝혔다.

이어 "텔로미어의 길이를 보고 수명을 정확히 예측할 수 있다는 얘기는 아니다"라며 "다만 확률적 추정이 가능할 뿐"이라고 말했다.

한편 환경과 생활 양식이 수명에 미치는 영향은 대체로 여성의 경우 10년, 남성의 경우 5년 정도인 것으로 알려져 있다.

암세포의 텔로미어가 체세포보다 왕성해

텔로미어와 암과의 관계도 밀접하다. 암세포는 끊임없이 세포분열을 하기 위해서 텔로미어 DNA의 길이를 유지할 수 있는 메커니즘이 필요하다. 텔로미어의 길이를 연장하거나 유지하는 메커니즘은 세포가 끊임없는 증식을 하기 위해 꼭 필요한 과정이다.

손실되는 텔로미어의 DNA를 복구하는 효소가 존재하는데, 그것을 텔로머레이즈말단소립 복제효소, telomerase라고 한다. 이 효소 덕분에 세포가 분열해도 텔로미어의 길이를 어느 정도 유지할 수 있다.

헤이플릭Leonard Hayflick 박사는 세포의 분열에는 한계가 있다고 주장했다. 노화와 죽음의 원인은 세포분열이 줄어들기 때문이다.

텔로미어를 연장하기 위해 필요한 효소인 텔로머레이즈는 종양의 90%에서 활성화돼 있다. 그렇기 때문에 암세포는 다른 체세포에 비해서 수명이 길다. 따라서 암세포에 있는 텔로머레이즈의 기능을 억제하거나 암세포의 텔로미어 DNA를 제거하면 암세포의 세포분열을 막을 수 있다.

세포의 노화에 대해서 구체적으로 연구한 헤이플릭Leonard Hayflick 박사는 생물과 장기에 따라서 세포의 분열횟수가 정해져 있으며 그 후에 세포가 노화해 죽는다는 사실을 1961년에 밝혀냈다. 세포가 노화되고 죽는다는 것은 인간이 늙고 죽는다는 의미와 같다.

헤이플릭 박사는 태아세포의 경우 100번 정도 분열하는 데 비해 노인의 세포는 20~30번 정도 분열한 후에 노화된다는 사실을 발견했다. 이를 헤이플릭 리미트Hayflick Limit라고 부른다.

헤이플릭 박사의 연구에 따르면 고양이는 8번, 말은 20번, 인간은 60번 정도 세포분열을 할 수 있다고 한다. 분열횟수와 수명이 함수관계에 있다는 것을 설명해 주는 대목이다.

텔로미어를 연장하는 기술이 무병장수의 길

그 후에 발견된 것이 바로 노화와 죽음의 열쇠인 텔로미어이다. 1990년대 초가 돼서야 생물세포학자들에 의해서 텔로미어가 염색체의 말단에 위치함이 밝혀졌다.

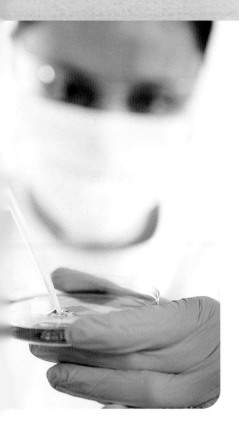

이에 관한 연구는 계속 진행됐다. 샌프란시스코 캘리포니아 대학UCSF의 엘리자베스 블랙번 Elizabeth Blackburn 교수를 비롯해 존스홉킨스 의대 캐럴 그라이더Carol Greider 교수와 하버드 의대 잭 조스택Jack Szostak 교수는 텔로미어를 통해서 세포의 노화 메커니즘을 규명했다. 이들은 2009년 노벨생리학상 수상자로 선정되기도 했다.

이제 과학자들은 텔로미어를 통해 노화와 죽음의 실체를 알게 됐다. 암에서 해방되는 방법이 무엇인지에 대해서도 알게 됐다. 인간의 수명시계 텔로미어를 연장할 수 있다면 무병장수도 가능하다는 이야기가 된다.

이외에도 다양한 연구를 통해 길이가 짧은 텔로미어가 노화와 관련이 많은 암 · 뇌졸중 · 치매 · 비만 · 골다공증 · 당뇨병 · 심혈관질환 등과 연관되어 있는 것으로 알려지고 있다.

텔로미어를 생성하는 텔로머레이즈가 발견되자 텔로머레이즈를 공급해서 수명을 늘리는 방법을 찾는 연구도 활발히 진행되고 있다. 스페인 국립암연구소 마리아 블라스코 교수팀은 지난해 강력한 암 저항성 유전자를 가진 쥐에게 텔로머레이즈를 충분히 발현시킨 결과, 수명을 40% 이상 연장시켰다. 이로써 암 발생만 피할 수 있다면 텔로머레이즈를 투입하면 수명을 늘릴 수 있다는 사실이 부분적으로 입증되었다.

또한 암 저항성 유전자를 가지지 않은 개체에게도 텔로머레이즈를 발현시켰을 때 수명을 증가시킬 수 있다는 보고들이 나오기도 했다. 2010년 세계적인 과학 저널 『네이처』에 텔로머레이즈를 일시적으로 발현해 노화 상태에 있던 조직이 정상 수준으로 회복됐다는 연구 결과가 발표되기도 했다.

블라스코 교수팀은 지난 2012년 바이러스를 이용해 텔로머레이즈를 외부에서 주입하는 방법과 유전자 치료 방법으로 쥐의 수명을 늘릴 수 있다는 결과를 발표하기도 했다.

이 연구팀이 사용한 아데노 바이러스는 유전체에 끼어 들어가지 않기 때문에 분열 과정 중에 잃어버리는 경우가 많아 지속적인 텔로머레이즈의 투여로 인한 암 발생 문제를 피해갈 수 있는 것으로 알려져 있다. 이 바이러스는 나이든 쥐에 투여했을 때도 수명 연장 효과가 나타났다.

이런 결과들에 기대를 품고 많은 회사들이 텔로머레이즈를 활성화하는 약 만들기에 나서고 있다. 대표적으로 『텔로머레이즈활성과학사Telomerase Activation

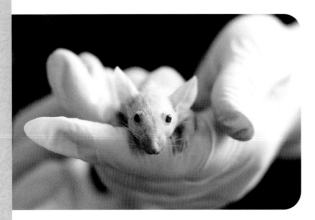

Sciences, Inc.』라는 기업에서 개발한 TA-65라는 약을 들 수 있다. 한약재의 일종인 황기 추출물로 만든 이 약은 현재 인간 세포와 쥐의 세포에 투약했을 때 텔로머레이즈의 활성을 늘려 체세포 기능을 일정 부분 증대시키는 것으로 알려져 있다.

TA-65는 아직 부작용 등이 충분히 연구되지 않은 초기 약물이다. 하지만 텔로머레이즈를 이용해 약을 개발하려는 시도는 앞으로 계속될 것이다.

내몸의 균형을 잡아라

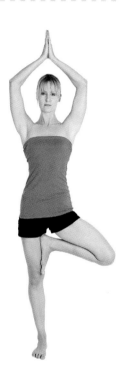

한쪽으로 치우치지 않고 균형을 잡고 있다는 뜻은 아무런 방향으로 움직이지 않는 것이 아니라 아무런 일도 일어나지 않는다는 뜻이다.

우리 몸은 균형을 잃으면 병적인 상태로 진행하게 되는데, 이것을 본래대로 돌이키기 위해 몸안에서 많은 작용이 일어난다.

여기에서는 균형이라는 이름으로 몸안에서 일어나는 저항적 노력을 살펴보고, 구조적 역할을 논의해보기로 한다.

몸이 따뜻하다는 것을 두 가지로 나누어보면 하나는 살아 있다는 뜻의 건강함이고, 다른 하나는 아프다는 뜻의 열의 개념이다. 이러한 세포의 기능과 에너지를 유지하고 잘할 수 있도록 돕는 행위가 건강을 추구하는 인체의 면역반응이다.

한쪽으로 음식을 씹는 것도 균형이 깨진거라 여겨 반대쪽으로 껌을 씹어주는 것도 균형의 의미이고, 항상 같은 방향으로 꼬고 앉는 모습을 양쪽으로 잡아주는 것을 균형이라는 이름으로 생각하여 왔다.

사람이 짐승과 다른 점은 무엇이라 생각하는가?

크게 두 가지인데, 하나는 언어를 쓰는 것이고, 또 하나는 두 발로 직립하는 것이다. 이것이 우리 인류가 발전하는 요인이었고 이를 통해 문명이 발전되어 왔다.

그러나 현재 이 두 가지가 인간의 건강을 무너뜨리는 하나의 요소가 되고 있다.

대부분의 동물은 코로만 숨을 쉬지만, 사람은 입을 통해 기도로 공기를 보내는데, 이것은 동물들은 할 수 없는 행위이다.

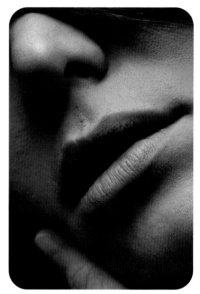

사람은 허파의 공기를 뱉어내면서 언어를 구사하여 본인의 욕구를 표현하는데, 그 현상은 입으로 들어간 공기가 기도를 통해 반대로 폐로 들어갈 수 있는 구조가 있기 때문이다.

입을 통해 공기를 들이마시지만 입을 통해 말을 하고, 또 코로도 호흡을 하는 구조를 균형과의 관계에서 살펴보자.

코로 숨을 쉰다는 개념은 입안을 촉촉하게 만들어준다는 의미이다. 코로 숨을 쉬기에 입안의 촉촉함이 유지되지만, 입으로 숨을 쉬면 입안이 건조해지고 뻑뻑해지게 된다.

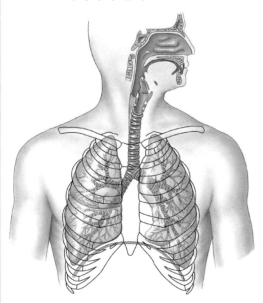

또 입안에는 침이라는 항균을 돕는 물질이 있어서 세균의 침입을 막고 음식의 소화를 돕는 작용을 한다. 입으로 호흡을 하며 말을 자주 하면 입안이 마른다는 것은 항균기능이 떨어진다는 뜻이다.

그래서 입으로 숨을 쉬는 사람은 입과 연결된 해부학적 구조인 눈물, 콧물 그리고 침이 다 말라버리게 된다.

입을 벌리고 자는 사람이 충치에 잘 걸리는 이유는 입안에서 항균작용을 하는 침이 자는 동안에 다 말라 충치의 작용이 극대화되기 때문이다.

코로 하는 호흡이 뇌의 작용을 극대화시키므로 명상을 하거나 깊은 생각에 잠길 때는 코로 긴호흡을 해야 한다. 명상을 한다면서 입으로 '학학'거리며 호흡을 하면 명상이 진행되지 않는다.

코로 들어간 공기가 폐로 깊게 들어갈 때 정상적인 호흡의 흐름이 되는데, 이때 입안의 항균작용이 침의 작용을 극대화시키는 것으로 보면 된다.

코로 숨을 쉰다는 것을 몸의 균형으로 보자.

두 다리로 서서 몸의 균형을 잡는 자세를 자세히 보면 몸의 균형을 유지하기 위해 척추에는 엄청난 무게가 지탱되고 이를 유지하기 위해 몸의 중력적 커브가 형성되는 것이다.

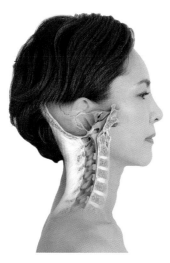

목의 C자 커브가 인체의 균형을 유지하고 머리의 무게를 지탱한다. 목의 커브가 일자목이거나 거꾸로 가 있는 경우는 목의 통증을 유발하기도 하지만, 호흡의 양을 반 이하로 줄이며, 머리의 무게가 어깨에 중압감을 주게 된다.

사람의 내장도 기어다니는 기능에 맞추어 만들어졌으나 서서 걷다보니 중력을 거슬러 영양분을 운반하는 간의 순환과 장의 상행결장에 무리가 갈 수밖에 없다.

인간이 고혈압에 시달리는 이유 역시 직립으로 인하여 중력을 거슬러 혈액을 순환시키기 때문이다.

체중은 양쪽으로 분산하여 양쪽 다리에 반씩 부하되는데, 이 균형을 한쪽으로만 치우치게 쓴다면 몸안의 균형이 깨져 무릎에 염증을 초래하고 골반에 뒤틀림을 초래한다.

씹을 때에도 양쪽 입안에서 골고루 씹어야 하는데, 치아의 문제나 습관 때문에 한쪽으로 씹는다면 안 쓰는 쪽은 퇴화되고 많이 쓰는 쪽은 닳게 되어 강한 저항 때문에 근막과 근육에 비정상인 비대함을 만들어낸다.

알다시피 뇌의 움직임은 교근과 상관 관계가 깊다.

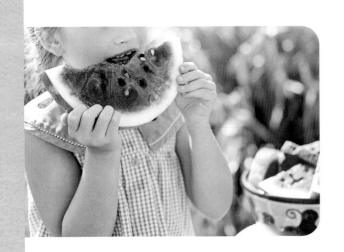

치아의 저작기능은 뇌로의 혈액순환에 지대한 영향을 준다. 즉 한쪽으로의 저작기능은 뇌 혈액순환에도 악영향을 초래한다.

뼈는 압력이 작용할수록 튼튼해진다는 이론이 있다. 골고루 씹으면 미적 얼굴 균형을 유지하고, 뇌로의 혈액순환을 개선하고, 사고하는 능력도 향상시킬 수 있다.

균형에는 오른손잡이와 왼손잡이의 기능도 있을 것이고, 앉은 자세에서도 균형을 잡는 연습을 해야 하며, 몸안의 균형적 요소와 본래의 모습으로 좋아지려는 몸안의 항상성을 유지시켜야 한다.

인체가 원하는 것은 스스로 좋아지려는 힘이다. 그러기 위해서는 동그랗고 낮은 베게를 베고 똑바로 누워 척주를 바로 펴서 스스로 교정되도록 해야 한다. 이것이 균형적 요소를 해결하는 잠자는 자세이다.

이러한 모든 건강의 요소는 미토콘드리아에 있다고 볼 수 있다. 이 미토콘드리아는 적정한 온도에서 제대로 활성화되는데, 너무 뜨거워도 차가워도 미토콘드리아는 원활하게 기능하지 않는다.

코로 깊은 호흡을 하고, 양쪽으로 골고루 씹으면서 한쪽에 치우치지 않게 힘의 방향을 나누어 쓰고, 척추가 바로 펴질 수 있도록 바로 누워서 자야 한다.

우리 몸의 건강을 어떠한 상태라고 규정해서는 안 된다. 스스로 자기 몸을 느끼지 않고 아무런 일도 안 일어나는 것이 건강한 몸이라고 표현할 수 있다.

몸이 건강해져야 면역체계가 제기능을 발휘하고, 그 기능이 건강을 만들어 낸다.

엄마젖에는 락토페닌이라는 물질이 들어 있는데, 락토는 우유라는 뜻이고 페린은 철이라는 뜻이다. 락토페린은 철과 결합하여 실어나르기도 하지만 빼앗아 올 때에도 작용한다.

락토페린의 작용을 보면 병원체에서 철분을 빼앗은 다음 독소와 결합할 뿐만 아니고 활성산소를 줄이는 일까지 한다.

바로 이것이 균형이다.

태생적으로 인간은 조율과 조정을 통해 몸안의 균형을 조정하고 잡는 역할을 스스로 하게 되어져 있다.

클라이언트가 몸안의 문제를 해결하기 위해 상담을 요청할 때에는 몸안의 균형이 깨지면 면역력이 약해진다고 설명하면서 몸안의 균형을 먼저 잡아주는 데 초점을 두어야 한다.

9

면역력 증진을 위한 신경 테라피

종아리근육을 통한 면역력 증진

면역력 증진에는 약물요법과 식이요법이 좋다는 것이 일반상식처럼 되어 왔다.

여기에서는 피부미용인으로서의 직업적 기술을 활용하여 클라이언트와 자신의 면역력을 높일 수 있는 종아리 마사지와 마찰법을 알아보기로 한다.

근육질의 대명사로 알려진 미국의 배우 아놀드 슈왈츠제네거의 이름으로 「아놀드클래식」이라는 보디빌딩대회가 매년 개최되고 있고, 우리 또한 잘 발달된 근육을 가진 보디빌더들의 몸매에 열광하고 있는 실정이다.

근육과 건강을 하나의 공식으로 보고, 근육이 없는 일반인들을 비건강인으로 분류하는 것은 모순임을 알면서도 순응하는 모습이다.

인체에서 60% 이상의 근육은 배꼽을 기준으로 하체에 집중되어 있고, 그 근육의 발달 정도를 건강의 척도를 삼는 전문가들이 늘어나고 있다.

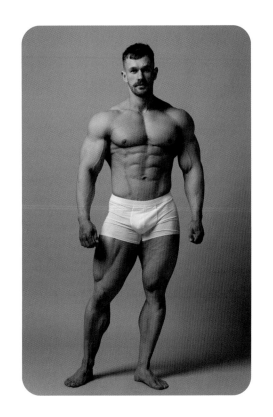

나이가 들면 산행을 하거나 산책을 하거나 빠르게 걷기를 권장하고, 그러한 행동이 건강을 유지하는 하나의 패턴으로 정립되고 있다.

정년퇴직을 한 어르신들이 건강을 지키기 위해 산을 향하는 현상을 조금은 이해하며, 산행을 통한 면역력 증진의 원리와 방법을 살펴보려 한다.

심장이 동맥의 수축과 이완의 힘으로 전신으로 피를 뿜어내면 그 혈액은 전신을 돌고 다시 정맥을 통해 심장으로 돌아가는데, 이러한 혈액의 흐름이 인체의 면역력에 관여된다는 사실을 알아야 한다.

우리의 몸에는 아프면 숙이게 하고 움직이지 못하게 하여 전신을 흐르던 혈액을 아픈 곳에 집중시켜 스스로 치유될 수 있도록 하는 자연치유력이 있다.

혈액의 흐름에 문제가 생기면 아프다고 느끼는 뇌의 반응이 전달되어 몸은 붓거나 뻣뻣해지고 관절이 움직이지 않고 행동의 부자연스러움이 동반된다.

'심장에서 피를 내보내는 원리를 심장의 힘'이라고 하면 '다시 심장으로 보내는 원리는 정맥의 힘'인데, 정맥은 근육의 수축과 반복을 통해 혈액의 흐름을 유도한다. 이러한 정맥 속에는 판막이라는 구조물이 있어서 혈액이 역방향으로 흐르는 것을 막고 바른 방향으로 흐르게 한다.

하체의 근육이 인체의 60~70%를 지배한다. 우리는 결국 혈액의 흐름은 하체 근육의 힘에서 나온다는 원리를 이해하게 된다.

이러한 하체 근육의 흐름은 대부분 정맥순환이다. 그런데 이 근육 중에서도 키포인트는 종아리 근육인데, 그 근육은 가자미근으로 명명되어 있다.

스트레스 근육이라는 별명을 가진 승모근을

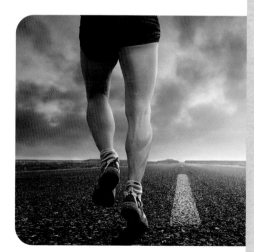

통해 몸의 긴장상태와 건강상태를 체크하는데, 승모근이 반사되는 곳에 종아리 근육이 있다.

우측은 간과 연관되고, 좌측은 심장 · 위장과 연관되어 있어서 우측은 피로, 좌측은 스트레스로 분류한다. 따라서 피로 · 스트레스 등은 종아리를 통해 해결한다.

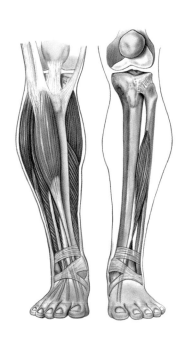

여기에서는 이러한 종아리 근육이 인체의 면역력을 좌우한다는 사실을 얘기하고자 한다.

종아리는 우리 몸에서 노폐물이 집중되어 쌓이는 급소이다. 종아리 부분에 혈액이 제대로 흐르지 않으면 무릎 주변에는 통증과 변형을 초래하는 관절염이 만들어지고, 흐름에 방해가 되는 정맥류가 생기게 된다.

우리가 건강을 유지하기 위해서는 몸안의 체온이 중요하다. 기본적인 체온이 인체에 정확히 작용할 때 건강은 유지되고 면역력도 높아지게 된다.

클라이언트가 요구하는 몸 상태를 만들어주기 위해서는 면역력이 높은 상태에서 스스로 개선하려는 자연치유력이 발동될 수 있도록 체온의 변화없이 온몸을 따스하게 해야 한다. 체온이 낮아진 상태에서 몸의 변화는 있을 수 없다.

체온의 변화를 좋게 유지할 수 있는 방법은 종아리 마사지이고, 그중에서도 일반적인 마사지가 아닌 깊게 해주는 딥마사지deep tissue massage가 답이라 할 수 있다.

심장에 과부하가 걸리는 고혈압이나 심부전증, 뇌질환인 뇌경색·뇌출혈 등을 해결하기 위해서는 종아리의 딥마사지부터 시작해야 한다.

면역력이란 결국 혈액의 흐름을 왕성하게하여 몸안의 노폐물을 즉시 배출하는 것이다. 혈액이 순환되지 않고 정체되는 현상은 한방에서는 '어혈'이라고 하는데, 이 상황이 통증과 질환으로 나타나게 된다. '제2의 심장'이라고 하는 종아리를 주무르고 풀어주면 면역력 증진에 도움을 준다.

몸이 따스해지면 불면증도 개선되고, 자율신경과 호르몬이 균형을 이루게 되어 상대적으로 몸안에서 작용하는 작은 질환은 개선되거나 낫는 모습을 보이게 될 것이다.

작은 통증은 근막과 정맥순환으로 개선되고, 깊은병이나 순환장애는 딥마사지로 개선시켜주어야 한다.

직립보행을 하는 사람은 자연스럽게 중력의 영향을 받기 때문에 혈액의 약 70%가 종아리에 모이게 된다. 이렇게 모인 혈액은 다시 심장으로 올라가야 하는데, 어떠한 이유로 올라가지 않고 정체되면 순환장애가 와서 면역력에 지대한 영향을 준다.

어느날 일을 끝내고 저녁에 쉬고 있을 때 종아리가 유별나게 아프거나 답답한 감을 느낀 적이 있었을 것이다.

이때에는 다리를 높은 곳에 올려놓고 자거나, 족욕으로 혈액을 돌려주거나, 종아리의 깊은 마사지를 통하여 혈액순환을 시켜주어야 한다.

일본의 고이시카와 요이치 박사는 『종아리 마사지의 효과』에 대한 책에서

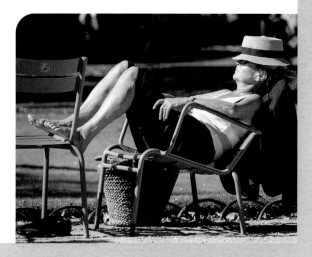

"건강하게 오래 살려면 종아리를 주물러라."라고 하면서 혈압과 성인병을 개선시킬 획기적인 방법은 종아리 마사지라고 하였다.

쉽고 간단한 종아리 마사지법을 알아보자.

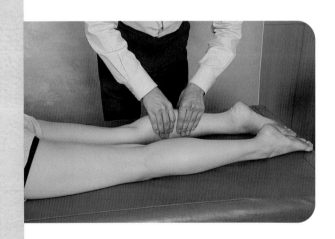

종아리 부분의 족삼리와 전경골근을 기본으로 발목쪽으로 부드럽게 내리고, 다시 종아리에서는 위중 방향으로 숨을 내쉬면서 깊게 마사지한다.

처음에는 통증이 수반되겠지만, 여러 번 반복하면 시원함으로 변하게 된다. 그 변함이 심박동까지 느껴질 수 있을 정도의 편안함으로 이어진다.

언제 어디서나 자신의 종아리를 만져서 가볍게 만들어 삶의 활력을 주는 것이 중요하다. 활동하고 움직이며 혈액을 순환시키고, 그 순환되는 혈액이 전신에 고르게 퍼지게 하는 것이 면역력 증진에 도움이 된다.

움직이지 않고 앉아서 생활하는 현대인들은 혈액순환이 잘 안 되어 심장기능이 약해지고, 약해진 심장기능은 전신의 순환을 떨어뜨리고, 신장기능을 약화시켜 면역력을 저하시킨다.

노년기에 많이 고통받는 패혈증과 신부전증은 혈액순환이 잘 안 되는 것이 원인이다.

작은 실천이지만 자신의 종아리를 정성스럽게 쓰다듬고 어루만져 혈액순환을 개선시켜 면역력을 증진시키자.

面역력 증진을 위한 신경 테라피

음식을 통한 면역력 증진과 해독 기전

10

많이 먹으면 할머니나 엄마가 엉덩이를 두드려주며 "기특하기도 하지."라고 하며 뿌듯하게 여기던 시절이 있었다.

그래서 배불리 먹는 것을 즐거워하시는 모습을 보며 억지로 먹어서 즐겁게 해 드리던 시절이 누구에게나 한번쯤은 있었으리라 생각한다.

쉽게 얘기해 밥이 최고이고 밥이 보약이라고 주장하던 시대를 살아온 필자는 아직도 밥이 보약일 수 있다는 막연한 생각을 하기도 한다.

그렇다고 밥만 먹으면 보약이 된다는 뜻은 아닐 것이다. 밥과 육고기가 가득한 밥상도 있고, 밥에 김치만 있는 밥상도 있다. 어떠한 것이 건강에 더 좋다고는 단언할 수는 없지만, 현대사회는 고기가 가득한 밥상을 결코 건강한 밥상이라고 하지 않는다.

현대인의 밥상에는 작은 밥공기에 잡곡밥이 담겨져 있고, 야채류가 골고루 있는데, 이것을 '건강한 밥상'이라고 한다.

그러나 진짜 건강한 밥상은 우리 몸이 요구하는 영양소를 골고루 갖춘 맛난 밥상이라고 할 수 있으며, 그러한 밥상이 우리가 추구하는 식단이다.

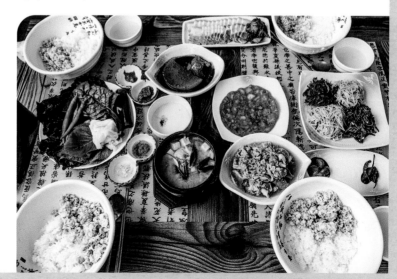

반찬은 적은 데 배를 불리기 위해 밥만 많이 먹거나, 밥은 적으나 나트륨 성분이 가득한 반찬을 과하게 섭취하는 것도 영양의 불균형이다.

어느날부터 곡식이 우리의 문명을 바꾸어 놓기 시작하였다. 세상의 먹거리의 반은 밀가루 음식이고, 옥수수가 전체 먹거리의 대부분이 되어버렸다. 거기다 유전자 변형을 통한 먹거리들이 이젠 식탁을 가득 채우고 있는 실정이다.

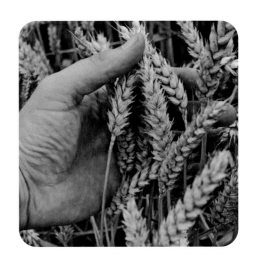

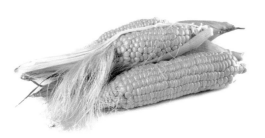

농경이 신석기 시대부터 시작되었다. 농경 자체가 삶의 전부였고 권력이자 생명이었다. 이렇게 확보된 식량을 좀 더 맛나게 먹기 위해 껍질을 까서 먹는 과정이 추가되어 지금의 흰쌀밥이 식탁에 올라오게 된 것이다.

대중매체를 통해 흰쌀밥이 우리 몸에서 비타민 B 부족을 초래한다는 것을 모두 알고 있다. 이것을 대체하기 위해 곡류와 야채류가 식탁에 얹어지고, 엄청난 양의 건강보조식품들이 유통되고 있다.

이제 가공한 빵이나 햄버거와 같은 식품들이 우리가 알 수도 없는 질병을 양산하고 있다는 것도 알게 되었다.

이러한 음식들은 기름과 불에 들어갔다나와 온갖 첨가물이 더해져 다른 형태로 변형되기도 한다.

날마다 먹는 음식은 영양, 화학적 피해, 분해과정 등을 고려해봐야 한다.

음식은 면역력을 높여주고, 독성물질의 체내 흡수를 막아주고, 몸안에 많은 활성산소를 해결해주어야 하고, 동시에 각각의 장기들이 자기 역할을 하게끔 해야 한다.

현대는 웰빙의 시대라고 한다. 잘 사는 것을 추구하는 모습과 양상으로 웰빙이라는 단어를 선택하였다.

건강하게 오래 살고 싶은 욕구가 만든 웰빙의 바램은 전 국민의 의식에도 자리잡고 있다. 국민적 관심이 먹거리와 건강에 집중될수록 절대적으로 집중하고 해결해야 할 일이 바로 해독과 면역이다.

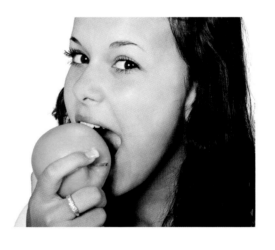

체내에서 일어나는 화학적 과정을 잠시 정리하면서 진행해보자.

인체에 피해를 주는 독을 품은 물질을 2가지로 나누어 설명할 수 있다. 하나는 대사작용을 통해 만들어지는 노폐물이고, 다른 하나는 음식물을 통해서 외부에서 체내로 들어온 것이다.

체내에서 만들어진 노폐물이 배출되지 않고 축적되면 질병으로 발현되며, 그것이 지방으로 쌓여 몸안에 더 축적되면 만병의 원인으로 발전하게 된다.

체내에 들어와 쌓인 노폐물들은 화학반응을 같이 일으켜 세포들의 구조와 기능에 장애를 만들면 면역반응에 의해 두드러기·발진 등을 일으킨다.

하나의 독성물질이 몸안에서 일으키는 변화와 영향은 상상을 초월한다. 당장 생명에 지장은 주지 않지만 줄 수도 있는 독덩어리가 되어 신경전달체계를 무

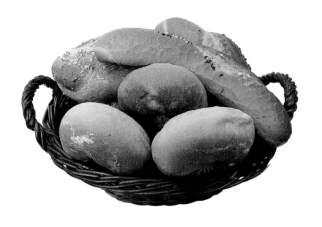

너뜨리면 몸안에서 과잉반응이 발생할 수도 있다.

우리는 현재 탄수화물에 중독된 채 살고 있다. 우리 몸속의 정상세포들은 세포 안에 있는 글루코스와 지방산에서 미토콘드리아의 도움으로 에너지를 받는다.

세균과 암세포는 많은 양의 글루코스를 필요로 한다. 여기서 혈당과 암세포의 관계를 설명한다. 혈당을 정상치와 같이 충분히 낮추면 암세포와 세균은 죽게 된다.

반대로 혈당이 오르면 반대현상이 일어난다. 탄수화물을 섭취하지 않는 에스키모인들이 당뇨병 · 암 · 심장병에 걸리지 않는 이유를 알아보자.

그 답은 세균이나 암세포는 당분에서만 에너지를 얻기 때문이다.

피부미용인들이 많은 공부를 해야 하는 이유를 여기서 한번 집고 넘어가려 한다. 단순한 미용적 에스테이션 시장은 우리나라에서는 다르게 해석되어야 한다.

일본은 에스테이션 시장과 이학요법사의 구분이 확실하여 어정쩡한 상황의 대한민국과는 그 판이 다르다. 대한민국의 피부미용시장은 적극적 수용으로 발전하므로 겉의 아름다움과 속의 아름다움을 같이 공부하고 연구하여 클라이언트에게 올바르게 전달해야 한다는 게 필자의 주장이다.

식이요법이 완성되지 않으면 내부의 아름다움에서 외부의 아름다움으로 표출되는 화학적 생물반응을 그냥 무시하는 선에서 정리될 것이다.

좀 더 심도 깊은 공부를 하고 화학적 인체구조를 이해한다면 거기서부터 아름다움의 조화를 논할 수 있을 것이다.

오늘날 우리가 먹는 음식물은 자연에서 100% 그냥 수확되는 것이 아닌 규격화 · 거대화 · 다량화를 위해 과학적으로 조작된 유전적 변이에 작물들이다. 이러한 유전자변형 식물들이 입으로 들어가면 내부의 변화와 화학적 변화를 이끌어내게 된다. 따라서 이러한 변화를 중화시켜줄 수 있는 환경과 식품을 찾아야 하는데, 이를 적절히 받아들인다면 큰 탈 없는 삶이 영위된다고 볼 것이다.

흔히 탄수화물을 독이라고 표현하는 것은 탄수화물이 진짜 독성 화학물질이라는 뜻이 아니다.

자체의 독성이 문제가 아니고 섭취상의 문제이므로 섭취할 때 한 가지만 명심하면 건강이 유지될 수 있다. 탄수화물은 섭취 후 충분히 활동하여 몸안에서 충분한 에너지로 태워줘야 한다.

피부미용인들이 이러한 과정까지 관여하는 모습은 영양학자의 포스까지 생각하겠지만, 다방면의 전문가가 우리 미용인들이기 그 전달과정과 학습과정을 다시 한 번 되새겨볼 필요가 있다.

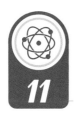

11

🍃 면역력 증진을 위한 신경 테라피

부신을 통한 면역력 증진

우리는 만병의 원인은 스트레스로 알고 있다. 따라서 스트레스를 피할 수 없다면 이겨내는 방법을 모색하여야 한다.

스트레스를 이기는 원천은 면역력이다. 그렇다면 면역력은 어디에서 오는가? 우리가 많은 공부를 하면서 얻은 결론은 뇌와 부신이다.

부신피질호르몬은 스테로이드이다. 이렇게 정의한 다음 시작해 본다. 부신피질호르몬의 가장 큰 역할 중의 하나는 강력한 소염작용과 면역기능이다.

우리가 흔히 알고 있는 자가면역질환과 이식수술 후에 이식받은 장기가 면역반응에 의해 공격당하는 것을 방지하기 위해서 쓰는 약이 스테로이드이다.

한편 스테로이드는 알레르기성 질환에도 우수한 효과를 발휘한다.

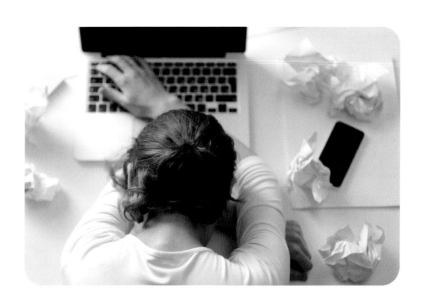

스테로이드제제는 이런 좋은 효과만 있는 것이 아니라, 잘못 사용하면 식욕이 증가하고 몸이 부어 체중을 증가시키는 현상을 초래하기도 한다. 이는 몸에 엄청난 부담과 호르몬 균형의 파괴 등 또 다른 무서운 결과를 만들어낸다.

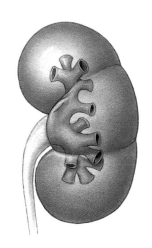

스테로이드는 우리의 일상생활에서 흔히 사용하는 물질이고 약물이다. 가정에서 피부에 염증이 있거나 가려움증이 있을 때 사용하는 피부연고제가 스테로이드제인데, 이는 가려움증을 없애거나 염증을 치료한다. 여기에는 대부분 이런 부신피질호르몬제가 들어 있다.

부신은 좌우의 신장 위에 자리잡고 있으며, 뇌에서 명령을 받는다. 또 부신은 신장의 3분의 1 크기인 내분비기관으로 신장기능과는 별개의 능력을 가지고 있다.

부신은 뇌하수체가 조절해주면서 호르몬의 스위치 역할을 한다. 그러므로 뇌의 문제가 생기면 부신이 제기능을 수행하지 못하게 된다. 면역력이 떨어진다는 것은 몸안에 다양한 증상들이 나타나는 것을 뜻한다.

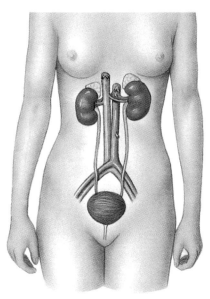

뇌기능에 문제가 있는 사람은 반드시 부신의 기능을 향상시키는 요법들을 병행해야 한다. 우울증이 있거나 뇌 손상으로 회복 중인 사람들은 좀더 체계적인 의료 시스템이 도움을 주어야 한다.

부신은 인체에서 보일러와 같은 역할을 하는데, 영양소를 연소시키듯이 하여 그 기능을 수행한다.

부신피질호르몬은 우리가 겪는 갱년기를 이길 수 있도록 하는 성호르몬을 분비하고, 혈당과 혈압을 일정하게 유지시켜 스트레스에 대응하게 한다. 부신피질호르몬이 일정하게 유지되면 스트레스에 대응하는 호르몬인 코티졸이 분비된다. 부신기능저하증에 잘 걸리는 사람은 본인이 일처리를 다하려는 특징이 있다. 예를 들면 지저분한 것을 보면 혼자 다 치우는 버릇이 있는 사람이다.

성격이 불안하여 안달복달하듯 자신이 완벽주의자를 꿈꾸는 사람들도 이와 같은 부류이다. 지금 여러분이 샵을 안달복달하면서 치우고 또 치우는 습관이 있으면 잠시 손을 놓고 앉아보자.

여러분도 부신을 많이 쓰고 있는지를 살펴보아야 한다.

잠깐의 여유와 산책을 하면서 머리를 비워 부신을 잠시 쉬게 생활패턴도 우리 미용인들이 만들어가야 한다는 것이 필자의 주장이다.

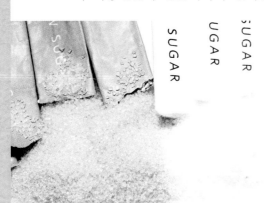

다시 한번 좀더 깊게 살펴보기로 한다. 부신기능이 저하되면 쉽게 피로하고, 소화가 잘 안 되고, 몸이 잘 붓고, 몸에 난 털들이 쉽게 빠진다. 이로 인한 혈당이 낮아지고, 감기도 잘 걸리고, 걸리면 회복이 잘 안 된다. 그러므로 단것을 좋아하게 되어 더 심한 저혈당으로 빠져 들게 된다.

이러한 부신기능을 좋게 하는 방법은 무엇이 있을까?

또 어떻게 하면 부신기능을 좋은 상태로 유지할 수 있을까? 흔히 말하는 성격을 바꾸면 될까? 차분하고 느긋하고 무신경하게?

그러나 이것은 현대를 살아가는 우리들의 현실에는 맞지 않는 이야기이고, 그저 황당한 삶이라고 단정지을 것이다.

당장 클라이언트의 만족을 높이기 위해 공부하는 시간, 샵의 청결함을 유지하기 위한 발버둥, 그리고 가정생활이나 인간생활 자체가 그러한 것은 불가능하게 한다.

그래서 이제부터 부신기능을 향상시킬 수 있는 방법을 알아보기로 한다.

부신기능을 잠깐 향상시키는 방법에는 단 것과 카페인이 있는데, 우리가 사탕이나 커피로 정신이 잠깐 밝아지는 것이 그 기능이다.

그것은 좋아지는 것이 아니라 억지로 쥐어짜 듯이 올리는 것이어서 오래 유지되지 않는다. 면역력이 약해졌다는 원인의 대부분을 부신기능 저하로 생각하면 된다.

큰 물통에 물이 채워져 있다면 물을 쓰면서 보충해야, 물통이 비워지지 않고 그 공간에 에어가 채워지지 않아야 물을 충분히 보충할 수 있다. 한번 바닥까지 쓰고 다시 채우려면 에어를 빼면서 물을 채워야 한다.

이 이치는 부신의 이치와 똑같다. 일정량의 영양분을 통해 꾸준히 채우지 않고 소모만 하다가 채워야 할 시점을 놓치면 몸은 걷잡을 수 없게 되어버린다.

방법론적으로 말하면 쉬어주는 것으로 채울 수 있다고 한다.

그럼 어떻게 쉴 것인가? 쉰다는 생각을 가진 이 시대의 어른들은 누워서 리모컨을 움직이고, 쉬기 위하여 막히는 곳을 차를 몰고 운전하면서 또 스트레스를 받게 된다. 아무것도 하지 않으면서 에너지를 쓰지 않고 말 그대로 쉬어야 부신기능이 회복된다.

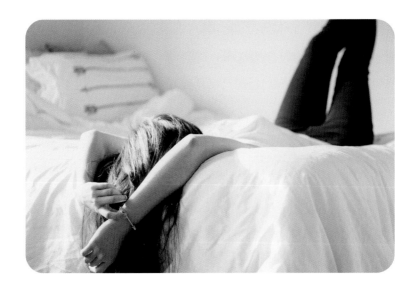

입안의 염증을 치료해주고 장과 위의 유해균을 없애 주는 것도 부신기능을 향상시키는 하나의 방법이다.

더불어 몸에 맞지 않는 음식을 강제로 소화시키기 위해 몸안의 부신은 피로하게 일을 하기도 한다.

우리가 생각하는 부신을 다시 정리해 보면 신장 위에 모자처럼 얹어져 있지만, 신장기능이 아닌 뇌의 통제를 받는 아주 고단위의 내분비선이다.

부신에 대해 전 세계적으로 연구되어진 지는 얼마되지 않는다. 그러나 점점 그 실체와 기능을 알게 되어질 때 몸은 한 발자국 더 휴식을 요구할 것이다.

미용인들의 일들 중에는 클라이언트의 안정을 유지시켜가면서 부교감신경을 활성화시키며 휴식과 안정을 통해 부신기능을 향상시키는 일들도 포함되어 있다.

육체적 휴식을 정서적 휴식과 안정으로 유지시키는 매개체 같은 역할을 하는 미용인들의 직업이 새삼 보람되고 대견하게 느껴지는 이유가 부신이 하는 한 가지 역할과 비슷하기 때문이다.

인생이라는 큰 연주곡에 자기 스스로가 악보에 쉼표를 그릴 수 있다면 그것보다 좋은 것이 있을까?

쉬어야 할 시간에 쉬지도 못하고, 또는 쉬는 방법을 모르는 우리 현대인들이 많아지는 것은 치열한 삶에 대한 어쩔 수 없는 대응 방법일 것이다.

'투쟁 도주의 법칙'에 의하면 오직 먹잇감 사냥을 위해 짐승과 사투를 벌이는 고대의 인간이 오히려 더 스트레스에 대해서는 편안하게 대처하였다고 한다.

오직 본인의 목숨과 배고픔만 채울 스트레스만 받으면 되는 상황이었으니 말이다.

이제 부신의 기능을 정리하면서 우리 피부미용인들의 직업적 위대함을 한 마디로 정의해보려한다. "부신을 조절하고 안정시켜 몸안의 면역력을 만들어주는 숭고한 직업인들이다."

면역력 증진을 위한 신경 테라피

12 렙틴과 그렐린의 균형이 면역력을 높인다

우리 몸에는 체중을 담당하고 조절하는 중요한 호르몬이 있다.

렙틴Leptin은 뇌가 더 이상 음식을 먹지 않아도 된다고 느끼게 하는 식욕억제호르몬이다.

음식물의 섭취는 인체가 활동하기 위해서인데, 이렇게 섭취된 음식물이 에너지로 전환되어 몸안의 에너지가 되면서 체중을 조절하는 호르몬이 렙틴이다.

쉽게 정의한다면 렙틴은 지방량을 알아서 조절해주는 호르몬이다.

자! 이제부터 우리 몸에서 면역력 증진과 렙틴의 시너지 효과를 정리해보자.

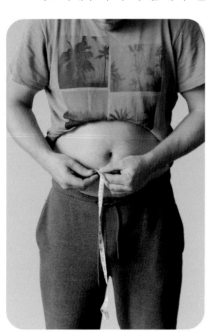

몸안의 균형을 잡는다는 것은 현재를 건강상태를 유지하는 항상성 유지와 같은 이치이다. 우리 몸에서 체지방량이 필요하면 음식 섭취량을 늘려 음식의 에너지를 흡수하면서 소비량을 줄여 체지방량을 축적하고, 지방량이 과하게 많다면 음식 섭취량을 줄이고 에너지 소비량을 늘려 체지방량을 줄여주는 역할을 렙틴이 한다.

아이러니하게도 뚱뚱하고 살이찐 비만인 사람이 많이 먹는다는 것이다. 이는 렙틴 호르몬의 양이 체지방량과 같은 비율로 존재하면서 체지방량에 따라서 정비례 관계로 늘고 줄어들기 때문이다.

우리가 스트레스를 받으면 몸안의 호르몬 균형이 깨지면서 렙틴 호르몬이 식욕조절기능을 못하게 된다. 이 때문에 조절시스템이 제대로 작동하지 못하여 우리 몸은 음식물로 지방량이 충분히 채워져도 포만감을 느끼지 못하게 되는 것이다.

에너지대사를 조절하고 식욕을 억제하는 렙틴은 지방을 저장하는 지방세포에서 분비된다. 지방의 양이 많아지면 많은 양의 렙틴이 분비되어 에너지대사를 활발하게 하여 저장된 지방의 분해를 촉진하고 식욕을 억제하기 때문에 지방의 축적을 줄여준다. 렙틴 분비량이 줄면 아무리 많이 먹어도 포만감을 느낄 수 없다.

건강과 면역력을 높여주는 건강 다이어트의 성공 지름길이 될 렙틴 분비량을 높이는 방법은 다음과 같다.

◎ 음식은 천천히 꼭꼭 씹어먹는다.

렙틴은 식사를 시작한 지 20분 후부터 제대로 활동한다. 그래서 아무리 바쁘더라도 렙틴이 활동할 시간적 여유를 줘야 하므로 20분 이상 식사하는 습관을 들여야 한다.

◎ 반드시 아침을 챙겨 먹는다.

아침식사는 렙틴 분비를 높이는 데 중요하다. 아침을 거르면 식욕촉진 호르몬인 그렐린이 증가하므로, 점심을 앞당겨 먹거나 점심에 평소보다 더 많은 칼로리를 섭취하게 된다. 점심을 앞당겨 먹으면 오후에 간식 등을 많이 먹게 되어 비만해지기 쉽다.

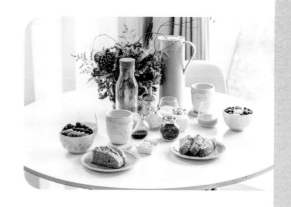

◎ 섬유질이 풍부한 음식을 섭취한다.

섬유질은 위장과 장 속에서 몇 배로 불어나기 때문에 양으로도 포만감을 느낄 수 있다. 칼로리는 낮지만 섬유질이 많이 든 음식으로 포만중추를 충분히 만족시키면 렙틴 분비를 높일 수 있다.

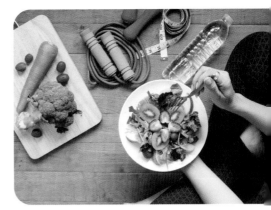

◎ 단백질이 많은 음식을 섭취한다.

단백질은 그렐린 분비를 억제해 공복감을 완화하는 데 도움이 된다. 두부, 우유, 달걀, 생선 등을 섭취하면 도움이 된다.

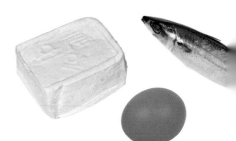

◎ 혈당지수가 낮은 음식을 먹는다.

혈당지수GI : glycemic index가 높은 달달한 빵, 오렌지쥬스, 시리얼 등으로 식사를 하면 혈당이 급격히 올라가고 인슐린 분비가 촉진되어 금방 허기를 느끼게 된다. 혈당지수가 낮은 음식인 현미 · 잡곡밥 · 콩류 등을 먹어 혈당을 조금씩 높이는 것이 좋다.

◎ 적절한 운동을 한다.

적절한 운동은 렙틴의 힘을 높여준다. 그래서 지속적으로 걷는 운동이 좋다.

◎ 충분한 휴식을 취한다.

휴식은 렙틴 분비를 높이는 중요한 방법이다. 충분한 휴식과 수면이 좋다.

◎ 도파민 분비를 활성화시킨다.

도파민은 전뇌 부위의 신경세포에서 분비되는 신경전달물질의 하나로, 행복과 만족 같은 쾌감을 전달한다. 도파민이 렙틴을 활성화시키는 기능이 있으므로 즐겁고 행복하고 웃는 모습을 갖는 것도 중요하다.

이제 렙틴과 반대되는 역할을 하는 호르몬인 그렐린에 대해 알아보기로 한다.

그렐린Ghrelin은 위와 췌장에서 만들어지는 호르몬으로, 배고픔을 느끼게 해 무언가 먹고 싶다는 느낌과 충동이 들게끔 하는 역할을 주로 한다. 또 그렐린은 뇌의 일부분인 시상하부에서도 만들어져 성장호르몬이 나오도록 자극하기도 한다.

그렐린의 농도는 속이 비워져 있을 때 최대로 올라 갔다가 식사를 하면 떨어지는데, 이는 렙틴과 정반대의 역할과 기능을 한다.

비만 수술의 한 가지인 위 절제술은 음식물이 들어가는 위의 공간을 줄임으로써 위에서 나오는 그렐린의 양도 함께 줄게 하여 체중을 감소시키는 것이다.

그렐린 수치는 식사 직전에 최고로 높아지며, 식사 1시간 뒤에는 최저 수준으로 떨어진다.

우리는 배에서 꼬르륵 소리가 날 때 위가 비어서 허기가 느껴진다고 생각하기 쉽지만, 우리가 배고픔을 느끼는 것은 위가 아니라 뇌에서 오는 명령이고, 위에서 나는 소리는 소장에서 위에게 음식을 내려보내라는 신호의 일종이고, 그 신호에 답하기 위해 위장은 '이제 음식이 없다'는 반응으로 소리를 내는 것이다.

체온을 조절하고 신진대사를 관장하는 뇌의 시상하부에는 섭식중추와 만복중추가 있다. 섭식중추는 배고픔을, 만복중추는 포만감을 관장하며, 우리가 음식 먹는 행위를 조절한다.

이렇게 우리 몸에는 렙틴과 그렐린이 상호 작용하며 몸의 상태를 유지한다.

건강한 면역력은 이러한 호르몬들이 균형을 이루는 몸에서 나오는 것이고, 어느 한쪽에서 많은 양의 호르몬과 에너지가 쏟아지면 과하게 되어 문제가 생기게 된다.

렙틴과 그렐린의 조절로 건강하고 아름다운 몸을 만들어 120살까지 건강한 삶을 영위하기 바란다.

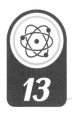

면역에 의한 손상과 회복의 세포 반응

우리 몸에서 나타나는 면역반응의 하나인 손상과 회복의 기전을 알아보기로 한다.

피부미용인들의 업무영역이 넓어지고, 클라이언트 욕구의 다양화에 부응하여 전문성을 띤 여러 매체를 통하여 지식의 깊이가 깊어진 것이 오늘날 미용산업의 지식적 진보를 이루게 된 원동력이라 하겠다.

육체에 가해지는 자극과 통증에 대한 방어기전에 의하여 멍이 들거나 가렵거나 때로는 부어오르는 증상이 나타나는데, 이것은 면역체계의 하나로 병원체와 싸우는 과정에서 나타나는 현상이다.

이를 염증이라고 부르고 자연치유의 한 과정으로, 병원체의 침입과 손상받은 조직을 빠른 시간에 회복시키는 작용이다.

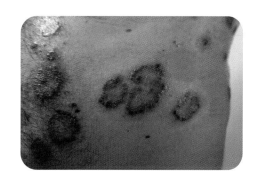

염증 중에서도 만성이라고 불리는 상황은 손상을 주는 원인인 병원체가 지속적인 자극을 줌으로써 많은 대식세포가 강력한 작용을 하는 상황이다.

대식세포는 만성 염증 상황에서 더 많이 분포하게 되어 인체에 강력한 방어기전을 형성한다. 그러나 대식세포는 좋은 상황 말고도 침입병원체와 같이 인체에 독소를 발산하기도 한다.

우리 몸에서 나타나는 염증 단계는 여러 가지 상황으로 그 모습을 드러낸다. 드러내는 상태에 따라 당뇨, 암, 뇌졸중, 치매, 관절염 등으로 표현된다.

그렇다고 이 모든 질환이 염증 발현상태의 원인이라고는 할 수 없지만, 염증이 촉매 역할을 하여 작은 상황을 더 크게 키우는 모습으로 변하게 된다.

그런데 우리가 반드시 구분해야할 상황이 있다.

피부미용실에서 클라이언트와 대화하거나 상담할 때 의학적 범위를 넘나드는 상황일 때는 조심해서 언급해야 하지만, 상식적 접근과 자신이 판단할 수 있는 상황은 정확하게 설명해야 한다.

만성과 급성 염증이 인체에서 발현되는 상황은 제대로 알고 있어야 한다. 만성은 서서히 진행되고, 급성은 급속한 속도로 진행되기 때문에 눈에 띄게 부어 있거나 급격한 통증을 동반한다. 만성 염증은 침묵하며 몸안의 면역체계를 서서히 무너뜨리는 것이다.

인체의 세포는 신호체계를 전달하는데, 손상을 당하면 급한 구조를 요청하는 신호를 보내게 된다.

이러한 신호가 세포로 계속 전달되면 호르몬이나 뇌의 명령으로 그 부위를 붓게 하거나 통증을 유발하게 된다. 그러면서 혈관을 이완시켜 손상부위를 차단하고, 그 손상부위에서 치유과정이 진행된다.

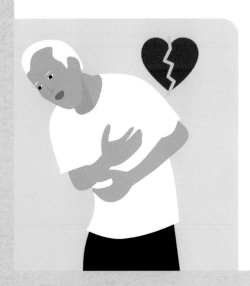

통증이 전달되면 근육을 긴장 수축시키고 움직임에 제한을 두려는 현상들이 나타나게 된다.

호흡이 가빠지고, 땀이 나고, 심지어 심장을 비정상적으로 작동시키기도 한다. 부위에 따라 식욕을 억제시키기도 하고 수면장애를 일으키기도 한다.

이에 우리 몸은 천연진통제인 엔도르핀을 생

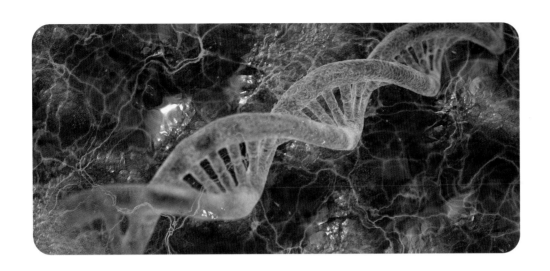

성하여 염증부위의 통증을 최소화하면서 버티기 시작한다.

　신경의 기능과 혈액을 염증부위가 아닌 곳으로 흐르게 하면서 염증의 확장을 막는다. 이것은 참으로 놀라운 몸과 세포들의 대항이면서 스스로 복구하고 살아나려는 면역체계이다.

　다시 한번 살펴보자. 우리가 어떠한 일을 하다가 다쳐 출혈하게 되면 혈액의 흐름을 막고 멈추게 만드는 일들이 진행된다. 혈관은 손상받으면 즉시 수축작용을 일으켜서 경련을 동반한다. 이런 현상에 동반되는 혈소판의 작용으로 지혈되고 치유의 첫단계가 시작된다.

　혈액 한 방울에 1억 개 이상 들어 있는 혈소판은 세포가 아닌 세포의 조각이다. 혈소판은 핵이 없고 DNA도 없다. 단백질 합성 기능도 없고, 크기는 적혈구의 3분의 1에 불과하다. 골수에서 혈액 속으로 내보내지면 돌아다니다가 출혈의 상황이 벌어지면 그 즉시 작용하여 지혈을 한다.

　손상된 혈관도 혈관벽에 신호를 보내어 혈액응고에 필요한 혈장단백질을 작용시킨다.

이러한 작용으로 혈액 안의 혈전을 막고 면역적인 작용을 도모하는 것이다.

인체는 스스로 회복하는 능력을 가지고 있는데, 그 능력이 스스로를 회복하고 본래의 상황으로 돌려놓는다.

필자가 강조할 부분은 지금부터이다.

우리 몸에서 나타나는 교감신경의 반응인 스트레스로 인해 흥분상태가 되면 부신이 분비하는 아드레날린과 노르아드레날린은 심장에 신호를 보내 심박수를 늘려 심장 수축을 강화하고 혈압을 증가시킨다.

또 간에게 명령을 내려 간이 저장하고 있는 영양소와 에너지를 내보내게 만들고, 뇌하수체는 시상하부에 있는 호르몬의 영향을 주어 항이뇨호르몬을 방출하게 한다.

이 호르몬은 수십 초 안에 작용하여 신장에 도달하는데, 이 호르몬의 영향으로 수분을 혈액 속으로 다시 돌려보내 혈압을 증가시킨다.

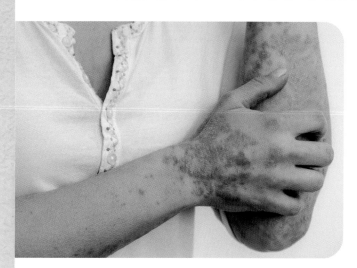

이렇게 신체가 염증이 있거나 외부로부터 공격을 받을 때에는 혈압을 증가시켜 온몸 구석구석으로 혈액을 보내기 위해 작동하게 된다.

이러하듯 염증은 인체에서 중요한 작용 중의 하나인 방어작용과 치유작용을 한다.

피부미용인들이 클라이언트를 관리하다 보면 외부적인 요소이든 내부적인 요소이든 몸의 염증으로 클라이언트가 고통을 받거나 당황스러워하는 부분이 있으면 차분히 설명해주어야 한다.

샵에서 염증부위를 치유하거나 개선시킬 수 있다는 자신감은 접어두고, 클라이언트의 염증반응을 정확히 인지시켜주어야 한다.

휴식으로 부교감신경의 에너지를 촉진시키고, 반대로 교감신경의 과잉반응을 억제시켜주면서 몸안의 반응을 조심히 받아주어야 한다.

인간이 살아가면서 평생 같이 가야할 염증반응을 바르게 이해하는 것이 면역력 증진을 위한 신경 테라피의 한 부분이다.

오늘도 여러분 인생의 최고의 날이 되기를 바란다.

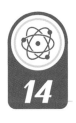

면역력 증진을 위한 신경 테라피

무병장수의 꿈이 모든 인간의 소망이고 바램이다

기존의 의학은 통증 개선을 위주로 발전하고 치료의 기술에 의존하다가 현대의학의 진단과 검진으로 병의 체계화된 개선을 위해 노력하였다.

그러다 요즘들어 새롭게 대두된 신 의료적인 기술인 줄기세포요법을 많이 거론하고 있다. 한동안 어느 유명한 박사님의 배아줄기세포에 대한 거짓과 진실의 기로에서 많은 국민들이 인지하게 된 것이 바로 줄기세포의 신 의료적 적용법이다.

우리 미용인들이 알 수 있는 개념으로 쉽게 설명할 수 있는 것은 피부과들에서 피부에 작은 상처를 주어 새로운 건강한 피부가 그 자리를 메꾸어주게 하는 시술법이 바로 줄기세포 사용의 예라고 할 수 있다.

이러한 의학을 '재생의학Regenerative Medicine'이라고 하는데, 이것은 줄기세포를 활용하면 질병의 부분적 치료가 아닌 근원적 치료를 가능케 한다는 것이다.

무병장수의 염원과 소원이 현대의료의 과학적 발전을 만들었고, 앞으로 더 많은 발전이 있을 것으로 사료된다.

면역력 증진을 위한 신경 테라피의 개념을 정리하면서 오늘은 줄기세포의 개념과 쓰임새, 그리고 줄기세포와 면역력에 대해 논하려 한다.

그렇다면 줄기세포stem cell란 무엇인지를 먼저 이해를 할 것이다.

우리 미용인들은 과학적 용어와 신기술의 의료 얘기가 나오면 일단 움추려 들곤 한다.

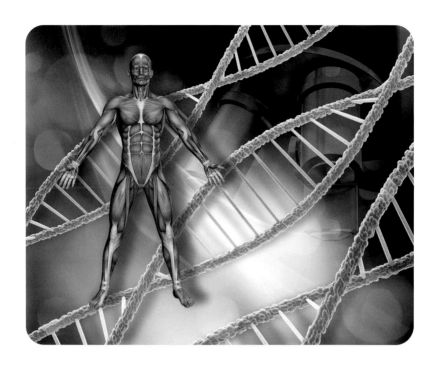

이제 좀더 편하게 이해할 수 있는 과정으로 설명하려 한다.

줄기세포란 모체세포의 근원이 되는 줄기라는 뜻으로, 생물을 구성하는 뿌리가 되는 어린 세포를 의미한다.

쉽게 알 수 있는 것은 상처가 나서 시간이 지나고 나면 새로운 피부가 생성되어 치유되는 과중에 재생되는 세포를 줄기세포라 명명한다. 이러한 재생 능력은 줄기세포에 의해 이루어지는 것이다. 다시 말하면 혈액·연골과 신경 등의 세포로 분화되기 전의 모습을 가진 세포이며, 스스로 복제하는 자가복제 능력을 가지고 있으며 여러 조직세포로 분화할 수 있다.

줄기세포의 예로 얼마 전 히딩크 전 국가대표 감독이 무릎에 줄기세포를 시술하여 호전되어 다시 일선에 복귀하였는데, 이는 성체줄기세포 시술로 치유된 것이다.

줄기세포를 얘기하면 특정한 세포로 분화가 진행되지 않은 채 유지되다가 필요할 경우 신경·혈액·연골 등 몸을 구성하는 모든 종류의 세포로 분화할 가능성을 갖고 있는 세포를 말한다.

또 다른 예로 감기에 심하게 걸리면 뇌에 있는 후각신경세포의 기능이 일시 정지되거나 없어져 냄새를 맡지 못하다가 감기가 다 나으면 다시 냄새를 맡을 수 있는 것도 후각을 담당하는 줄기세포가 재생되어졌기 때문이다. 이처럼 생물의 생명활동에 필요한 세포를 만들어주는 것이 줄기세포이다.

이제부터는 줄기세포의 분류를 알아보도록 하자.

줄기세포는 성체줄기세포Adult Stem cell와 배아줄기세포embryonic stem cell로 나뉘어진다. 성체줄기세포는 제대혈탯줄속혈액 또는 다자란 성인의 골수와 혈액 등에서 추출한 것으로, 혈액·간·뼈 등과 같은 장기의 세포로 분화되기 직전의 원시세포이다. 이것은 증식이 가능하고 신체줄기세포sometic stem cell를 의미한다. 이는 인체의 제대혈과 태반과

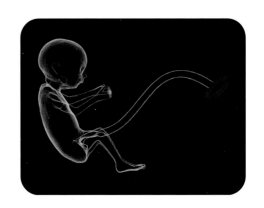

각종 장기, 체조직에서 분포한다.

성체줄기세포의 특징은 손상된 부분의 세포를 치료하는 데 있다. 만드는 것은 조혈모세포라 불리고, 혈구세포를 만드는 것을 골수 줄기세포라고도 한다.

간엽間葉줄기세포는 연골·뼈·지방과 섬유조직을 만드는 데 일조한다.

성체줄기세포의 장점은 대상자인 환자로부터 직접 성체줄기세포를 얻을 수 있기 때문에 배아줄기세포에 비해 윤리적인 문제가 적고, 대상자인 환자의 세포

를 이용하는 것이기 때문에 면역거부반응이 적다는 것이다.

신체조직에 어떤 손상이 발생하면 다른 장기에 있던 줄기세포가 몰려와서 손상된 조직으로 변하는 분화의 유연성이 있는 줄기세포이다.

반대로 성체줄기세포의 단점은 대부분 소량으로 존재하기 때문에 분리해 내기가 쉽지 않다는 것이다.

다음에는 배아줄기세포에 대해서 살펴보자.

배아줄기세포의 특징을 잘 살펴야 하는데, 이는 생명의 윤리에 관한 논쟁의 가운데에 있기 때문이다. 수정이 되어진 하나의 세포가 생명인 태아로 될수 있는데, 연구용이나 치료용으로 쓰여진다는 것에 종교계 등에서 상당한 논란을 일으키고 있다.

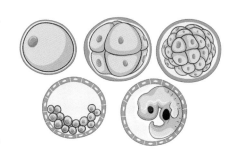

배아줄기세포는 남성의 정자와 여성의 난자가 결합하여 생성된 수정란^{배아}에서 유래한다.

일반세포와는 다르게 몸을 구성하는 모든 종류의 세포로 분화할 수 있는 특성을 갖고 있어 특별한 조건에서 배양한다면 무한대로 세포 증식이 가능한 특징이 있다. 배아줄기세포는 노화가 되지 않는 세포이기 때문에 한 개의 배아줄기세포만으로도 수많은 환자의 치료에 이용될 수 있고, 오랜 시간 동안 배양해도 염색체 이상이 나타나지 않는다. 이처럼 배아줄기세포는 무한한 능력을 갖고 있어 전분화가 가능한 줄기세포라고 할 수 있다.

과학자들은 배아줄기세포를 가장 유용해 하고 효과가 좋은 방법으로 여기어 난치병 연구를 박차를 가하고 있는 실정이다.

사람은 크기에 따라 약 60조에서 100조의 세포로 형성되어 있다. 그런데 각각의 세포는 동일한 유전자를 가지고 있으나, 각 조직을 이루는 세포들은 활동 유전자가 다르므로 만능적인 조직을 형성하는 세포가 필요하다.

미용계열에서 주로 여성들의 욕구를 충족시켜주는 대표적인 수술로 줄기세포 자가지방이식수술이 있다. 이는 유방의 크기를 키우고 모양을 예쁘게 잡아주는 수술이다. 외모에 대한 관심이 높아지고 있는 현싯점의 의미 있는 줄기세포의 쓰임새라 하겠다.

그러나 잘못 알고 있고 너무 기대치가 큰 것이 현실이다.

현재의 줄기세포는 빵구난 타이어를 때우는 것처럼 조직의 기능에 도움을 주는 정도이지만, 많은 사람들은 새타이어를 교체할 만큼 큰 기대에 차 있는것이 씁쓸한 현실이다.

면역력 증진을 위한 신경 테라피의 관점에서 줄기세포란 무엇일까?

성체줄기세포와 배아줄기세포는 새로운 신기술의 의료이고 신개념의 아이템이다. 미용 시장에서는 줄기세포를 활용한 화장품이나 시술 등이 행하여지고 있다. 100% 완벽하게 장부의 질환에 줄기세포가 활용되고 있지만, 상황에 따라서는 오히려 면역세포의 증진을 통한 질환의 개선과 향상을 노리는 경우도 빠트려서는 안 된다.

오늘날 미용 시장에도 새로운 의학의 바람이 거세게 몰아치고 신기술을 활용한 시술과 제품이 쏟아져 나오고 있다. 따라서 이젠 미용인들도 어려운 용어와 공부를 거부할 수 없는 실정이 된 것이다.

면역력 증진을 위한 신경 테라피요소의 줄기세포는 무엇인가?

인체의 모든 조직은 신경의 흐름에 영향을 받고 교감신경과 부교감신경의 영향으로 생명적 기질을 유지하고 있다.

줄기세포로 형성되어지는 새로운 장부의 에너지, 또는 손상받은 장부의 재생이나 치유과정에도 끊임없이 신경의 지배를 받고 영위하고 있다.

주인 없는 집안의 영향력 없는 가장보다 작은 집이라도 가장의 힘과 역량이 펼쳐지는 곳이 화목한 가정이듯이, 우리몸도 줄기세포를 통한 건강한 삶을 유지하고 영위하기 위해서는 신경계의 원활한 지배가 있어야 한다.

면역력 증진의 하나의 요소는 건강한 조직의 유기적 결합이고, 상호교류와 에너지의 흐름이라 하겠다. 면역력 증진의 관점에서 줄기세포는 건강한 국민이 유지되는 인체의 기초 건강 상태라고 하겠다.

여러 가지 줄기세포 어떻게 만드나

■사람 난자와 핵이식을 통한 줄기세포
여성의 기증 난자에서 핵 제거
환자 체세포에서 핵 추출
환자의 핵을 여성 난자에 이식
배양

구체적 장기 세포
뼈
심장
간

■냉동 수정란을 이용한 줄기세포
불임부부 잉여 수정란 영하 190도 냉동 보관 해빙
배양
줄기세포

■피부 등 체세포를 이용한 줄기세포
환자의 몸에서 세포 떼어 냄 줄기세포 찾아냄
배양
배양

■역분화 줄기세포
환자의 몸에서 세포 떼어 냄
염색체 유전정보 재프로그래밍 (유전자와 화학물질 삽입)
배아줄기세포와 같은 특성을 지닌 줄기세포로 환원

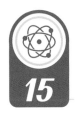

면역력 증진을 위한 신경 테라피

15 우리는 건강하고 싶어진다

우리는 수없이 많은 정보의 홍수 속에 살고 있고 그것을 흉내내고 따라하면서 '나도 곧 건강하겠지'라는 생각을 갖게 된다.

마음속의 바램이 실천으로 이어지고, 그 실천이 지속적으로 진행되어져야 건강한 상태로 되는 것이다.

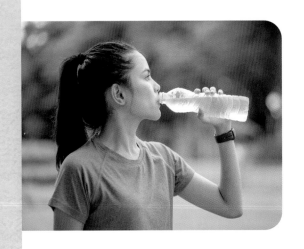

남이 시원한 것을 마시는 것을 보며 나도 시원한 것을 찾는 이치는 갈증의 해결 단계이다. 이는 건강의 발전적 해결 단계는 볼 것이 아니라 실천의 단계이다.

면역력 증진을 위한 신경테리피 중에 오늘은 피부미용인들이 너무도 잘 아는 해독 식이법과 해독의 개념을 알아보고자 한다.

남이 마시는 시원한 물이 내게도 시원하게 미치도록 하는 파급 효과와 같은 에너지의 전달을 풀어보자.

여러분 주변이나 집안에 있는 수족관의 물을 갈아주는 원리와 이치를 살펴보자. 수족관의 물은 오염이 되고 더러워서 물고기가 살아가는 환경을 저해하므로 우리는 물을 갈아준다. 이때 반만 새로운 물로 하고, 나머지 반은 기존의 물을 그대로 둔다.

이는 물속의 미생물들이 모두 없어지지 않게 하기 위해서이다.

미생물은 너무 많으면 그것이 해를 입히지만, 적정한 미생물은 그 생물체를 살아가게 하는 원동력이 된다.

이에 관한 조금더 구체적인 이유를 설명한다.

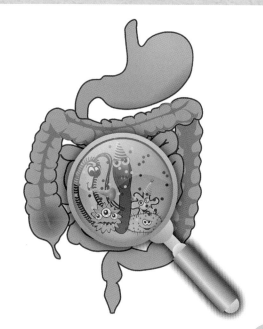

우리의 장에는 약 100조의 미생물이 살고 있는데, 미생물은 장 내에서 스스로 유익균과 유해균의 비율을 조절하며 공존하는 이유가 바로 생존과 건강을 균형있게 하기 위해서이다.

건강한 육체에는 유익균이 85%, 유해균이 15%를 차지하고 있다. 이를 균형적 요소로 보고 이것보다 유해균이 15%를 넘으면 질병이 걸린다.

우리의 대장균은 포도당을 먹고 산다.

그런데 이 대장균에 스트레스가 기름진 다량의 음식을 섭취하게 되면 유익균의 수는 줄고 유해균의 수가 늘어나게 된다. 이로 인해 질환이 나타나면 몸은 경고를 표출한다. 이때 우리는 얼른 병원에 가서 항생제를 처방받아 먹음으로써 유해균뿐이 아니라 유익균도 사라지게 하여 몸의 균형과 밸런스가 깨지게 되어 긴긴 병고의 시간으로 돌변하고 만성질환으로 바뀌게 되는 것이다.

그래서 우리 피부미용인들은 면역력 증진을 위하여 반드시 장의 건강부터 챙기고 그 방법을 찾아야 한다.

지금은 그래도 많이 개선되고 좋아졌지만, 피부미용인들은 클라이언트의 건강을 위하거나 미적 요소를 충족시키기 위해 본인이 사용하지 않아도 되거나 적정량을 넘어서는 양의 아로마의 향이나 화학 성분의 제품을 매일 수도 없이 접촉하게 된다.

이러한 유해한 환경으로 인해 몸에 축적된 비건강적 요소가 면역력에 영향을 주는 장을 해치게 한다는 것이다.

그럼 쌓인 독을 빼려면 해독을 해야 하는데, 이때 무엇부터 어떻게 시작해야 할지를 고민해야 한다.

첫 번째 공기의 순환으로 인한 폐로 흡수되거나 피부나 옷에 묻은 독소를 털어주고 깊은 호흡으로 폐 속에 건강한 공기를 듬뿍 넣어주어서 독성 물질들이 교환되게 해야 한다.

두 번째는 입으로 넣어주는 음식물로 인해 쌓여진 독소를 제게하는 방법이다. 그런데 어떻게 먹어주어야 독소를 제거해 줄 수 있을까?

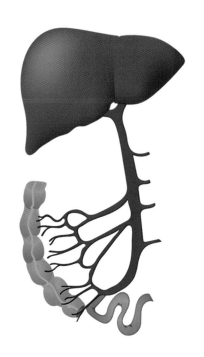

우리가 배고프다고 느끼는 순간 위장이 신호를 보내는 것일까?

우리가 배고프다고 느끼는 순간은 배 속에 소화 효소들이 움직이기 시작하는 때인데, 이 감각과 느낌은 위장에서 오는 것이 아니고 간에서 오는 것이다.

간은 저장된 영양소 글로코겐이 바닥이 나면 비로소 배고픔으로 전달되므로 우리 몸에서 신호를 줄 때에는 음식물을 섭취해야 한다.

그러나 아침부터 서들러 샵에 나오거나 집안일로 바쁘다 보니 아침을 거르는 때가 수도 없이 많다. 이때 배고픔의 정도로 파악하는 것이 건강에 이롭게 작

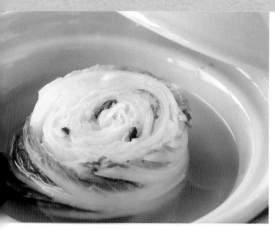

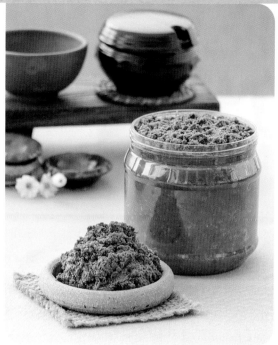

용한다는 전제로 살펴보자.

배고픔이 없는 아침의 의무적 식사는 결코 건강에 도움이 되지 않는다. 배고픔이 느껴지지 않는다는 것은 아직도 간에 영양소가 남아 있다는 신호이기 때문이다.

그러면 이제부터 우리의 독소 제거를 위한 음식물의 투입 시간을 보자.

배고픔이 느껴져 에너지의 흐름이 충분히 필요할 때를 첫 번째 타임으로 보는 것이다.

쌓이고 넘치는 순간에 넣어지는 음식물은 필요없는 가스를 발생시키고 장내 독소 성분으로 바꾸어 유익균의 효율적 숫자를 줄이는 결과로 작용한다.

그러면 일단은 몸안의 신호에 귀 기울이는 습관을 정한다. 그다음 한 가지는 여성들 특히 현대를 살아가는 우리나라 사람들의 식습관의 문제인 밀가루 섭취에 관해서이다.

우리 조상들은 발효된 음식인 된장과 김치 등을 주 식단으로 삼아 몸안의 건강을 챙겼다. 그러나 현대에는 인스턴트 식품으로 대체되어지고 라면이나 햄버거, 빵류로 순식간에 식사를 대처하는 말 그대로의 패스트푸드를 생활의 한 방편으로 생활하게 되었다.

술을 많이 드시는 분들은 간에 독소가 쌓이고 기능이 나빠진다고 알고 있으나 밀가루의 소화력이 간에 영향을 주는 것은 많은 이들이 생각하지 못하고 있다.

서양인들에 비해 밀가루의 분해효소가 월등히 적은 우리나라 사람들은 밀가루를 기준치 이상 섭취하였을 경우 몸안에서 알코올의 발효처럼 작용해 간의 기능을 저해시키고 해독 능력을 떨어뜨리게 된다.

피부미용인들이 여러 유해 환경적 제품과 환경에 노출되어져 몸안의 해독작용에 영향을 주는 음식을 찾을 때 장을 기본으로 건강에 치중하기도 하겠지만 이제 우리 식단에 맞는 한국식 음식으로 건강을 챙기며 독소를 배출하여야 한다고 여긴다.

그래서 간의 건강 또한 해독의 메카니즘에 나쁜 영향을 미치는 밀가루 음식인 빵 · 햄버거 · 피자 · 라면 등으로 식사를 대체하는 일들이 없어야 겠다.

우리는 우리가 섭취하는 음식이 몸에 들어가면 어떻게 반응하는지도 느껴 보아야 한다.

단순히 끼니를 때운다는 의미의 식사가 되지 않도록 신경을 써야 한다.

피부미용인들이 현장에서 수 많은 클라이언트의 아름다움을 챙겨가면서 건강함을 조언하는 위치에 있기 위해서는 본인 스스로의 면역적 요소를 가진 식사와 환경을 만드는 것이 중요하다.

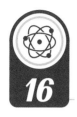

불면증을 해결하는 수면법

끈적이는 여름이 되면 클라이언트들의 옷은 짧아지고, 비만 관리에 더더욱 박차를 가하게 된다.

더위와 같은 환경적 요소보다 심리적인 요소로 잠못드는 상황들이 펼쳐지는 것을 '불면증'이라 한다.

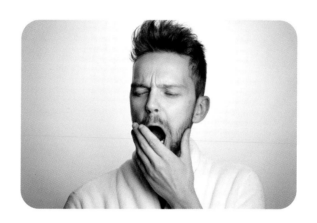

환경적인 요소보다 육체적 · 심리적인 요소가 작용하여 긴긴 밤 잠 못드는 상황을 면역력 증진을 위한 신경 테라피로 설명한다.

사람들은 연속되는 경기 불황으로 인한 불면증을 치료에 의존하지 않고 알코올에 의지하여 해결하려는 경향이 많다.

또 불면증은 심각하다고 생각하기보다는 잠시 앓고 낫는 감기같은 증상으로 생각하여 무시하다가 나중에 고질병으로 발전할 수도 있다.

반대로 불면증은 개선될 수 있는 질환이다.

밥을 굶어도 잠을 자는 것이 건강에 이롭다는 학설도 있는 만큼, 잠은 보약에 비유되는 생체 에너지의 휴식상태이다. 자는 동안 인체에는 휴식과 치료라는 일들이 동시에 일어난다. 잠은 곧 자연치유이자 자연적인 삶의 원동력이다.

다음은 의학적 불면증의 정의이다.

◎ 잠드는 시간까지의 시간이 30분 이상이 걸리는 경우

◎ 수면 도중에 5회 이상 깨는 경우

◎ 잠을 자다가 깨서 다시 30분 이상이 드는 경우

◎ 전체 수면시간이 6시간도 안 되는 경우

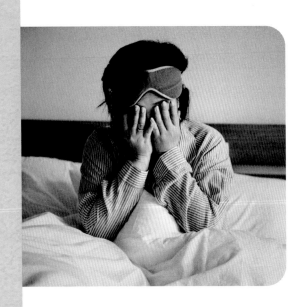

이러한 상황이 한 달 이상 지속되면 치료를 요하는 불면증으로 진단한다.

사람은 각기 다른 환경에 놓여져 꼭 이렇다고 정의하기는 어렵지만, 수면시간보다 질적인 수면이 더 중요하다는 면이 있다.

수면이 불충분하면 다음날의 활동에 많은 영향을 끼치므로 미용적 측면에서 불면증을 제대로 개선시키는 방향을 알아보기로 하자.

잠이 드는 데 30분 이상 걸리는 상황을 입면장애라 하고, 잠을 잘 때 잘 깨거나 깊은 잠을 못자는 것을 수면장애라 하며, 잠들다가 새벽 일찍 깨어서 다시 잠들지 못하는 상황을 조조각성이라고 한다. 직장인들과 스트레스가 많은 현대인들에게는 입면장애가 주증상이라고 할 수 있다.

클라이언트의 연령에 따른 불면증의 원인을 분석해보면 젊은층은 직업과 실업에 대한 스트레스이고, 중장년층인 30~40대는 조기퇴직 등의 불안감이고, 50대 이상은 가정에서의 위치와 정년퇴임 등으로 인한 불안감이 불면의 원인으로 나타났다.

남성보다 여성에게 불면증이 더 많이 있다. 또 불면증이 있더라도 참고 병원에 가서 수면유도제를 복용하며 견디는 사람이 많은 것은 현시대의 아픔이라 할 수 있다.

불면증으로 피부관리실에 찾아오는 클라이언트에게 부교감신경이 작용할 수 있도록 수면과 안정을 유도하는 아로마 오일로 관리하는 경우가 많다.

잠이 안 올 때 따스한 우유 한 잔을 마시면 잠이 살살 오는 경험을 한 적이 있을 것이다. 이는 우리 몸에서 칼슘이 부족하면 마음이 불안해지고 초조해지므로 우유로서 칼슘을 보강하는 것이다.

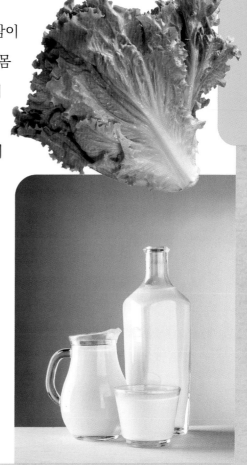

한편 상추쌈을 싸서 배불리 면으면 살살 잠이 오는 것도 상당한 이유가 있다. 상추를 수확할 때 잎을 손으로 툭하고 잘라내면 나오는 하얀 액체에 들어 있는 락투세린과 락투신이라는 성분이 최면과 진통 효과가 있기 때문이다.

뇌의 송과선에서 분비되는 멜라토닌도 수면의 리듬과 안정을 촉진하는 물질이다. 멜라토닌은 밤에는 혈액 안으로 분비되어 잠이 오게 하고, 밝아지면 분비량이 줄어들어 잠에서 깨게 하는데,

이러한 작용을 돕는 신경은 부교감신경이다.

피부관리실에서 클라이언트의 심신을 안정시키기 위해 사용하는 아로마와 조명등도 부교감신경을 활성시켜 편안함을 준다.

잠은 곧 면역력이다. 피로하면 모든 질환에 노출되고, 모든 일에 능률이 떨어진다.

옳고그름을 피부미용인들이 클라이언트에게 전달할 수 없는 경우가 많다. 특히 병원에서 지속적으로 처방을 받는 약에 대한 견해를 함부로 얘기하면 엉뚱한 오해를 불러일으키고, 나아가 무지한 사람으로 몰리기 쉽다.

클라이언트에게 일방적으로 수면유도제의 복용하지 말라고 얘기할 때는 그에 대한 해박한 지식도 있어야 하는데, 그렇지 못한 것이 우리의 현실이다.

드라마에서 여자 주인공이 잠이 오지 않을 때 수면유도제를 한주먹씩 복용하는 모습을 보면서 일반인들이 아무렇지 않게 따라하는 것이 군중심리이다.

면역력 측면에서보면 수면은 최고의 선물이다. 수면을 통하여 피로회복과 에너지 충전이 되는데, 졸고 있는 사람을 보면 몸의 반응보다 게으름의 척도로 보게 된다.

몸에서 요구하는 것은 일리 있는 반응이다. 특히 수면에 관한 육체적 요구를 거부하면 다른 질환으로 나타나고, 피로감의 누적으로 일의 능률이 저하된다.

우수한 관리실을 만들기 위해 피부미용인들이 열심히 공부하는 두개천골요법CST은 두개골을 안정시킨다는 의미가 있는 관리법이다. 관리 도중에 후두골에 양손을 모아 두개골에 있는 혈자리인 완골과 풍지를 지긋이 누르면 인체는 부교감신경의 작용으로 얇은 잠에 빠져 들게 된다.

두개천골요법을 사용하여 클라이언트의 수면장애까지 관리한다면 피부미용 시장의 영역을 크게 넓힐 수 있을 것이다.

아로마의 여러 가지 효능과 기능을 살피고 깊은 공부를 병행하기를 권한다.

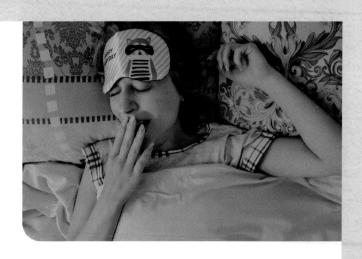

따스한 손으로 클라이언트의 내관과 외관을 자극하고, 클라이언트의 목소리 톤보다 한 톤을 낮추어 응대하고 관리해야 한다.

다음은 불면증을 해결하는 수면법이다.

- 잠이 올 때 최대한 잠자리에 눕는다.
- 잠자는 시간과 기상시간을 규칙적으로 하며, 잠자리 환경은 최대한 심플하게 하고 조명도 은은하게 한다.
- 낮의 활동시간에 카페인이 많이 든 음료를 자제한다.
- 저녁식사 후 소화가 될 수 있도록 가벼운 산보나 운동을 한다.
- 늦은 시간에 음식물을 섭취하지 않는다. 음식물이 위장에 있으면 혈액이 위장으로 몰려 잠을 깊게 들지 못하게 된다.
- 잠들기 전에 따스한 물로 샤워함으로써 몸의 에너지온도를 높여 개운하게 해준다.

이상으로 불면증이 인체에 미치는 영향과 신체의 반응을 살펴보았다. 불면증 클라이언트가 늘어가는 오늘날 또 다른 아이템으로 불면증 관리도 고려해 볼 만하다.

면역력은 곧 체력이다. 오늘밤은 시원한 환경에서 따스한 이불을 덮고 모처럼 숙면을 취하도록 권한다.

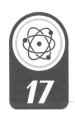

유전자의 미용학적 관점과 섭생의 원리

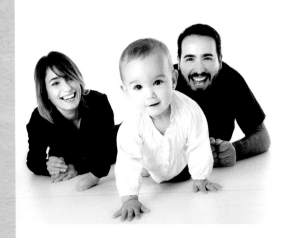

우리의 몸과 건강을 존재하게 하는 염색체는 모두 부모에게서 물려받은 것이다. 아버지와 어머니에게서 받은 유전적 요소가 모두 질병으로 발현되는 것은 아니지만, 유전적 요소는 건강을 지배하는 요소라 할 수 있다.

여기에서는 미용학적 관점에서 본 유전적 요소가 건강상태와 미적인 문제에 미치는 상황을 설명한다.

우리가 받은 유전자를 병들게 하는 요인은 체질에 맞지 않는 음식, 과도한 스트레스와 피로의 누적, 운동부족 등이다. 이러한 상황들이 몸에 누적되면 몸은 병들게 된다.

이 중에서 문제적인 요소의 우선 순위를 한 가지 지적한다면 입으로 들어가는 음식이다. 음식은 하루라도 먹지 않으면 삶을 영위할 수 없는데, 음식은 영양분을 구성하여 몸을 형성시켜주기 때문이다.

그래서 유전적인 요소의 기본은 음식에서부터 시작된다고 해도 과언이 아니다. 또한 섭취하는 음식은 자손에게도 영향을 준다고 보면 된다.

현대는 육체의 건강을 지키기에는 너무도 많은 위험요소와 인체에 해로운 음식들이 산재되어져 있다. 무엇을 먹든 배의 포만감은 생기겠지만, 육체의 건강을 무시하면 질병의 상태로 빠져 미적인 아름다움도 같이 망가진다.

가장 건강한 몸으로 만들어주는 음식물은 무엇일까?

어떠한 음식물이 미적 아름다움에 영향을 줄까?

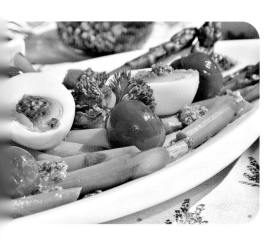

완전한 영양분을 갖추고 건강에 좋은 식품은 땅에서 자라는 식물이다. 오래전 1930년대와 1980년대의 과일과 채소의 영양을 비교한 어느 통계에 의하면 1980년의 채소는 칼슘·마그네슘·철분·구리·나트륨 성분이 상당량 감소되어 있었고, 과일은 철분·마그네슘·칼륨·구리 성분이 감소되었다.

이는 오늘날 먹거리의 문제점인 대량생산을 위한 화학비료와 각종 농약 때문으로 볼 수 있다. 이러한 음식물을 섭취하는 몸은 자손의 유전적인 문제까지 영향을 준다는 결론이 나온다.

현대의학이 지금까지 질병 퇴치를 위하여 노력한 결과 만성적인 질환은 유전자를 치료해야 낫는다는 결론을 얻어냈다. 그 결과 부모의 유전적인 요소를 탓할 것이 아니라 섭취하는 음식 문제의 해결을 촉구하게 되었다.

그런데 현실은 문제시된 유전자의 기본을 바꾸기보다는 변질되고 변형된 상황에 임시방편식으로 대처하고 있을 뿐이다.

가금류에게도 많은 질병을 유발하고 있어서 인간의 건강을 위협하고 있다. 닭의 질병인 AI도 닭을 제한된 공간에 가두어 움직이지도 못하게 하며, 동물성 사료를 이용하여 강제로 알을 낳게 하고, 고기를 원하는 욕심에 가축의 몸집만 키워 면역력을

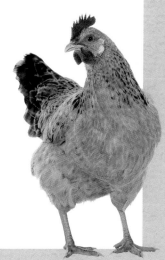

약화시켰기 때문에 생긴 병이다.

그 결과 부분적으로 발생한 질병이 전국적으로 번져 전국의 닭들이 폐사되고 있는 것을 보면 그 가축류들이 인체에 미치는 영향은 결국 유전적인 요소의 근본적 변형을 초래하는 것을 알 수 있다. 결국 그 근본적인 원인은 인간의 욕심에서 시작됨을 알 수 있다.

인간에게도 안식년을 주고 휴식을 주듯이, 땅에게도 안식년을 주어야 하고, 가축에게도 움직일 공간을 주어서 한템포 쉬게 함으로써 건강함을 되찾게 할 필요가 있다.

"잘살아 보자."는 구호 아래 대량의 화학비료를 뿌리고, 배불리 먹어보자며 가축에게 항생제를 주고 공간을 제약한 지난 40여년은 이 땅에 유전적인 문제를 보다 심화시켰다.

우리가 육체적인 문제를 해결하고 미적인 아름다움을 추구하려면 장부의 건강을 먼저 생각해야 한다.

우리 몸에는 '제2의 뇌'라고 불리는 소장이 있다. 미국의 마이클 거슨Michael Gerson이라는 생물학자는 뇌에서 우리의 정신을 안정시키는 세로토닌행복물질이라 불림은 95%가 뇌가 아닌 장에서 만들어진다는 사실을 발견하고 소장을 '제2의 뇌'라고 호칭하였다.

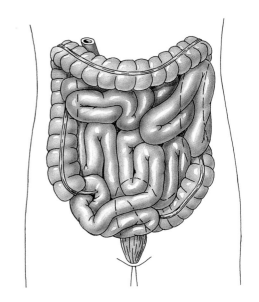

그래서 장이 건강하지 않으면 우울증에서 벗어나기 힘들고 몸의 면역력이 떨어지게 된다.

소장에는 약 1억 개 이상의 신경세포가 있는데, 그 숫자는 척수의 신경세포의 숫자와 거의 같다. 마이클 거슨은 소장은 뇌와 별개로 독립적인 활동을 하면서 각 장부에도 영향을 주는데, 특히 위·간·담낭 등에 소화액 분비를 촉진하라는 신호를 보내기도 한다고 하였다.

아이러니한 것은 뇌가 사망하기 전에 소장의 기능적 사망이 이루어지고, 뇌의 활동이 멎거나 뇌기능에 문제가 있을 때에도 소장은 살아서 그 역할을 수행한다는 것이다.

이러한 소장 조직에는 림프조직이 있어서 면역질환인 크론병의 원인을 제공하기도 한다.

육체적 건강은 음식물에서부터 시작되는데, 그것을 받아들이는 장부인 소장이 최종적인 역할을 하게 된다. 따라서 육체의 미적 건강도 음식물을 거쳐 소장의 역할로 귀결되는 것이다.

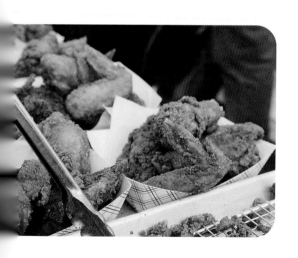

외식을 자주하거나 기름진 음식을 자주 먹는 사람들과 항생제를 자주 사용하고 단음식을 자주 섭취하는 사람들은 육체의 유전적 질환을 초래하여 본인뿐만 아니라 자식에게도 그 질환을 넘겨주는 결과가 된다.

많은 방송과 인테넷에서 주장하는 '본인이 먹는 음식 3대 간다'는 말과 '내가 먹는 그것이 비로 나'라는 말은 유전적인 요소와 미적인 요소를 동시에 설명하는 적합한 내용이다.

이제 우리는 건강한 육체를 만들어주고 꾸며주는 직업을 가진 사람에서 클라이언트의 외적인 요소와 내적인 미를 같이 봐줘야 하는 진실한 건강관리자인 히포크라테스로 변해야 한다.

의학적인 약물 투여와 발병으로 인한 건강이상의 대처보다는 미리 예방하고 케어해주는 건강의 전도사가 되어야 한다.

미용적 관점에서 클라이언트의 얼굴 트러블을 보면 우리는 아주 쉽게 장의 문제라고 알려주곤한다. 알려주는 데 그치지 말고 장의 문제는 곧 유전적인 상황에 직결되고, 그것은 클라이언트의 자손에게도 영향을 미친다는 것도 알려주어야 한다.

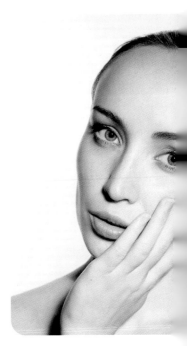

잡티 없고 환한 얼굴과 윤기 있는 피부를 꿈꾸는 현대인들에게 장의 건강을 일깨워 섭생의 원리가 미용적 건강에는 장의 건강이 우선된다는 것을 우리 피부미용인들이 알려주기 시작하여야 한다.

내적 아름다움을 통하여 외적 아름다움을 만들고, 그것이 유전적 요소로 작동하여 자손에게로 이어진다는 이 진실을 이제 여러분은 인지하고 전달하여야 한다.

육체의 건강함은 유전적인 건강함이다.

면역력 증진을 위한 신경 테라피

당뇨병과 피부미용인들의 바른 생각

우리는 당뇨병을 고혈압과 더불어 성인이 되면 조심해야할 성인병의 하나로 인지하고 있다.

샵을 방문하는 클라이언트들은 여러 가지 질환과 환경에 노출된 사람들이고, 그분들은 자신의 생활 속에서 작은 변화를 추구하고자 샵을 방문한다.

피부미용인들이 클라이언트를 상담할 때 여러 가지 상황을 물어보면서 클라이언트의 몸을 건강하게 만들어주기 위해 육체적인 작은 문제도 체크 하곤 한다.

그러나 아무리 관리해도 체형적으로 옳게 변화되지 않는 클라이언트가 당뇨병을 앓고 있는 클라이언트이다.

왜? 당뇨병을 가진 클라이언트의 몸은 변화를 거부하는가?

전 세계의 당뇨병 환자는 약 1억 7천만 명으로 추산되는데, 이러한 숫자는 줄어드는 것이 아니고 계속 증가한다는 문제점이 있다. 특히 우리나라의 당뇨병 인구는 500만 명으로, 10명당 한 명이 당뇨병 환자로 추산되고 있다.

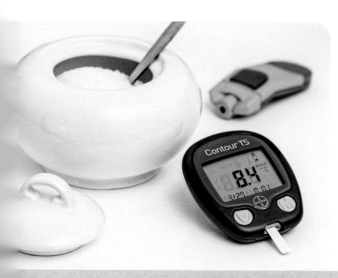

이러한 통계로 본다면 2030년도에는 722만 명이 당뇨병 인구로, 7명당 1명의 당뇨병 환자가 생겨 당뇨병 대국이 된다는 설명이 된다.

당뇨병은 소아에서 발병하는 1형인 소아당뇨와 성인이

되어서 발병하는 2형으로 분류하는데, 우리가 아는 대부분의 당뇨는 2형당뇨이다. 전체 당뇨병 인구 중에 소아당뇨는 5% 정도이며, 그 숫자는 계속 늘어나는 추세이다.

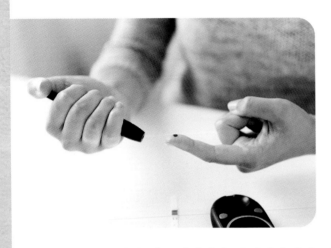

당뇨병의 주원인은 비만이며, 비만인의 증가 추세는 가히 기하급수적이다. 살과의 전쟁은 곧 당뇨와의 전쟁으로 표현되기도 한다.

한편 당뇨병은 유전적인 문제도 제기되는데, 유전적인 문제는 본인의 의사와 상관없이 조상에게서 받은 질환이다.

이러한 당뇨병환자가 우리나라에서 급속히 늘어나는 이유는 조상부터 내려오던 식습관의 변화 때문이다. 우리 조상들은 채식 위주의 식사와 기근과 흉년의 반복으로 대부분 굶주린 삶을 살아왔다.

이에 부응하여 작게 먹어도 생존할 수 있는 능력을 키워온 우리 민족의 육체는 급속도로 발전하는 서구 문명으로 먹는 양이 많아지고 육류의 과다 섭취로 몸안에서 생물학적 교란이 오게 되었다. 결국 당뇨병은 몸은 100년 전이지만 생활은 우주시대를 살아가는 21세기로 바뀌면서 시작된 재앙이라 할 수 있다.

이제 당뇨병을 좀더 이해해보자.

음식물을 섭취하면 일차적으로 위에서 소화되어 화학적 변화가 일어나 포도당 형태가 된다. 이후 위에서 신호가 전달되어 췌장에서 인슐린이라는 호르몬이 분비되는데, 이때 세포의 문을 열어서 포도당이 흡수되게 하여 에너지원으로 활용하게 만든다.

인슐린은 세포의 문을 열어 혈액 속에서 포도당의 농도를 적절히 유지하게 하는 가교 역할을 한다.

섭취한 음식물의 열량이 높을수록 포도당이 많이 생기고, 세포 속으로 흡수되도록 많은 양의 인슐린이 생성된다.

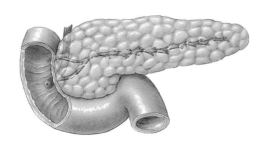

그러나 인슐린의 분리로 인하여 췌장의 베타세포가 손상되면 혈관 속에 포도당이 넘쳐나 문제가 발생하게 된다.

한국인은 인슐린 분비능력이 떨어지고 비만이라는 인슐린 방해요소 때문에 상대적으로 비만하지 않아도 당뇨에 시달리게 되는 것이다.

소변으로 당이 나오는 당뇨는 여러 가지 질환을 유발하는데, 특히 신장내과와 안과질환을 안고 살게 된다.

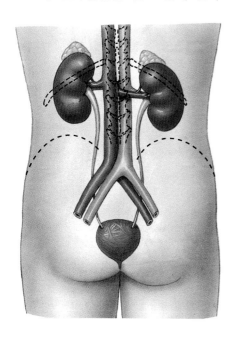

일단 피부미용인들이 이러한 당뇨병환자를 케어하고 유지시키는 방법을 연구해야 한다. 10명 중 한 명의 당뇨병환자인 클라이언트를 어떻게 관리해낼 것인지도 여러분의 몫이다.

신부전증으로 신장기능이 최악으로 변하면 독소 해결능력이 없어지고, 독이 전신에 퍼지는 패혈증sepsis이 동반될 수도 있다. 신장이상은 심혈관계에 문제를 일으킬 뿐만 아니라 급격한 시력저하도 초래한다.

미용인들이 마사지를 하든 괄사를 하든 신장에 문제가 있는 클라이언트를 관리할 때는 많은 주의가 필요하다.

심장과 멀리 떨어져 있는 말초기관인 발은 혈관을 통한 산소공급에 문제가 생기면 작은 상처에도 괴사하고, 심하면 절단하게 된다.

폐경기 여성들은 호르몬의 급격한 변화로 몸에 지방이 쌓여 당뇨에 근접한 상태에서 샵을 방문하는 경우가 많다.

이때에는 치료목적이 아닌 클라이언트관리 차원에서 독소를 배출하여주고 혈액순환을 시켜주는 방법으로 다가가야 한다.

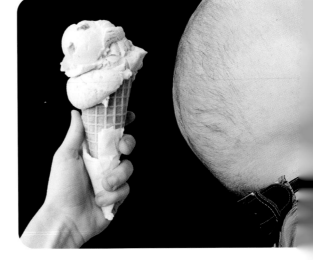

비만한 클라이언트에게는 섭생방법을 지도하여주고, 운동으로 전신의 흐름을 원활하게 하여주어야한다.

당뇨병 클라이언트를 관리할 때에는 작은 상처에도 주의하여야 2차적 질환으로 고생하지 않게 된다.

사람의 체형은 변화하고 화학적 반응으로 세포는 성장하고 발전하지만, 당뇨병을 가진 클라이언트의 체형은 일반인과 다르게 변화되지 않고 그 형태를 유지하려는 경향이 있다.

이는 몸의 변화보다는 살아가기 위하여 몸안에서 일어나는 최대의 방어작용으로 볼 수 있다.

클라이언트가 당뇨를 가지고 있다는 것을 인지한 순간부터 여러분은 클라이언트의 몸안에서 일어나는 급격한 변화를 추구하지 말고, 건강한 모습과 삶에 치중한 관리를 하여야 한다.

당장은 체형이 변화하지 않지만 살아가려고 하는 그 가릇한 몸을 들여다 봐주고 정성스럽게 순환과 소통에 힘써야 한다.

체형을 관리받는 모든 분들의 소원은 한번의 손길로 체형이 정상적으로 돌아와주기를 바라지만, 우리 몸은 그리 호락호락하지 않다는 것을 인지하고 클라이언트의 마음까지 어루만져 주어야 한다.

피부미용이란 아름다움을 추구하지만, 그 내면은 건강한 삶이 동반되는 것이므로 아름다움과 건강유지에 초점을 맞추어야 한다.

사람의 몸을 만지는 일은 신께서 허락한 자만이 할 수 있는 숭고한 직업이다. 우리는 우리의 직업적 소명을 정성을 다해 진행하여야 한다.

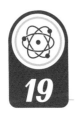

面 면역력 증진을 위한 신경 테라피

인체의 면역기전, 일상에서 육체와 정신의 조화

옛날 농사를 짓거나 몸을 써서 하루의 끼니와 금전적 요구를 해소하던 시절의 사람들은 별도로 돈을 들여 운동하지 않아도 몸은 알아서 필요한 만큼의 근육을 쓰고 그것에 대한 보상으로 근력이 생겨났다.

그러나 현대인들에게 운동은 금전적인 요소와 시간을 맞바꾸어야 하는 재화적 가치로 바뀌었다.

운동으로 체온이 오르는 것은 우리 몸이 건강하다는 의미이다. 현대인은 체온이 점점 떨어져서 면역력은 약해지고, 면역력의 약화는 수많은 질병에 시달리게 하며, 질병에 대한 저항력의 약화와 항생제의 반복적 투여로 저항력이 바닥을 드러내게 되었다.

몸을 따뜻하게 하면 미토콘드리아가 제 기능을 최대한 발휘하게 된다. 몸을 따스하게 하는 것은 몸안에 또다른 변화를 만들지 않는 항상성이다.

체온과 가장 밀접한 관계가 있는 것은 호흡이다. 다른 동물들은 코로만 숨을 쉬는데, 인간은 기도를 통해 공기를 내보내며, 허파의 공기를 내보내면서 대화를 한다.

숨을 코로 들이마시는 것은 에너지를 통해 기운을 받아들이는 것이다. 그렇다면 입으

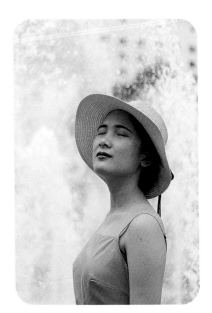

로 숨을 쉬면 에너지 순환에 지장이 있는 것은 어떠한 이유일까?

명상에 깊게 잠길 때 우리는 코를 통해 깊고 길게 숨을 쉬면서 뇌의 에너지를 조절하게 된다. 코로 바람이 통해야 인후의 질환도 없을 것이고, 뇌로의 산소공급도 원활해지게 된다.

호흡을 통해 몸을 다스리고 따스하게 하는 것은 몸안에 크고 단단한 울타리를 치는 것과 같다.

한편 우리 인간이 직립하는 데 대한 고민도 해봐야 한다. 두 발로 서기 때문에 두 손이 자유로와 많은 기술을 익혔고, 현대사회의 문명을 건설하였다. 그러나 중력의 방향을 역행하는 간의 에너지 흡수와 장부의 처짐 현상은 장부의 기능을 힘들게 한다. 이에 못지 않게 목과 허리가 받는 중력은 엄청난 통증을 유발시키기도 한다.

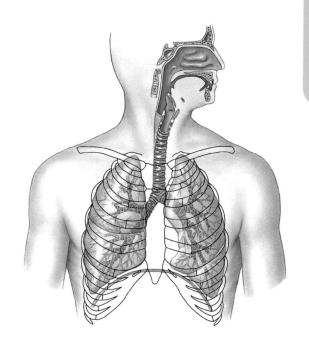

자세란 결국 호흡과 연관된다. 호흡에 연관되는 흉쇄유돌근과 교근의 에너지도 하나의 시스템이 되어 호흡과 소화에 영향을 준다. 예를 들어 거북목의 경우 짧은 호흡의 양, 그리고 횡격막을 지배하는 경추 3~5번 신경조직의 막힘으로 인하여 호흡과 소화장애를 일으킨다.

척주측만증으로 인한 허리부터 척추의 통증을 일으키는 모든 원인들은 바르지 않은 자세로부터 시작된다.

결국 면역력이란 몸안에서 일어나는 바른 에너지의 흐름인데, 이것은 바른 자세에서 시작되는 것이다.

또 한 가지 입안에서 이루어지는 저작기능을 보자.

습관은 몸의 행동 중에 자신의 의도하지 않는 행동이고 몸안에서 일어나는 변화에 시초인데, 잘못 씹거나 한쪽으로 씹으면 먼저 얼굴이 변형되기 시작한다.

근육도 쓰면 발전하고 근력이 생기는데, 입안에서도 한쪽으로 씹으면 안 쓰는 쪽의 치아와 잇몸에도 변화와 퇴화현상이 나타난다.

하나의 반응이 뇌와 치아의 움직임에 영향을 줌으로써 치아의 건강상태와 뇌의 물리적 자극의 에너지가 얼굴과 뇌의 혈액순환을 주관하게 된다.

입안을 골고루 이용하여 씹으려면 치아의 건강이 우선이다. 치아의 한쪽이 고장나거나 부실하면 한쪽으로만 씹게 된다.

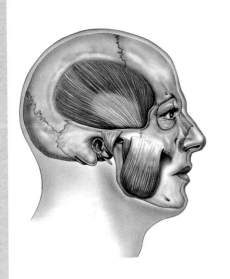

울프Wolf의 법칙은 압력을 가할수록 뼈는 튼튼해진다는 이론이다. 턱의 관절과 입안을 골고루 이용하여 씹으면 턱관절을 건강하게 할 뿐만 아니라 뇌의 혈액순환에 도움을 주어 뇌기능을 좋게 한다.

미용적 관점에서는 치아와 얼굴의 윤곽이 가장 큰 비중을 차지한다. 미인의 얼굴은 좌우 균형이 맞고 작은 틀 안에 존재하여야 한다.

치아와 악관절의 문제는 전신의 불균형과 연관이 있어서 체형관리 시에는 악관절의 움직임과 두개천골요법부터 시작하게 된다.

본인의 얼굴을 거울을 통해서 보자. 얼굴이 어느 쪽으로 기울여졌는지, 또 어느쪽 팔자주름이 더 깊은지도 살펴보자.

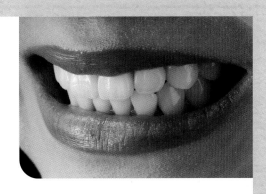

　몸안의 균형은 치아에서 시작되어 체형 전체로 진행된다.

　오른손을 주로 쓰는 사람은 오른쪽으로 체형의 변화가 오고, 왼손을 주로 쓰는 사람은 왼쪽으로 체형의 변화가 온다. 오른손을 쓰는 사람의 오른팔은 왼팔보다 파워가 더 셀 것이다.

　체형이란 발전시키고 발달시키면 좀더 발달하게 된다. 우리 몸은 체형이 교정되는 시간이 스스로에게 있는데, 그것은 바로 누워서 자는 시간이다.

　조금 딱딱한 곳에 똑바로 누워 바로 자는 것이 우선적으로 필요하다. 바로 누운 자세는 어깨→ 등→골반이 바닥에 닿고, 양팔을 바로 내린 자세이다. 이런 자세로 누우면 척추는 바로 펴지면서 척수신경의 흐름이 원활해진다.

　한방에서는 기가 약한 분들이 엎드려 잔다고 한다. 엎드려 자는 것은 장부의 혈액순환이 안 되고 호흡에 장애가 오는 자세이기 때문에 좋지 않다.

　우리 몸은 움직여야 한다. 그래야 살아갈 수 있다. 움직임이란 열이 나고 숨을 쉬는 것이다. 열은 우리 몸의 면역력이고 혈액의 흐름이다.

　움직여야 혈액이 돌아가고 혈액이 돌아가야 비로소 에너지가 전달된다. 깨어 있을 때 추우면 움직이면 되지만, 잠들었을 때 추우면 몸안의 미토콘드리아까지 영향을 주어 자칫 생명까지 잃게 된다.

　또 하나의 방법은 복부의 압력을 높여주는 것이다.

　몸안에 영양분을 흐르게 하는 과정 중에 문맥순환이 있다. 문맥의 피는 소화관에서 간으로 이동하는데, 그 힘은 소화관의 압력차이에서 나온다.

　혈액은 압력이 높은데서 낮은데로 흐른다. 문맥의 흐름이 장부의 건강에 으뜸인데, 이를 위해서는 압력차이를 만들어주어야 한다. 이것은 위장과 간이 비워진 상태, 즉 공복상태의 발현이다. 이를 도와주는 방법은 배의 압력을 높이는 것이다. 복압을 높이는 가벼운 마사지를 시행하면 자연스럽게 압력차이를 만들 수 있다.

공복상태의 장부는 말 그대로 건강한 상태의 진행형이고, 컨디션을 가장 행복한 상태로 유지시켜준다.

우리 몸이 가장 건강한 상태는 아무런 것을 느끼지 않고, 아무런 부위가 느껴지지 않는 상태이다. 몸안에서 혈액과 에너지의 흐름이 가장 원활한 것이 행복한 몸을 만드는 조건이다. 육체의 건강이 정신적 건강으로 이어지고, 최상의 컨디션을 만든다고 봐야 한다.

이처럼 일상에서 면역력 증진을 위한 노력은 우리 피부미용인들부터 시작되어야 한다. 건강한 육체를 유지하는 것이 최고의 면역력이다.

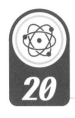

면역력 증진을 위한 신경 테라피

걷기와 미용

20

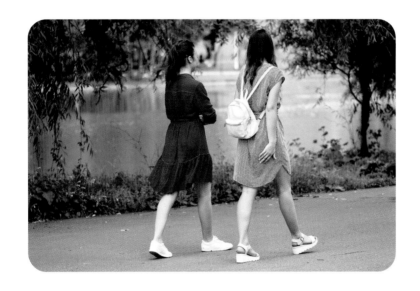

우리가 살아가면서 60년간 최선을 다해 걷는다고 할 때 평생 걷는 거리는 지구의 세 바퀴 반이된다고 한다. 그런데도 우리는 발의 건강을 그리 중요하게 여기지 않는 까닭은 발을 하나의 도구로 여기기 때문이다.

인체는 206개의 뼈로 구성되어 있고, 그중에서 발에는 52개의 뼈와 38개의 근육 그리고 214개의 인대가 있다. 이것들이 발의 메커니즘으로 인체의 중심을 잡아주면서 몸을 움직이는 모습은 마치 컴퓨터와 같다고 할 수 있다.

뼈와 뼈는 인대가 연결하고, 뼈와 근육을 연결하는 조직은 건인데, 그 조직은 그물과 같은 모양으로 혈관과 림프의 조화로움으로 동시에 순환시키는 곳이다. 이곳에는 모세혈관과 자율신경이 인체의 다른 부위보다는 월등하게 많다.

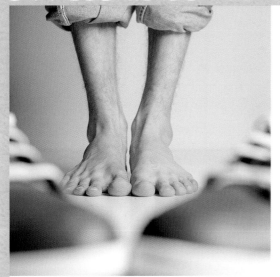

여기에서는 인체의 조직 중에서 발의 역할과 기능을 살펴본 다음, 관리실에서 행하는 클라이언트의 발관리의 중요성과 관리사 자신의 발 건강을 다시 한번 되짚어보려 한다.

발은 제2의 심장으로 불리운다.

왜 발은 제2의 심장으로 부를까?

혈액순환의 관점에서 생각해보자. 심장에서 동맥을 통하여 전신으로 혈액을 보내면, 혈액은 하지에 집중되는데, 그 혈액의 70% 이상이 정맥의 순환에 의하여 심장으로 되돌아온다. 이때 하지 근육이 가장 많은 역할을 한다.

그 힘의 가장 큰 원동력이 되는 것은 발의 힘이다. 다시 말해서 하지 근육을 움직이는 힘의 모터가 발이라는 것이다.

옛말에 노화는 발에서부터 시작되므로 그 움직임이 둔해지면 진정한 노화로 판단한다고 하였다. 걷는다는 그 자체가 노화의 한 그림이 되는 것은 전신의 혈액순환과 연관시켜 설명할 수 있다.

"중병이 걸려도 걸으면 산다."는 진리, "걸을 수 있으면 건강해진다."는 진리는 걸음과 발의 미학적 관점이다.

신체를 지지하고 보행하는 기능을 제외한 역학적 관점에서 본 발은 인체의 5장 6부가 연관된 반사구로서 평가되고 있다. 이것은 발의 건강을 정신적 건강으로 평가하는 이론이다.

『동의보감』에는 두한족열頭寒足熱이라는 단어로 건강을 표현하는데, 이것은 발은 따스하고 머리는 차갑게 하라는 의미이다. 이는 발의 순환과 에너지가 중요하고, 발이 전체 장부의 반사구 기능을 한다는 것을 의미하는 내용이다.

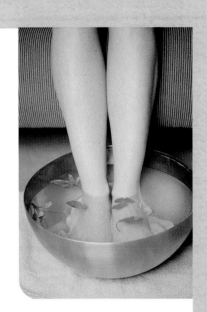

　발을 따뜻하게 하면 체내의 혈액순환을 좋게 하여 산소와 영양분으로 가득찬 혈액을 전신으로 보내고, 더러워진 노폐물을 처리할 수 있다. 이 때문에 발의 순환이 곧 인체의 순환으로 표현되고 있다.

　몸이 피로할 때 발을 따스한 물에 담궈 잘 주물러주면 전신의 피로감이 사라지고 정신적·육체적인 개운함을 느끼게 되는데, 이는 발의 혈액순환이 중요함을 나타낸다.

　그러나 피부미용실에 오시는 클라이언트들은 하이힐을 신거나 오래 앉아 계

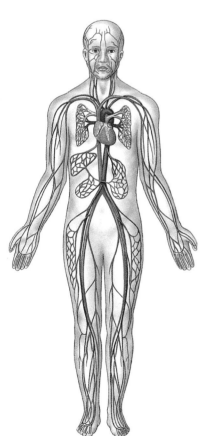

시는 직업종사자들이어서 발에 많은 피로감을 가중시키고, 그로 인한 부종과 순환장애로 전신의 무력감과 통증을 느낀다. 이것은 발이 5장 6부와 관계가 있다는 반증이다. 불편한 신발은 발의 일정 부분에 압박을 가하여 장부의 순환을 막는 결과를 초래한다.

　발의 아픔을 참으며 오래 서 있거나 작거나 불편한 신발을 신고 있으면 장부에 영향을 준다. 따라서 좀 더 적극적인 발관리가 필요하다는 것은 피부미용인들은 알고 있어야 한다.

　발건강의 중요성은 누구나 경험하지만, 병으로 생각을 하지 않는 것이 보통이다. 이로 인한 부작용은 본인이 알아채지 못하지만, 그 결과는 자신의

몸 전체에 커다란 나쁜 영향을 미친다.

우리의 몸과 발은 기본적으로 항상 일정한 상태를 유지하려는 기능을 가지고 있다. 바닥이 고른길과 울퉁불퉁한 돌길·산길 등을 걸을 때 발의 피로도를 비교해 보면, 고른길은 잠시 편안한 것 같지만, 시간과 거리에 비례해보면 이상하게도 불편한 길보다 상대적으로 피로가 빨리 올 수도 있다. 이것이 발이 추구하는 항상성의 원리이다.

우리 몸은 저하된 신체기능을 자연적으로 회복시켜주는 역할, 즉 자연치유력을 가지고 있다. 신체의 모든 기능의 정상화, 긴장 해소, 스트레스를 줄여주고, 신경기능을 증진시키고, 말초신경까지 원활하게 혈액을 공급시켜 인체의 활력 증강에 도움을 주는 것이 발이다. 이것이 발마사지를 받고나면 날아갈 듯 몸이 가벼워지는 이유이다.

질병은 왜 발에서 오는 걸까?

우리 몸은 좌우 대칭이 정상이지만, 몸과 발의 움직임이 잘못되어 골격이 변화하면 비대칭으로 변하게 된다. 사람의 생명을 조정하는 신경은 척추와 골격이 보호·유지하고 있는데, 신체의 기초인 발에 이상이 오면 곧 질병으로 나타나게 된다.

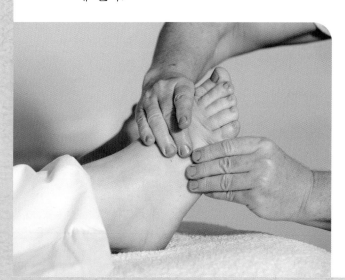

이처럼 건강을 유지하는 데는 발과 다리의 역할이 중요하다.

흔히 발의 이상이 다리에 정맥류를 일으키며, 좌우 대칭이 틀어지면 신체를 타고 올라가 질병을 일으킨다.

오른쪽 발목에 이상이 있으면

왼쪽 무릎과 왼쪽 사타구니로 신체적 이상이 진행되어 장부의 질환을 일으킨다.

오른발에 이상이 생기면 우리는 왼발로 오른쪽을 지탱하기 때문에 왼쪽 발목→왼쪽 고관절→왼쪽 허리부분에 더 많은 체중이 실리게 된다. 이 경우 역학적으로 오른발과 다리가 항상 압박을 받아 짧아지고, 상대적으로 왼발과 다리가 길어지는 현상이 나타난다.

이것이 상체 전체에 악 영향을 주어서 호흡기·순환기·소화기의 질병에 걸리기 쉽게 만든다.

발관리를 통하여 클라이언트들의 면역력과 건강을 증진시키려면 기술을 연마하고 지식을 함양하여야 한다. 이를 통하여 클라이언트에게 좀 더 다가갈 수 있으며, 나아가 이윤 창출과 직무 만족도가 높아질 것이다.

발에 대한 수없이 많은 지식이 난무하고 발을 주제로 한 학문이 체계화되어 학교의 교과목이 되고 있는 현시점에서 발과 건강의 상관관계를 이론적 지식배경으로 갖출 수 있도록 좀 더 노력해야 할 것이다.

인체는 하나의 조직적 메카니즘을 이루고 있다. 어느 한 곳이든 소홀히 할 곳이 없어야 하고, 그 조직이 인체에 미치는 영향을 살피면서 클라이언트를 관리해야 한다.

클라이언트를 위해 하루 종일 일한 당신의 육체 중에서 두 발을 오늘은 따뜻한 물에 푹 담그고 조심스럽고 꼼꼼히 만져보자. 내 발의 건강이 나의 육체의 건강이고, 클라이언트의 건강을 만들어주므로 오늘도 소중히 나의 발부터 관리하여보자.

피부미용인들의 건강이 클라이언트의 건강이다.

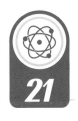

면역력 증진을 위한 신경 테라피

호흡과 에너지

21

우리가 호흡할 때 코와 입으로 들이마신 맑은 공기는 폐 속 깊이 들어갔다가 노폐물을 머금고 다시 밖으로 배출된다.

우리는 호흡은 쉬지 않고 늘 하면서도 호흡을 통한 치유적 에너지로 인한 몸의 변화에 대하여서는 많은 관심을 두지 않는다.

피부미용샵을 방문하는 클라이언트들은 관리사에게 많은 요구를 하면, 관리사는 클라이언트의 요구에 맞추어 몸의 아름다움과 순환을 위해 최선을 다해 관리한다.

그러면서 클라이언트의 호흡 밸런스에 맞추어 손과 몸을 따라 움직이거나, 손동작을 멈추기도 한다.

호흡에 의해 몸안에 변화를 일으키고, 근육의 안정과 장부의 순환을 돕는 호흡에 관하여 좀더 다른 관점에서 살펴보기로 한다.

호흡에 관여하는 횡격막은 가슴과 배를 나누는 가로무늬근육을 말하는데, 위로는 가슴, 아래로는 배와 구분되고 수축과 이완을 통해 호흡운동을 돕는다.

횡격막은 위로 올라가면 휜듯이

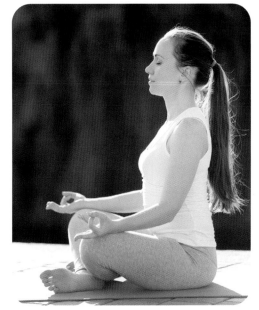

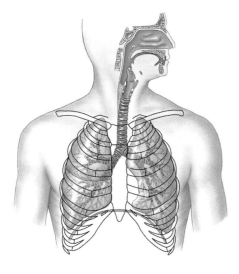

보이고, 가장 올라간 부분에는 심막을 사이에 두고 심장이 있고, 양쪽으로는 흉막을 사이에 두고 폐가 있으며, 아래쪽에는 복막을 사이에 두고 복강 속 장기들이 위치하고 있다.

횡격막의 근섬유는 다른 세 부위에서 시작되는데, 그것은 흉부의 하단부 여섯째 갈비뼈 안쪽과 요추 2, 3번, 흉골의 검상돌기 내측부분이다. 이 세 부위에서 시작되는 근섬유는 횡격막의 힘줄이 중앙으로 모이게 한다.

횡격막의 중심에 있는 힘줄은 폐를 감싸고 있는 조직과 붙어 있기 때문에 숨을 들이마실 때 공기를 빨아들이는 것을 도와주고, 숨을 내쉴 때 중심의 힘줄도 이완하여 공기를 빼주는 것을 도와준다.

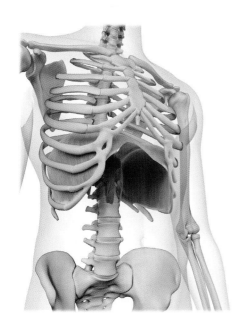

횡격막은 횡격신경에 의해 지배되는데, 이는 경추 3번과 5번 사이에서 나온다. 횡격막에는 흉강에서 복강으로 통하는 대동맥열공, 대정맥공, 식도열공이 자리 잡고 있다.

횡격막은 수축과 이완을 통해 호흡이 이루어진다. 숨을 들이마시면 횡격막은 수축하여 아래로 내려가 흉강 내의 압력을 낮추어 폐에 공기가 들어올 수 있게 해주며, 숨을 내쉴 때는 횡격막은 이완하여 위로 올라가 폐에 있는 공기가 밖으로 나갈 수 있게 만든다.

또한 배변할 때나 위에 이상이 있을 때에는 복압을 증가시켜 음식물이 밖으로 나오게 한다.

숨 쉴 때 횡격막의 모습은 다음과 같다. 숨을 들이마시면 횡격막이 수축하고 폐가 확장되어 공기가 들어옴과 동시에 횡격막 아래쪽 복부의 장기가 눌려 배가 나오게 되고, 다시 숨을 내쉴 때는 횡 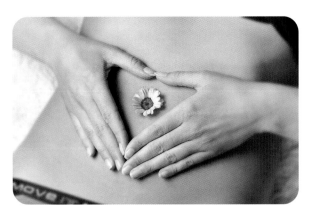 격막이 이완하면서 폐에서 공기가 나가 복부 장기는 압박이 덜해져 원래 상태로 배가 들어가게 된다. 이것을 횡격막호흡 또는 복식호흡이라 부른다.

횡격막에는 장요근과 요방형근이 붙어 있다. 이 때문에 호흡을 할 때 복부에 있는 허리근육과 허리에 있는 요방형근에 지대한 영향을 주어 몸의 전체적 균형을 잡게 만든다.

호흡에 의해 배가 움직이고, 복횡근이 움직인다. 복횡근의 움직임은 몸안의 코어근육인 다열근과 골반저근에도 영향을 준다.

횡격막의 움직임은 인체의 모든 장기가 움직이는 동기가 됨과 동시에 소화와 혈액순환의 기초적인 동작에서 깊은 과정까지 관여하게 된다.

호흡이란 횡격막의 힘을 빌어 폐의 에너지가 흐르게 하는 과정인데, 이때 폐 경락인 중부에서 엄지손가락의 소상까지 그 흐름이 이어진다.

폐의 에너지는 금의 에너지이고 면역력에 관여한다.

그렇다면 횡격막의 움직임은 육체의 어디에 가장 큰 영향을 줄까?

우리 인체는 약 650개의 근육으로 만들어져 있는데, 한번에 이 근육을 동시에 자극을 주고 움직이게 할 수 있는 근육은 오직 횡격막뿐이다.

횡격막의 근육은 인체에 있는 650개 근육을 자극하고, 몸안의 12개 경락 중 방광 경락을 제외한 모든 경락이 횡격막을 지나므로 횡격막의 움직임은 곧 생명의 움직임이라 할 수 있다.

건강한 육체는 건강한 에너지의 흐름이다. 따라서 에너지가 막힘없이 흐를 수 있도록 돕는 것이 우리 미용인들의 직업적 기술이다. 이를 위하여 수없이 많은 테크닉을 공부하고, 그것을 클라이언트에게 적용을 시키려고 노력하는 것이다. 기술을 몸에 적용시키려면 클라이언트의 몸이 그것을 받아들일 준비가 된 상태로 만들어주어야 클라이언트의 몸에서 수용과 흐름이 이루어지게 된다.

클라이언트관리에 문제점이 있거나 적절한 기술이 적용되지 않는 이유를 호흡의 밸런스에서 찾아보고자 한다.

심장에서 혈액을 전신으로 보내고 다시 심장으로 혈액이 올라가는 것은 순수한 혈관의 힘으로 이루어지는 것이 아니라, 근육의 움직임에 연동된 장기와 정맥의 판막이 동시에 작용하기 때문이다. 그 하나의 가장 큰 줄기가 바로 호흡이고, 그 호흡의 중추는 횡격막으로 볼 수 있다.

횡격막의 기능이 원활하려면 경추가 정상적인 각도를 유지하고, 목에 신경상의 문제가 생기지 않은 바른 체형이어야 한다.

그러므로 횡격막은 인체의 전반적인 문제를 해결하는 키포인트가 된다는 결론이 나온다.

가만히 깊은 호흡을 해보자. 무엇이 느껴지는가? 폐의 움직임으로 가득찬 공기의 움직임이 느껴지는가?

아니면 깊은 장기의 움직임과 전신 근육의 움직임으로 혈액의 움직임이 속

속들이 느껴지는가?

우리 몸이 건강할 때에는 아무런 일도 없듯이, 아무런 감각도 느껴지지 않듯이 그렇게 호흡과 횡격막은 움직인다.

그러나 몸이 병적인 상태가 되면 호흡이 느껴지고 장기의 아픔도 통증도 같이 느껴지게 된다. 이때의 느낌이란 곧 몸안의 신호이다.

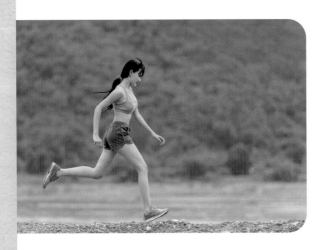

숨이 차도록 달리면 심장박동은 늘어나고, 숨이 가빠지면서 횡격막과 전신의 모든 장기들은 동시에 많은 양의 일을 수행한다.

오늘부터라도 각자의 자리에서 클라이언트의 양태를 파악하면서 횡격막의 움직임이 자각되지 않는 범위에서 그들의 몸 상태를 관찰한 다음 몸의 변화를 알고자 한다면 호흡을 과하게 또는 깊게 쉬게 하여 장기의 움직임을 주시해야 한다.

변화와 변형을 추구한다면 재정립이 필요한데, 그것은 깊은 호흡에서부터 시작된다는 것을 인지하고 클라이언트에게도 그 상황을 적절히 지도해주어야 한다.

가슴을 펴고 대흉근을 통한 호흡을 하면서 두 팔을 들어올려 폐의 부피를 늘리고 깊은 숨을 쉬어보자.

폐 경락의 에너지적 움직임은 같은 금의 에너지인 대장 경락의 흐름에 영향을 주고, 대장 경락의 영향은 장부 깊은 조직의 면역력에 영향을 준다.

많은 일들이 피부미용실에서 이루어진다. 피부의 아름다움을 도와주는 피부미용인들의 질적인 기술은 단순히 피부의 아름다움이 아닌 육체적인 아름다움으로 이어지고, 그것은 외적인 아름다움을 내적인 아름다움으로 만드는 원동력이 된다.

    횡격막의 주작용은 경추 3~5번에서 시작되는 횡격신경의 흐름에 의하여 이루어지지만, 오늘부터는 목의 움직임이 전신의 변화와 건강에 도움을 준다는 사실을 다시 한 번 인지하기 바란다.

    현업 피부미용인으로 살아가면서 늘 갇힌 공간의 답답함을 벗어나 대자연 속에 가슴을 펴고 횡격막이 아주 깊게 움직이는 호흡을 주기적으로 해준다면, 클라이언트의 건강과 자신의 건강을 동시에 얻게 될 것이다.

22

🌿 면역력 증진을 위한 신경 테라피

피부세척으로 몸을 디톡스하다

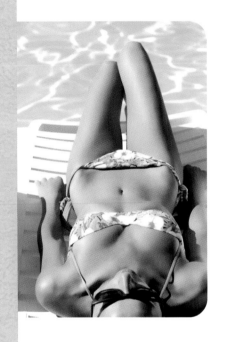

날이 더워져 짧은 옷을 입는 계절이 되면 사람들은 피부를 노출시켜 자신의 건강함을 과시하기도 한다.

땀을 흘릴 때 피부는 과연 땀만을 흘릴까?

땀이란 결국 흘려버려야 할 독소인가?

피부의 표면을 흐르는 혈액과 혈관 속을 흐르는 혈액 중 어느 혈액이 더 깨끗한 혈액일까?

답은 혈관을 흐르는 혈액이다. 혈관을 흐르는 혈액은 림프를 통해 일부 정화되어 몸안으로 흘러간다.

그렇다면 혈액은 어떠한 작용으로 정화되고 맑고 깨끗해질까? 이 경우에는 바로 신장을 떠올리고, 신장을 통한 독소 배출을 연상하게 된다.

의학적 메카니즘으로는 신장의 작용으로 혈액을 정화하여 해독하지만, 신장의 부담을 실질적으로 줄일 수 있는 해독기관은 바로 피부이다. 우리의 피부는 몸에서 독소를 배출하는 능력이 탁월하고, 그 기능은 전체의 장기를 통한 밸런스로부터 시작된다.

만약 장, 피부, 폐, 신장 등 배출기관이 주어진 일일 작업량을 수행하지 못하면 모든 종류의 건강에 문제가 생길 수 있다. 두통, 불규칙한 장 활동, 알레르기, 체중 문제, 우울감, 불안, 통증 등이 흔히 발생하는 불편 요소인데, 이것은 해독체계가 정상적으로 작동하지 않으면 큰 영향을 받게 된다.

우리는 주변에서 나이가 들어 보이면서 피로를 많이 느끼고 건강을 잃어가는 사람들을 볼 수 있는데, 그들은 해독기능과 직접적인 연관이 있다고 보면 된다.

그렇다면 혈액을 세척할 수 있을까?

만약 세척이 가능하다면 체내의 독소를 제거하고 기분을 상쾌하게 해주는 최고의 방법 중 하나가 될 것이며, 상상만으로도 행복한 느낌이 올 것이다.

세척할 수는 없지만, 우리 몸의 피부를 세척과 같은 효과를 내면서 신장과 장부를 도와주는 디톡스detox, 해독를 설명한다.

신장은 심장과 짝을 이루는 장기이다. 호르몬제의 과다복용과 장기복용은 심장에 무리를 주고, 심장기능이상으로 심장약을 장기복용하면 신장에 무리가 간다.

이러한 기능을 하는 신장을 돕는 기관 중의 하나가 피부이므로, 피부 디톡스를 통해 건강을 추구해보자.

세척을 통한 피부 디톡스 방법 4가지는 다음과 같다.

 ### 첫째, 피부를 최대한 가볍게 한다.

그 방법은 땀의 배출이다. 땀의 배출은 곧 디톡스의 시작이다. 그래서 많은 사람이 땀을 흘리는 것을 독소배출의 중요한 방식이라고 생각한다.

필자는 이 방법이 옳다는 의견이다.

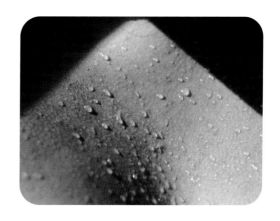

건강한 사람의 피부는 유해한 독소와 점액을 제거하며, 반대로 과도한 수분·미네랄·염분은 배출한다. 그런데 여기에 문제가 있을 수 있다.

인체의 장기 중 하나가 자신의 역할을 제대로 하지 못할 때에는 이를 보상하기 위해 다른 장기들이 대신 그 역할을 하게 된다.

이렇게 되면 피부에 발진과 트러블이 생기게 된다.

그 해결방법의 하나로 적외선 사우나를 하여 피부를 간접 세척해주는 것을 생각해보자.

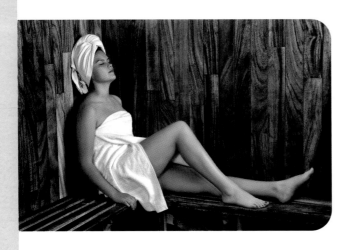

주기적으로 사우나를 하면 피부를 통한 땀의 배출을 최고치로 끌어올린다. 이때 가장 효과적인 사우나가 적외선 사우나이다.

적외선 사우나는 보통의 사우나에서 나오는 열기보다 피부층 더욱 깊은 곳까지 침투하여 지방분자를 진동시켜 독소를 배출하여 혈액순환을 왕성하게 하고, 더욱 능률적으로 독소를 간과 신장으로 이동시켜 몸안에서 땀을 통한 배출도 돕는다. 이때 틈틈이 수분을 보충해주어야 한다.

둘째, 가벼운 솔을 이용하여 스킨 브러싱을 한다.

스킨 브러싱skin brushing은 독소 배출을 도와주는 효과적인 방법으로 누구나 쉽게 실행할 수 있다. 우리 몸의 각질은 주기적으로 탈락되지만, 디톡스를 진행할 때는 각질이 모공을 막지 않도록 좀 더 빠른 방법으로 실시해야 한다.

가장 간편한 방법은 샤워 전에 부드럽지만 짧고 단단한 자연모와 긴 손잡이가 달린 브러시를 이용하여 물기가 없는 피부를 골고루 문질러주고 쓸어주는 것이다.

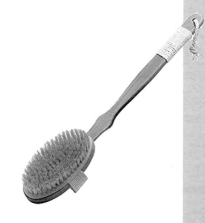

발끝에서 머리까지 몸의 앞·뒤·팔·목 등 전신을 부드럽게 심장을 향해 안쪽으로 원을 그리며 문질러주어야 한다. 가능하면 림프의 순환방향과 림프절을 따라 문질러주면 더욱 좋은 효과를 발휘한다.

이때 피부가 얇은 목이나 팔 안쪽은 세심하고 부드럽게 문지르고, 등이나 발바닥과 같이 피부가 두꺼운 부위는 좀 더 압력을 가하여 문질러 각질을 제거해준다. 또 림프계나 호르몬계의 활동을 활발하게 하여 피부 건강을 촉진한다.

셋째, 냉·온수욕을 반복하는 교대욕을 한다.

이는 디톡스를 가장 확실하게 할 수 있는 비장의 무기이다. 냉수욕과 온수욕을 번갈아하면 혈액순환 및 해독작용을 가속화해준다. 피부는 피가 가득 찬 세동맥과 소정맥이 수 킬로미터 길이로 뻗어 있는 가장 큰 기관이다. 이 혈관들은 열에서는 이완되어 팽창하고, 냉기에서는 수축하게 된다. 이와 같은 이완과 수축이 반복하여 일어나면 피부가 많은 피를 움직이게 된다.

목욕탕에 갈 필요없이 샤워할 때 뜨거운 물을 틀어놓고 1분간 버틴 뒤 찬물로 1분 정도 버티는 과정을 여러 번 반복하면 된다. 매일 이 과정을 거치면 피부의 해독작용을 통해 디톡스적 피부 세척에 큰 도움이 될 것이다.

넷째, 풍욕을 한다.

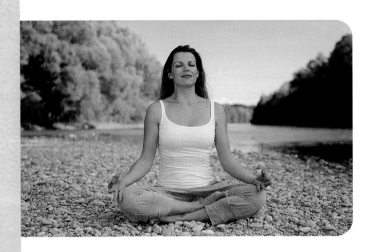

풍욕은 바람이 산들하게 불어오는 계곡이나 야산에서 호흡과 더불어 해야 한다.

호흡이란 몸안의 장기와 관련된 모든 경락과 650개의 근육을 전부 움직이게 하는 것이다. 풍욕을 할 때는 호흡과 몸의 가벼운 동작을 유도하고, 겨드랑이와 두 다리를 편하게 벌려서 온몸의 피부가 숨을 쉬게 해야 한다. 이때 옷은 최대한 가볍게 입고, 몸을 압박하는 벨트 등은 없어야 한다.

풍욕을 할 때 머리를 풀어 머리카락 사이사이에 흐름을 주면 누피의 건강에 도움이 될 것이다. 또한 땀을 내서 배출하는 방법과 피부를 통한 흐름을 좋게 하는 방법 모두를 병행하면 몸안의 독소는 피부를 통해 순환과 흐름을 통하여 배출될 것이다.

세상에는 건강에 좋다는 수없이 많은 미용제품과 기계들이 넘쳐나고 있다.

우리 미용인들이 클라이언트와 자신의 건강을 위해 피부세척의 일환인 이 네 가지의 방법을 실행한다면 본인과 클라이언트의 건강에 큰 도움이 될 것이다.

더운 것이 고통스럽다고 에어컨만을 작동한다면 오히려 건강을 해칠 수 있다.

아름다운 피부세척으로 건강에 한발 더 다가가 보자.

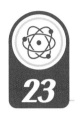

면역력 증진을 위한 신경 테라피

23 구안와사란

현대사회는 빛의 속도만큼 많은 일들이 생기고, 그 속에서 살아가는 삶이란 연속된 스트레스의 반복적 현상이라고 할 수 있다.

이러한 스트레스에 의해서 발생되는 클라이언트들의 많은 질환 중에 안면마비라고 불리는 구안와사에 대하여 피부미용인들의 대처 요령과 관리 방법을 알아보고자 한다.

알 수 없는 원인에 의해서 안면신경의 기능에 문제가 생겨 얼굴이 마비되는 것이 구안와사이다. 마비가 생기면 한쪽 얼굴 근육의 움직임이 나빠져 얼굴을 움직일 때 양쪽이 비대칭 모양으로 바뀌는 현상을 말한다. 마비된 위치에 따라 중추신

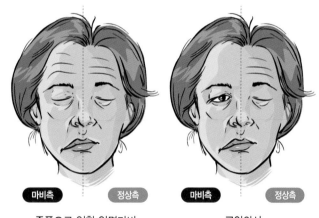

중풍으로 인한 안면마비　　　　　구안와사

경마비는 뇌의 외상·출혈·감염증 등의 원인으로 발생하여 양측성의 구순·비근·안근 마비증상을 보이며, 말초신경마비는 저작곤란 등의 증상이 한쪽에 나타난다.

이마의 주름이 마비측에서 풀려 있고 얼굴근육의 마비 이외에 다른 어떤 증상도 나타나지 않는다. 또 눈을 감으면 눈동자가 위로 올라가고 간혹 마비측의

귀 뒤쪽이 뻐근하고 아픈 경우가 있다.

중풍환자는 구안와사환자와는 달리 이마의 주름이 풀려 있지 않으며, 눈을 감아도 눈동자가 위로 올라가지 않는다.

중풍인 경우에는 흔히 팔다리가 함께 마비되며, 삼키기 장애·발음장애 등이 나타난다. 한편 기울어지는 걸음걸이이상과 같은 증상이 동반된다.

구안와사가 왔을 때 첫 번째 눈으로 확인해야 할 것은 이마이다. 한쪽은 주름이 있고, 다른 쪽은 주름을 잡을 수 없다.

만약에 양쪽에 주름이 잡힐 경우에는 뇌출혈증상을 의심하여 의료적 조치를 빠른 시간 안에 받아야 한다.

뇌혈관질환이 오면 입이 돌아가면서 양쪽 이마에 주름이 잡힌다.

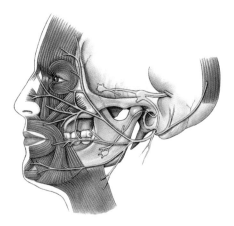

안면신경과 삼차신경은 교근에 분포되어있기 때문에 교근 마사지에 신경을 써야 하고, 두피의 모상건막을 풀어주어 머리 전체의 혈액순환을 도와야 한다.

교근의 마비는 저작기능에 문제가 생길 뿐만 아니라 치아까지 들뜨게 되고, 눈이 감기지 않아 안구건조증이 와서 눈의 불편을 호소하게 된다.

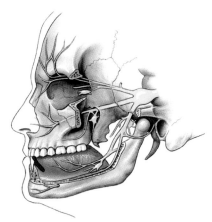

클라이언트 관리 시 거즈에 물을 묻혀 눈을 덮어 눈의 손상을 예방해 주어야 한다.

구안와사 수기요법치료의 치료 포인트는 견정, 사각근, 승산이다.

승모근 · 극상근 라인도 충분히 풀어주어야 한다. 승모근 오른쪽은 간하고 연관이 있고, 왼쪽은 심장과 위장하고 연관되어 있다. 구안와사는 스트레스에서 올 수 있다. 따라서 왼쪽 승모근을 집중적으로 풀어주어야 한다.

얼굴을 마사지할 때 손의 방향은 교근쪽으로 향하게 한다.

그리고 두피를 풀어준다. 마비된 쪽 어깨 건정은 심할 정도로 풀어줘야 한다. 다음으로 승모근을 풀어주는데, 안 풀릴 때에는 종아리를 풀어준다. 승산혈 부위 양쪽 종아리를 딥티슈로 풀어준다.

구안와사 증세를 치료하면 끝까지 갔다가 다시 되돌아오지만, 치료를 안 하면 돌아간 형태로 그대로 있게 된다.

환자에게 껌을 씹게 하고 겨울에는 마스크를 착용하게 한다. 차가우면 신경과 순환기계통에 문제가 생기기 때문이다. 교근쪽으로 따뜻한 마사지를 계속하게 하고, 구륜근을 풀어주고, 두피를 풀어준다.

안면마비환자의 경우 특별한 원인을 찾을 수 있는 경우와 없는 경우가 있다. 갑자기 얼굴마비가 생긴 환자의 경우 진찰과 검사를 받아도 특별한 원인이 발견되지 않는 경우가 대부분이다. 이런 경우를 특발성 얼굴마비 또는 벨마비라고 한다. 벨마비Bells palsy라고 불리는 이유는 영국 의사인 찰스 벨의 이름을 따라 붙여진 진단명이다. 얼굴마비의 원인 중 가장 흔하기 때문에 널리 쓰이는 의학적 용어이다.

원인을 찾을 수 있으면 그 원인에 맞는 치료를 하게 된다.

램지헌트증후군이라는 병은 대상포진 바이러스에 의해 얼굴의 대상포진과 함께 얼굴 마비가 발생하는 증상이다. 또 교통 사고나 추락에 의한 머리의 충격으로 머리뼈의 골절과 더불어 얼굴 마비가 생기기도 한다.

뇌신경질환인 뇌종양 등으로 인해 얼굴 마비가 나타나기도 한다. 드물게 급성 중이염이나 만성 중이염의 합병증으로 얼굴 마비가 발생하기도 한다.

원인에 대해서는 여러 논란이 있고 임상에서 보면 대개 몸이 피로하거나 스트레스 및 신경을 쓴 후 또는 찬바람을 쏘인 후 발생되어 경우가 많다. 동맥의 부종 등으로 인한 신경의 압박, 안면이 추위로 인한 면역학적 염증, 정신적 충격이나 감정적 불안 등이 원인이 될 수 있다. 흔히 고혈압환자에게서 약 4~5배 정도 많이 발생한다고 보고되어져 있다.

원인에 따라 갑자기 생기기도 하며, 서서히 생기기도 하며, 가장 흔한 벨마비는 갑자기 발생하기도 한다. 심각한 원인이 있는지를 우선 찾는 것이 매우 중요하다. 귀와 신경기능에 대한 자세한 진찰을 받고 이상이 있는지 또는 치과진료를 받고 있는지를 확인해 보는 것도 중요하다.

원인을 찾기 위해서 의료적 검사를 거치는데, 이러한 과정을 거쳤는데도 얼굴 마비의 다른 특별한 원인이 발견되지 않는다면 벨마비로 진단을 할 수 있다.

원인이 무엇인지에 따라 관리방법이 다르다. 뇌신경질환에 의해 얼굴 마비가 발생한 경우 원인에 맞는 추가적인 검사와 치료가 필요하고, 머리의 충격에 의해 발생한 경우에는 수술을 받아야 하는 경우도 있다.

피부미용인들은 클라이언트의 아름다움과 정신적 편안함을 추구해주는 숭고한 직업이다. 질환에 대한 바른 이해와 클라이언트에게 알려주는 지식 또한 중요하다.

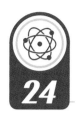

🍃 면역력 증진을 위한 신경 테라피

허리디스크의 바른 이해와 관리법

24

클라이언트가 샵을 방문하여 관리를 받으면서 본인의 질환과 고통을 호소할 때가 있다.

미적 아름다움은 건강하고 아프지 않은 모습에서부터 시작된다. 미적 아름다움은 균형잡힌 몸매를 유지하면서 통증 없는 바른 자세에 관절가동범위가 원활한 상태를 말한다.

클라이언트와의 바른 소통을 통한 질환의 이해와 바른 관리는 클라이언트의 마음까지 케어하는

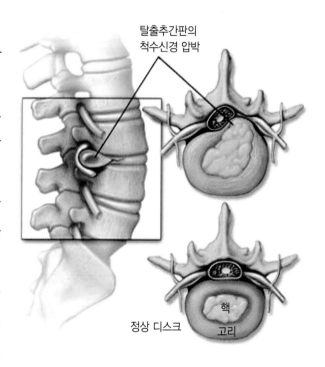

탈출추간판의
척수신경 압박

정상 디스크

핵
고리

밑바탕이 되리라 여기며, 허리디스크의 바른 이해와 관리법을 정리해보기로 하자.

허리디스크Lumbar herniated intervertebral disc의 주증상은 다리가 저리고 당기면서 다리근육이 위축되어 얇아진다. 또 엉덩이 근육이 위축되기도 한다.

허리에 통증이 있어서 불편하며, 다리가 당기거나 저림현상이 심하고 힘이 빠진다. 엄지발가락에 힘이 빠져서 걸을 때 다리가 끌려 들었다 놓는 동작을 통한 보상보행을 하기도 한다. 따라서 허리디스크는 다른 질환보다 많은 공을 들여

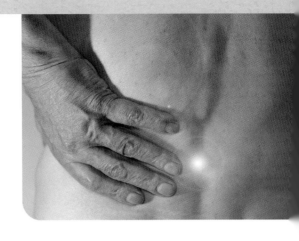

관리해야 하는 질환 중의 하나이다.

한편 다리가 당기거나 저릴 때 웅크리고 앉아 있으면 허리가 편해지는 증상은 척추관협착증이다. 허리디스크환자들은 대부분 척추관협착증을 같이 의심하여야 한다.

그러나 척추관협착증과 디스크는 구별해야 하며, 흔히 일반 증상은 허리디스크 때문에 수술해도 척추관협착증 증상이 잔존하여 그 증상이 계속되기도 한다.

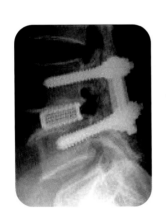

허리수술 후 우리가 할 수 있는 관리는 엉덩이와 허리부분을 온열관리하고, 유착방지를 위한 피부를 들었다 놓주는 식의 관리를 해준다. 그리고 복부에 있는 장요근을 풀어주는 것도 관리의 한 부분이다.

허리디스크의 주증상은 허리보다는 엉덩이 부분에서 통증이 많이 오므로 중둔근을 풀어 방사통을 완화시켜주어야 한다. 중둔근을 풀어주면 허리의 통증, 좌골신경통, 이상근증후군 등을 치료할 수 있다.

허리통증을 일으키는 주요 근육은 요방형근, 광배근, 하후거근이다. 치마나 바지가 끌리고, 기침할 때 허리가 아프거나, 돌아눕기 힘들거나, 허리가 아파서 꼼짝도 못할 경우에는 요방형근의 문제이다. 그러나 바지와 치마가 돌아가면 장요근의 이상으로 증상이 나타난다.

한 가지 더 키포인트는 무릎 뒤의 위중을 풀어주어야 한다. 위중혈은 족태양방광경의 합혈이자 사총혈이다.

합혈은 주로 만성병을 다스리는 데 쓰인다. 이를 손으로 풀어주면 무릎과 허리가 편해지고, 다리로 내려가는 저림현상도 개선된다.

위중을 풀 때에는 무릎을 손으로 감싸쥐거나 밑에 수건을 대고 슬개골이 바닥에 닿지 않도록 하고, 양쪽 엄지로 살살 눌러주거나 원을 그리듯 돌리면서 마사지해준다.

한편 수면 시에는 딱딱한 바닥에 허리를 똑바로 펴서 자는 것이 좋다.

피부미용인들이 익숙한 경락적 접근으로 다시 다가가 보자. 체형적 몸의 틀어짐은 비경락을 잡아주고, 근육통증이 올 때에는 간경락을 풀어서 접근한다. 우리가 알고 있듯이 간경락은 근육과 통증을 주관한다. 척추의 배수혈을 전체적으로 풀어주면서 흉추 9번을 풀어준다. 흉추 9번은 간의 포인트이다.

운동법 중에서 허리디스크환자에게는 윗몸일으키기는 절대로 시행해서는 안 된다. 이는 장요근의 수축을 일으켜 디스크 내압을 높이기 때문이다. 바로 누워 있을 때 무릎을 굽히고 요추가 바닥에 닿게 누워 있어야 하는 이유도 여기에 있다. 반면 무릎을 펴고 있으면 장요근이 요추를 앞으로 당겨 압력을 20%나 높인다.

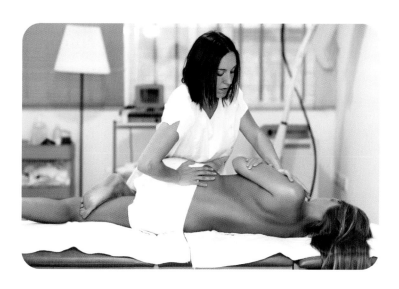

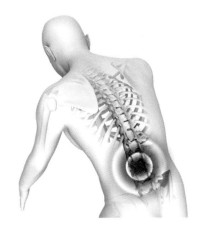

알고 있듯이 허리디스크가 많이 오는 부위는 요추 4, 5번이다. 따라서 요방형근, 광배근, 그리고 하후거근의 근육을 강화시켜야 한다.

쉽지 않은 질환인 허리디스크를 바르게 이해하고 관리법을 고민해야 한다. 또 시간을 길게 잡고 틀어진 체형부터 잡아 중력선 안에 몸이 들어오게 해야 한다.

우리 몸은 자가치유능력이 있다. 바른 자세를 유지시키고 바른 자세가 될 수 있도록 임상적 피부 관리를 하여야 한다. 그래서 중력선에 들어오기 위해 우리는 체형의 시작인 목 관리부터 해주어야 한다. 목에 균형이 깨지면 허리에 문제가 오기 때문이다.

실전의 모든 상황은 야생의 밀림과도 같다. 예기치 않은 상황과 클라이언트의 요구에 우리가 현명하게 대응할 수 있는 방법은 바르고 깊게 공부하여 클라이언트에게 나의 지식을 전달하여 결과치를 만들어야 한다.

피부의 노화를 알려주고 미적 아름다움을 개선시켜주는 직업군인 피부미용인들은 이제 피부를 넘어 육체적 문제점도 한번쯤은 깊게 들여다보는 안목도 키워야 한다고 본다. 변화하는 시기에 접하는 문제점들을 피하지 않고 이제는 한 발 더 다가가는 모습을 그려보도록 하자.

오늘도 임상에서 클라이언트의 요구에 열심히 부응하고 있는 그대들은 이 시대의 양심적 히포크라테스이다.

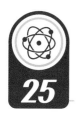

🌿 면역력 증진을 위한 신경 테라피

목디스크의 임상적 피부관리

생각하고 몸의 움직임을 지시하는 중앙 컴퓨터인 뇌기능 발휘에 중요한 역할을 해주는 곳이 목이다.

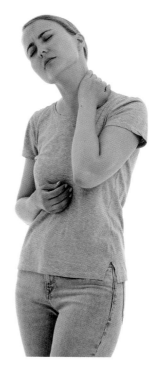

목의 질환 중 우리가 아는 제일 흔하고 심각한 질환은 목디스크Cervical herniated nucleus인데, 그 증상으로 인한 불편함과 고통은 감히 표현할 수 없을 정도이다.

평소 생활에서 스트레스를 받거나 컴퓨터와 핸드폰을 장시간 사용하면 뒷목이 뻐근하거나 경직되는 것을 느낄 수 있다. 이는 척추신경과 밀접한 관련이 있어 신체 전반에 많은 영향을 준다.

목의 기능과 장부의 기능을 유지하는 신경들이 목 주변에서 아래로 내려가는데, 그중 10번 뇌신경인 미주신경이 장부의 움직임에 핵심적 역할을 한다. 경추 사이에 있는 디스크가 탈출하여 주변에 위치한 근육·신경을 압박하는 증상이 목디스크이다.

얼마 전까지만 하더라도 노화가 주요 원인인 퇴행성 질환이었지만 운동부족, 잘못된 자세로 인한 불균형 등으로 전 연령층에 걸쳐 목디스크의 발병률이 높아지고 있다.

초기 증세는 목 주변 통증과 방사통이다. 이때 오십견이나 담질환으로 생각하여 간단히 파스로 해결하려는 경우가 많다. 그런데 이것을 단순한 근육통으로 생각하여 방치하여 치료시기를 놓치면 목부터 어깨 등 주변 부위의 방사통을 시작으로 팔·손가락의 운동기능에까지 문제가 생길 수 있다.

해부학적으로 보면 척주는 33개의 척추로 연결되어 있으며, 이런 척추 사이에서 충격을 흡수시켜주고 완충역할을 하는 것이 추간판, 일명 디스크이다.

디스크의 가운데에는 80%가 수분 성분의 젤리처럼 생긴 수핵이 있고, 이 수핵을 보호하기 위해 섬유들이 주위를 둥글게 감싸서 스프링처럼 충격을 완충하고, 척추가 밀리거나 부딪치지 않도록 보호해주고 있다.

사람이 나이가 들어감에 따라 수핵의 수분함량이 감소되어 탄력성이 떨어지고, 나쁜 자세나 교통사고 등 물리적 자극이 가해져 디스크가 밀려나 주위 신경근을 자극하여 통증을 일으키는 것을 '경추추간판탈출증'이라고 한다.

원인은 장시간 앉아서 머리와 목을 앞으로 내미는 습관과 눈이 나빠 눈을 찡그리며 목을 빼고 앞을 보는 습관, 교통사고와 같은 직접적인 충격으로 경추나 관절에 손상이 생긴 경우, 체형상 평발, 발에 맞지 않은 신발을 장기간 신는 경우, 무거운 물건을 들면서 과도하게 몸을 힘을 주는 행위 등이다. 물건을 머리에 이고 다니는 행위도 목디스크의 원인이 된다.

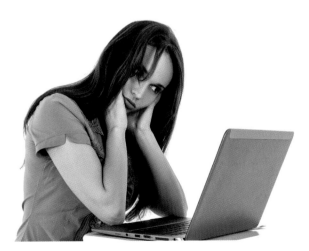

목디스크의 주증상은 목·어깨·팔·손바닥·손가락의 통증, 손과 팔의 감각이상·마비 등이다. 어깨가 심하게 아프면 경추 5번, 팔꿈치의 문제로 드러나면 경추 6번, 손목의 문제는 경추 7번, 손의 문제는 경추 7번과 흉

추 1번 사이의 신경 문제이다.

목디스크의 의학적 진단방법은 단순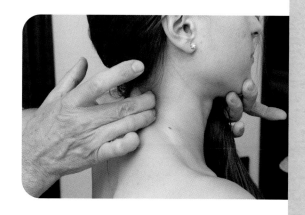
방사선 검사로 경추부의 전반적 구조를 보
는 방법, 전산화단층 촬영CT으로 디스크
의 경화 상태 · 인대의 석회화 · 경추의 구
조를 보고, 자기공명촬영MRI으로 디스크
의 상태 · 척수와 신경 압박 정도 · 인대 ·
근육 같은 연부조직들을 확인할 수 있다.

일반적으로 목디스크의 보존적 치료법은 침상안정으로 낮은 베게를 사용하
여 목의 각도를 조절하여주는 방법과 약물요법 또는 물리치료적인 요소를 활용
한 관리가 보편적이다. 가장 중요한 것은 목에 과도한 체중이 실리지 않도록 목
의 커브를 유지시키는 방법을 찾는 것이다.

더불어 통증이 완화되는 시점부터 목 주변의 근육을 강화시키는 운동법을
병행하고, 한 곳을 오래 응시하지 않고 수시로 목 주변의 근육을 풀어주는 것이
중요하다.

피부미용인들은 클라이언트의 목디스크를 특별히 관리한다는 관점보다는 현
상황에서 가장 중요한 목의 각도를 유지하고, 목 주변의 과도한 통증을 풀기 위
해 정맥순환마사지를 부드럽게 해주며, 림프의 순환을 원활히 해주는 림프마사지
를 시행해주는 것이 좋다.

목의 문제를 관리할 때에는 대항하는 앞쪽에서 해결하는 것이 원칙이므로
대흉근을 충분히 풀어주고, 그 곳의 대항근인 소원근을 풀어 요골신경과 액와신
경의 흐름을 도와주어야 한다.

또한 목의 문제를 관리할 때 반드시 고려해야 할 근육군은 사각근인데, 전

사각근과 중사각근사이에서 나오는 상완신경총의 흐름이 원활해지도록 사각근을 늘리고 벌려주어야 한다.

사각근의 문제를 해결하면서 옆에 있는 흉쇄유돌근을 풀고, 그 속에 들어 있는 경동맥도 정성껏 풀어주어야 한다.

목디스크 발생 후 많은 사람들은 소화장애를 호소하면서 뇌압의 상승으로 두통을 호소한다. 목 주변에는 내장기의 신경에 영향을 주는 신경줄기가 있고, 경추 3번에서 5번은 횡격막을 지배하므로 횡격막을 통한 복식호흡이 유지되도록 도와주어야 한다.

횡격막을 통해 움직이는 우리 인체의 근육은 650개이다. 이이러니하게도 인체의 근육 전체 숫자도 650개인 것을 보면 결국 숨을 제대로 쉰다는 것이 전체의 근육에 영향을 준다는 것이다.

어떠한 통증도 심해지면 일단 호흡의 양이 줄어들면서 산소의 소모량이 급격히 줄어서 뇌의 기능에 영향을 주게 된다.

피부미용인들은 목의 문제는 단순히 목에 국한된 문제가 아닌 전신의 문제가 될 수 있다는 사실을 인지하고 좀 더 중점적으로 관리해야 한다.

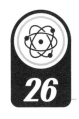

🌿 면역력 증진을 위한 신경 테라피

목염좌

생활이 서구화되고 디지털화되면서 빛의 속도로 시대가 변모하고 있다.

사람이 생활하면서 매일 받는 스트레스와 중력의 힘 때문에 통증을 호소하는 주 부위가 목과 어깨이다. 피부샵을 방문하는 클라이언트들 중 통증을 호소하면서 관리를 부탁하는 부위가 어깨와 목에 집중되는데, 이 부위는 머리와 가장 가까워 통증의 강도가 클 것이다.

목의 문제는 단순한 염좌에서부터 목디스크까지 그 양상이 다양하다.

목 주변의 신경은 목에서부터 팔로 전달되는 상완신경총이라는 큰 줄기이다. 이것은 전사각근과 중사각근 사이를 빠져나와 쇄골하근을 거쳐 소흉근을 통과하여 팔로 내려가는 복잡한 구조로 되어 있다.

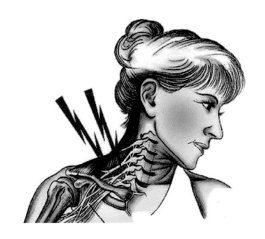

목에서 상경추라고 불리는 경추 1번과 2번 사이에는 척수를 따라 640만조의 뇌신경이 흘러나오고, 경추 1번 위쪽은 뇌간이라는 뇌와 변연계 그리고 대뇌피질이 연결되는 아주 중요한 부위이다.

목염좌 클라이언트가 방문한 경우에 피부미용인들이 해줄 수 있는 최선의 방법은 다음과 같다.

목염좌는 일단 견갑거근의 문제부터 살펴보아야 한다. 말 그대로 어깨를 올려주는 견갑거근은 능형근과 더불어 견갑배신경의 줄기이고, 그 뿌리는 경추 5번 뼈에서 시작되며, 사각근을 통해 등쪽으로 넘어가는 신경줄기의 한 근육이다.

어깨를 단순히 올리는 동작뿐만 아니라 이 근육은 어깨의 움직임과 목의 움직임에도 상당한 영향력을 미친다.

클라이언트는 높지 않은 베개에 편안하게 눕도록 유도해야 한다. 베개가 높으면 횡격막의 움직임이 원활하지 않아 호흡의 양이 줄고, 장부의 움직임도 약해지고 그 기능도 떨어진다.

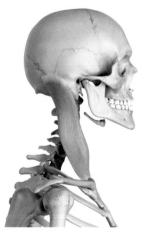

우리의 호흡에 관여하는 횡격막은 3번에서 5번까지의 경추가 지배하는데, 목이 높은 베개에 받쳐지면 그 기능이 현저히 떨어지게 된다.

그다음 목관리의 키포인트는 사각근을 늘리고 펴주는 동작을 반복하여 상완신경총의 흐름을 좋게 하고, 얼굴 위로 올라가는 혈관과 뇌의 혈액순환이 원활하게 되도록 흉쇄유돌근을 조심스레 풀어주는 것이다.

목과 연관된 주변의 근육 중에 또 유심히 살펴보아야 할 또 하나의 근육은 승모근이다. 승모근은 11번 뇌신경인 부신경이 지배하지만, 승모근을 스트레스 근육이라고 부르는 이유는 승모근이 피로에 민감하고, 스트레스에도 민감한 근육이기 때문이다.

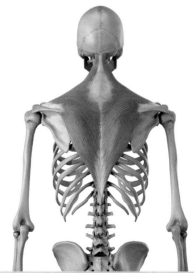

승모근은 목과 어깨를 이어주는 가교 역할을 한다. 오른쪽은 간과 연관되어 피로도를 좌우하고, 왼쪽은 심장·위장과 연관되어 스트레스를 좌우한다. 목의 염좌는 단순히 목을 삐었다는 관점보다 상체의 전반적인 문제로 보면서 접근해야 한다.

목 주변의 근육을 풀어주면 어깨의 순환이 좋아진다. 어깨를 따라 흐르는 쇄골 부위가 림프의 흐름과 연관되는 이유는 목 주변이 인체에서 가장 큰 림프기관과 뇌와 가까운 부위이기 때문이다.

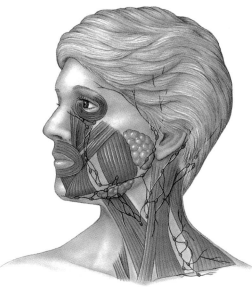

클라이언트가 베개를 낮게 하고 바로 누우면 여러분은 클라이언트의 호흡을 체크해야 한다. 호흡의 양이 커서 대흉근과 전신의 근육이 움직여지는지, 호흡이 작아 미세한 근육만 움직여지는지, 숨을 크게 쉬면서 몸의 통증이 같이 느껴지는지를 면밀히 살펴보아야 한다.

숨을 크게 쉴 때 목에 통증이 오면 목 주변 근육인 두판상근과 승모근을 부드럽게 풀어주면서 관리해야 한다. 호흡과 더불어 통증이 오면서 목이 아플 때에는 횡격막신경의 흐름과 목 주변의 전반적인 신경 흐름을 조절하면서 상경추를 늘려주고, 횡격막이 크게 움직이게 하려면 복부에 손을 대고 숨을 쉬는 동작을 먼저 반복하여야 한다.

피부미용인은 아름다움을 추구하고 만들어주는 숭고한 직업인이다. 아름다움은 건강한 미소와 건강한 몸에서부터 시작되므로 통증을 우선적으로 해결해줄 수 있는 방법을 찾아야 한다.

횡격막의 움직임이 둔해지면 장부의 운동도 소실되고, 그로 인해 변비도 생기고 장기의 기능이 떨어지게 된다.

목의 통증을 단순히 목이 안 돌아간다는 이유와 거기에 관여하는 근육인 견갑거근의 문제로만 보아서는 안 된다. 다시 말해 횡격막을 무시해서는 안 된다는 것이다.

일자목일 때는 머리무게가 그대로 어깨로 전달된다. 성인의 평균적인 머리무게는 약 8kg이므로, 일자목은 어깨에 8kg이 그대로 전달되고, 거북목은 그 무게의 4배가 어깨가 전달된다_{머리무게는 체중의 약 10%이다.}

목의 과긴장을 잡아주고 머리의 압력을 유지시켜주는 근육이 두판상근이다. 이 근육이 문제가 생기면 뇌압력이 차서 머리가 무거워진다. 교통사고가 났을 때 손으로 받치고 나가는 근육이다. 채찍손상Whiplash injury은 교통사고에서 후방추돌 및 전방충돌 시의 충격에 의해 차량탑승자의 척추가 마치 채찍처럼 흔들리는 현상 때문에 일어나는 손상을 말한다.

이때 가장 많이 다치는 뼈가 경추 1번과 2번이다. 경추 1번과 2번은 물렁뼈가 없어서 외부의 충격으로 틀어지면 다시 제자리로 돌아가지 못한다. 이 때문에 추골동맥에 영향을 주어 눈의 실핏줄이 터지기도 하며, 뇌압이 차게 된다.

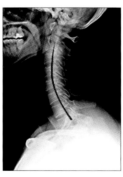

정상목

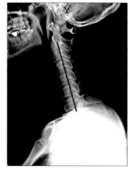

일자목

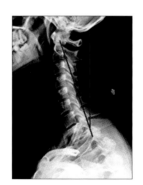

거북목

목염좌 시에는 경추가 틀어지면서 상경추에 영향을 줘서 멍해지고, 머리도 아프고, 소화도 안 되고, 전신의 흐름이 좋아지지 않게 된다. 샵에는 여러 종류의 문제를 호소하는 클라이언트가 찾아오는데, 그 클라이언트들을 우리의 손으로 육체적·정신적 편안함을 느끼도록 해주어야 한다.

모든 관리는 이론에 바탕을 둔 정확한 관리가 되어야 하고 그 결과에는 또 다른 기대치를 담고 있어야 한다. 클라이언트는 만족해야 할 대상이 아닌 만족을 넘어 환희를 해야 한다고 본다.

최선을 다하는 클라이언트 관리로 본인과 클라이언트의 만족을 극대화시킬 수 있는 방법을 찾아야 한다. 이때 가장 중요한 것은 공부하는 것이다.

오늘도 일선에서 클라이언트에게 최선을 다하는 그대들은 이 시대의 양심적 히포크라테스이다.

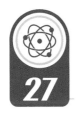

면역력 증진을 위한 신경 테라피

27 온열파동요법

인체에서 근막이란 일반적으로 치밀한 섬유 결합조직을 말하며 신체의 모든 근육은 머리끝에서 발끝까지 이르는 3차원의 거미줄망으로 전신에 펼쳐져 있는 강인한 결합조직인 근막으로 둘러싸여 있다. 그래서 '인체를 지지한다'라고 표현한다.

근막의 구조는 교원질^{콜라겐}, 탄력소, 다당류 교질 복합체 등으로 구성되어 서로 완충 작용을 하며 상호 의존적인 관계를 이룬다. 또한 근막에는 결합조직으로 연결된 근막경선이 있는데, 이것이 체형 변이와 통증 유발의 원인이 된다.

근막은 표층과 심층, 최심층으로 구분된다. 표층은 진피 바로 아래에 있고, 심층은 근육·뼈·신경·혈관·내장기를 연결하고, 최심층은 뇌와 중추신경계를 싸고 있는 두개천골의 척추신경을 보유하고 있다.

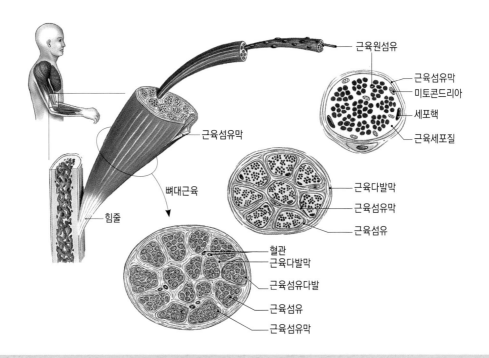

근막과 인체에 영향을 주어 면역력 증진에 효과를 높이는 방법은 무엇이일까?

우리 피부미용인들은 많은 요법을 공부하고 정리하여 클라이언트들의 욕구를 충족시켜주는 역할을 한다. 그중에서 피부미용인들의 사랑을 받고 있는 온열을 활용하고 파동을 이용하는 관리와 방법을 면역력 증진과 신경 테라피의 개념에서 얘기하고자 한다.

온열파동요법

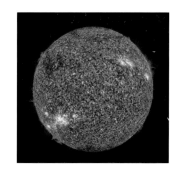

그러면 온열파동요법을 정의하여 보자.

인간은 열로 인하여 에너지를 발생시켜 그 에너지로 기순환과 체액순환이 잘 되게 한다. 만약 몸이 차거나 냉하면 순환 저하로 병에 걸리거나 통증이 나타나게 된다.

온열파동요법은 에너지라고도 한다.

동양에서는 기氣라고 하고, 서양에서는 파동으로 나타낸다.

- 태양 : 빛 → 파동 → 열에너지로 지구에 전한다.
- 온도 : 물질의 차고 뜨거운 강도를 나타낸다.
  - 가열 : 온도 증가〈분자운동 활발〉
  - 냉각 : 온도 감소〈분자운동 둔화〉

열에너지가 이동함으로써 사람의 몸속에서 대사작용을 원활하게 한다. 이때 혈액순환, 림프순환, 기순환계 등이 좋아지는 것을 볼 수 있다.

한편 파동은 어떠한 운동으로 인한 다음과 같은 에너지의 흐름을 말한다.

◎ 물을 떨어트리면 잔 물결에 의해 퍼져가는 힘

◎ 크게는 지진으로 오는 진동과 바닷물의 넘치는 스나미와 같은 피해

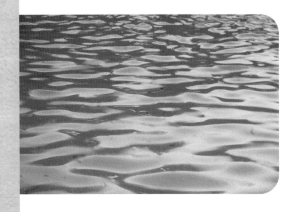

그런데 물리학에서는 파동은 매질을 통해 운동이나 에너지가 전달되는 현상으로, 어떤 물리량이 주기적으로 변하면서 그 변화가 공간을 따라 전파되어 나가는 것이라고 한다. 물리량이 기체의 압력일 때는 보통 소리라고 하는 음파가 되고, 평형 위치에 대한 수면의 변위일 때는 수면파가 된다. 여기에는 지진파, 줄의 진동 등이 있다.

파동에는 공간적 영향을 서로 주고받을 수 있어 유기적으로 연결되어 있어야하고 평형 상태로 되돌아가려고 하는 탄성이 있다. 자연 현상에서는 여러 가지 종류의 파동이 있는데, 전파 모양이나 진동 모양은 일정하지 않다.

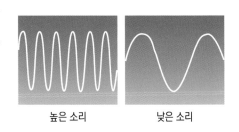

| 높은 소리 | 낮은 소리 |

컵의 물의 높이에 따라 소리와 진동이 다르므로 각각의 소리가 다르게 난다.

온열파동요법의 특징은 다음과 같다.

◎ 통증완화 : 인체의 근육과 근막 · 체액이 동시에 따뜻해짐으로써 따뜻해진 혈관 · 림프 · 근막 등의 체액 흐름이 원활해져 물질 이동이 빨라지고, 신진대사가 잘 되어 통증을 완화시킨다.

◎ 경직되어 있던 혈관 · 림프 · 근육 · 근막 등을 좋게 하여 인체의 흐름^{신진}
대사을 개선함으로써 혈액순환 · 림프순환 · 근막 제한을 되찾아 통증을 완
화시킨다.

◎ 열은 부교감신경계를 이완시켜 면역력을 상승시키고 자연치유력을 되찾
는데 많은 도움을 준다.

◎ 체온을 1도 올리면 면역력은 5배 높아진다.

온열파동요법으로 관리를 꾸준히 하면 노화예방, 무병장수, 건강을 통한 삶
의 질을 향상 등을 이룰 수 있다.

체온에 따른 증상

◎ 43도 : 단백질 활성화

◎ 41도 : HSP열활성단백질

◎ 40도 : 균, 바이러스, 암은 열에 약하다.

◎ 37도 : 체내 효소 활성화

◎ 36.5도 : 약 3,000 종류 건강 상태

◎ 35도 이하 : 면역력 36% 저하

◎ 기초대사 12% 저하

◎ 체내효소 움직임 50% 저하.

온열파동요법은 인체에 열을 가하며 바이러스 · 병원균 등을 박멸시켜 백혈
구 수 증가로 면역력이 증진되는 원리이다.

◎ 모든 신체장애, 병, 스트레스로 인해 우리 몸의 단백질 손상 복구

◎ 열활성단백질은 아무리 손상된 단백질이라도 건강한 단백질로 다시 회복됨

◎ 세포는 괴사, 또는 아포토시스 2가지 방법으로 자살

◎ 열활성단백질HSP은 특히 정상세포가 아포토시스세포자살-자연소멸로 죽어버리는 것을 억제시키고 세포를 강화시킴

◎ 세포를 가열하면 열활성단백질이 증가하여 변형된 단백질을 다시 정상단백질로 회복시키고, 세포를 강화시킴

◎ 몸을 따뜻하게 하면 열활성단백질이 생성되어 여러 가지 세포장애가 회복되고 세포는 강해짐

이러한 온열파동요법을 통해 클라이언트에게 효과적인 관리와 테크닉으로 근막과 근육에 직접적인 변화와 효과를 줄 수 있을 것이다.

인체에서 면역력을 높인다는 관점에서 온열파동의 원리를 이해한다면 근막조직과 세포조직에 무한한 힘과 에너지를 넣어주는 것이라고 보면 될 것이다.

오늘도 현장에서 클라이언트의 요구에 맞춤 서비스를 하는 피부미용인들에게 무한한 존경을 보낸다.

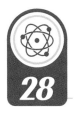

면역력 강화와 신경계의 역할

28

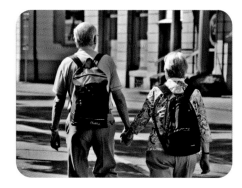

　현대의학의 눈부신 발전에 힘입어 삶의 질이 향상되어 인간의 수명은 120살을 목표로 하게 되었을 뿐만 아니라, 아프지 않고 최대한 늙지 않는 삶을 영위하게 되었다.

　오랫동안 아프지 않으면서 건강한 삶을 영위하려면 무엇부터 어떻게 해야 할까? 일단 온갖 질병에 대비한 면역력을 높여야 할 것이다.

　여기에서는 면역력 증진을 위한 신경 테라피를 미용학적 관점으로 조명해보려 한다.

　2005년 WHO에서는 심장병 · 뇌졸중 · 암 · 당뇨병 등의 만성질환으로 매년 350만 명이 죽어가고 있으며, 그것이 전체 사망자의 60%에 해당되는 만성질환 글로벌 보고서를 발표하였다.

　이렇게 만성질환은 WHO에서도 경고하고 있으며, 우리나라에도 만성질환자의 수가 1,000만 명을 넘어가고 있는 실정이다.

　왜? 인간은 암이나 류마티스나 아토피질환 등으로 고통받고 있을까? 그 질환과 고통의 내면에는 미용학적 관점에서 해결할 방법이 있을까?

　필자는 오랜 시간 이 고민에 대한 답을 찾아보기 위해 긴밤을 잠못 이루며 많은 의학서적 탐구에 시간을 투자하였다. 단지 의학적 진리보다 아주 간단명료한 답이 있을 것이라는 가정하에 찾아보기로 했다.

바로 신경적인 문제와 면역적인 문제로 풀어가며, 미용학적 관점에서 이 두 가지의 연관성에 관한 답이 나오기를 원하며 이제 이 원고를 쓰게 되었다.

면역력이란 무엇일까? 면역력의 깊은 의미와 뜻을 먼저 살펴보도록 하자.

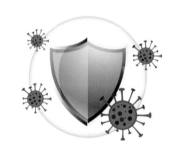

면역免疫, immunity이란 한마디로 정의하면 외부에서 들어오는 항원抗原 : 침입해 들어오는 이물질의 공격에 스스로 자신을 지키려고 저항하는 능력을 말한다.

면역력이 떨어지거나 약해지면 가벼운 감기나 독감에서부터 아토피 · 비염과 같은 알레르기질환뿐만 아니라 다양한 질환에 쉽게 걸리고 잘 낫지 않는다.

몸안에는 후천적 면역기능을 담당하는 주요 면역세포인 T림프구에 관여하는 흉선가슴샘이라는 장기가 있는데, 흉선은 노화될수록 크기와 기능이 퇴화하여 후천적인 면역력을 약화시키는 것으로 알려져 있다.

이 흉선의 기능을 활성화하려면 이물질 · 세균 · 바이러스 등을 잡아먹는 대식세포의 기능을 높여주어야 한다.

다시 말해서 똑같은 기후나 지방에서 살면서 나이도 비슷한 데도 K라는 사람은 미세한 온도 변화에도 감기나 잔병을 자주 앓는 반면에, L은 감기 몸살 한 번 걸리지 않는다.

이때 L은 면역력이 강한 사람이라 하고, K는 면역력이 약하다고 한다.

같은 상황, 같은 조건에서 어느 한쪽에게는 치명적일 수도 있는 음식이나 환경 등을 필자는 면역력에 초점을 두고 개선시킬 수 있는 미용학적 신경 테라피를 하나하나 풀어보려고 한다.

현대는 질환과 질병 등이 유전적인 변형과 환경적인 돌연변이로 인해 체내에서 적과 아군을 구분하지 못하는 상황에 처해 있다.

현대의학에서 너무도 난감한 질환 중의 하나가 자가면역과 관련된 질환들인데, 이것은 내몸에서 적군과 아군을 구분하지 못하고 마구 공격함으로써 결국 몸을 파괴하는 최악의 결과로 나타난다.

현재 난무하는 항생제와 방부제 그리고 유해한 공기 중에 들어 있는 해로운 물질들이 호흡과 음식으로 몸속으로 마구 들어오니 이와 대항하기 위해 너무도 많은 아군들이 싸우다 스스로 변형되

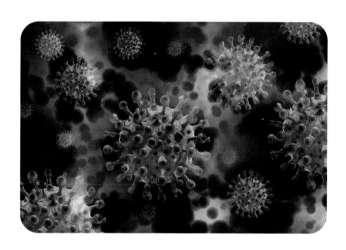

어 아군을 적군으로 오인하여 결국 스스로를 파괴하는 병들이 생기는 것이다.

이러한 자가면역질환의 증가는 상상을 초월한다.

'면역은 최고의 의사이며 최상의 치료제'라고 히포크라테스는 주장했는데, 그 면역력의 시작은 입으로 들어가는 음식부터라고 생각한다.

음식물은 면역력을 가동시키는 연료이자 우리 몸의 감각과 행동 그리고 혈색·피의 흐름 등을 결정짓는 원동력이다.

야생동물들은 심장병, 우울증, 당뇨병 등 자가면역질환에 걸리지 않는다.

자연이 준 위대한 원리와 먹거리 생활방식을 거슬러 강제로 키우고, 강제로

만들어 먹고, 자연이 아닌 시멘트 공간에 살게 됨으로써 사람은 그 모든 댓가를 몸으로 치루고 있는 것이다.

여기에서 면역력이라는 큰 명제 아래 신경을 통한 육체적 치료와 관리를 살펴본다.

신경계의 구성부터 살펴보자. 뇌신경은 말초와 중추를 통괄하는 신경인데, 이 신경은 몸안의 정보를 뇌나 중추에 전달하는 역할을 한다.

신경은 대뇌에서 내려오는 명령을 골격근에 전달하는 운동신경, 감각수용기에서 받은 여러 정보를 뇌에 전달하는 감각신경, 의식하지 않아도 숨을 쉬고 소화되고 혈액순환을 시켜 몸안의 균형과 항상성을 위한 자율신경으로 나누어진다.

운동신경은 중추에서부터 말초로 전달하고, 감각신경은 말초에서 중추로 전달한다.

신경의 구조를 살펴보면서 면역력과의 관계에 연계를 잠시 생각해보자.

신경은 신경계라고 명명하며, 중추신경계CNS와 말초신경계PNS로 나누고, 중추신경계는 다시 뇌brain과 척수spinal cord로 나눈다.

뇌와 척수는 각각 뇌신경 12쌍과 척수신경 31쌍의 말초신경이 나온다.

뇌신경 12쌍은 후각신경, 시각신경, 눈돌림신경, 도르래신경, 삼차신경, 갓돌림신경, 얼굴신경, 속귀신경, 혀인두신경, 미주신경, 더부신경, 혀밑신경이다.

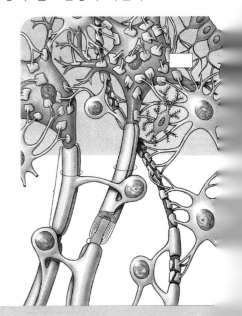

척수신경 31쌍은 경수신경은 경추 1번에서 8번까지, 흉수신경은 흉추 1번에서 12번까지, 요수신경으로 요추1번에서 5번까지, 천수신경은 천추 1번에서 5번까지이고, 미수신경은 하나이다.

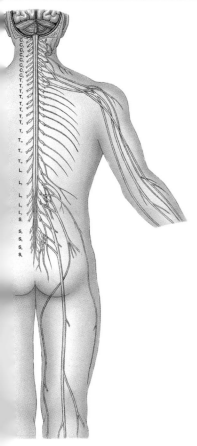

이렇게 신경계라는 큰 틀에서 면역계와 하나씩 풀어가며 면역력 강화를 위한 피부미용인들의 여러 테크닉이 신경 테라피라는 명명으로 붙여지기를 원한다.

그럼 수기요법이나 마사지와 신경 테라피는 무엇이 다를까?

그것은 단순명료하게 얘기하면 섭생과 수기적인 요소의 결합으로 정의내릴 수 있다.

입에서 시작하는 면역의 연료 주입부터 피부조직에 분포하는 수용기까지 통틀어 '면역력 강화를 위한 신경 테라피'라는 미용적 임상을 탄생시킨다.

면역력은 생활습관, 식습관, 알레르기질환에서부터 호흡방법까지 하나의 틀 속에 있는 것이 아니라 전체이고 전부라고 할 수 있다.

신경적으로 논의하려면 각 근육의 지배신경과 각 장부의 지배신경이고, 경락학적으로 얘기하면 경혈과 에너지의 흐름이다.

면역력 강화라는 큰 타이틀을 신경 테라피로 본다면 체내에서 일어나는 격렬한 반응에 귀를 기울여야 한다.

장기에 부담을 주어서는 안 된다. 그러므로 위장의 2/3만 채워서 위의 에너지가 숨을 쉬게 해주어야 하고, 주기적이고 정기적인 움직임으로 전신의 혈액순환이 될 수 있도록 하여야 한다.

영양면역력과 자가면역력의 모두 신경 테라피로 연동되어 미용학적으로 극대화될 수 있다. 따라서 우리 피부미용인들은 보다 체계적이고 구체적으로 공부해야 할 것이다.

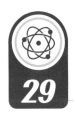

29

🍃 면역력 증진을 위한 신경 테라피

화병의 증상과 테라피

현대인들은 질환과 맞닿으면 병원을 통한 치료로 해결하거나, 시간을 통한 자연치유를 기다리기도 하고, 그 원인을 찾아 제거하는 방법으로 해결하기도 한다.

피부미용인들이 데콜테 관리를 할 때 스치기만 해도 통증을 호소하는 클라이언트가 종종 있다. 이러한 반응을 일으키는 가장 큰 원인은 일명 '화병' 때문이다. 화병은 울화병鬱火病이라고도 한다.

심포의 모혈 포인트인 단중을 중심으로 나타나는 반응을 흔히 화병이라고 칭한다.

면역력을 통하여 에너지를 증진시키고, 순환을 통하여 심리적·육체적 안정을 유지시키는 방법을 클라이언트들에게 전달함으로써 화병에 대처해보자.

피부미용인들은 아름다움만을 관리해서는 안 된다. 클라이언트와 긴 시간을 보내면서 자연스럽게 그들이 말하는 고민과 힘든 상황을 들어주고 상담해주는 카운슬러 역할까지 함으로써 가슴에 답답하고 응어리진 부분을 풀어주는 역할도 해야 한다.

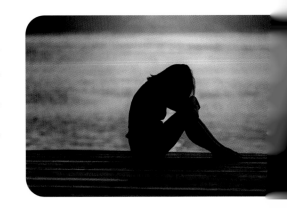

이제 피부미용인은 아름다움과 더불어 클라이언트의 안위까지 염려해주는 단계의 직업군이 되었다.

화병은 예전에 시어머니를 모시고 사는 며느리에게 주로 발생했다고 했는데, 시어머니를 모시고 사는 며느리들이 현시대는 얼마나 될까?

꽉막힌 가슴을 주먹으로 두드리며 입술을 으깨무는 여인네들은 이제 보기 드문 현실이 되었다.

그러나 무엇 때문에 유독 대한민국에만 화병이라는 병명이 있을까?

화병을 이해하고 치유하는 과정 중에 클라이언트와의 친밀도가 더더욱 높아질 것이다.

본래 화병이라는 말은 중국 명나라 의사 장개빈張介賓이 처음 사용하였고, 이후 조선 시대에 우리나라로 전해졌다고 한다.

화병은 억누른 감정을 밖으로 표현·발산하지 못하여 속에서 일어나는 신경적 불울화, 鬱火이 가슴을 짓누르는 증상을 의미한다.

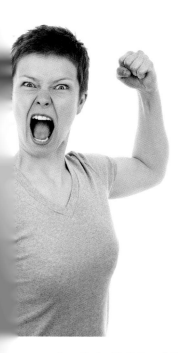

이러한 감정에는 '노怒, 노여움', '희喜, 기쁨', '사思, 생각', '우憂, 근심', '비悲, 슬픔', '공恐, 두려움', '경驚, 놀람'의 일곱 감정인 칠정七情이 있어, '억누른 화'만이 전체 원인이 아닐 수 있다는 것에서 시작된다.

발생기전은 스트레스를 받으면 그것이 분노가 되고, 분노를 억눌렀을 때 화병이 되는 것이다.

화병의 주증상은 6개월 이상 지속되는 가슴의 답답함과 전신의 열감, 목부위 또는 명치에 뭉쳐진 덩어리의 느낌과 무엇이 치밀어 오르고 억울하고 분한 감정을 자주 느끼지는 증상이다.

우울증과 화병의 특징은 다음과 같다. 우울증은 정신증상 위주로 우울함을 호소하고, 부교감신경계가 과항진된다. 반면 화병은 신체증상을 위주로 분노와 억울함을 호소하고 교감신경계의 과항진이 있다.

미국 정신의학회에서는 1995년 「정신장애의 진단 및 통계 편람 4판DSM-IV」에서 화병을 다음과 같이 소개하고 있다.

"화병hwa-byung이란 한국 민속증후군의 하나인 분노증후군으로 설명되며, 분노의 억제로 인하여 발생한다. 증상으로는 불면, 피로, 공황, 임박한 죽음에 대한 두려움, 우울한 기분, 소화불량, 식욕부진, 호흡곤란, 빠른 맥박, 전신통 및 상복부의 덩어리가 있는 느낌을 가지는 증후군이다."

화火는 한의학의 기본이론 가운데 하나인 '오행학설'에서 그 뿌리를 찾아보면 우주와 인체를 구성하는 다섯 가지 요소 가운데 한 가지로 '불'을 의미한다.

한방에는 '수승화강水昇火降'의 원칙이 있다. 화는 정상적인 생리상태에서는 인체의 아랫부분에서 기운을 위로 끌어올리는 역할을 담당하는데, 이것이 병리적인 상태로 가면 화는 위로 올라가서 여러 가지 화와 연관된 증상을 표출한다.

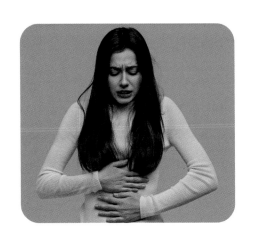

주증상은 두통, 어지러움, 소화불량과 정신증상, 우울, 불안, 신경질, 짜증 등이다.

또한 시부모와 남편과의 관계, 경제적 고통, 사회적 차등, 성장 이후 또는 결혼 이후의 외적 요인 등도 화병의 원인이 될 수 있다.

그동안 대한민국의 화병은 여성질환이라 여기면서 아주 개인적인 소양 또는 여성을 억압해온 사회적 요인 정도로 대수롭지 않게 받아들여왔다.

그러나 최근 화병은 여성들뿐만 아니라 스트레스로 고통받는 성인남성 직장인, 공부하는 학생 등에게도 나타나는 심각한 병으로 보고 있다.

젊은이들은 각종 스트레스를 풀 수 있는 신체기능과 사회적 여건이 있지만, 중년엔 그 기능이 현저히 떨어지면서 스트레스가 쌓여 화병으로 나타난다.

이제 화병을 해결할 수 있는 방법을 생각해보자.

"임금님 귀는 당나귀 귀"라는 우화에서 주인공은 담아두었던 분노를 대나무 숲에서 소리지르면서 해결한 것으로 되어 있다. 이것은 속에 담아두었던 스트레스는 화병으로, 단중 부분의 통증과 답답했던 마음이 소리지르는 행위를 함으로써 해소시키는 과정으로 볼 수 있다.

보통 성인들은 마음이 급해지면 호흡도 급해지고, 무엇인가에 놀라면 숨이 막히며, 그순간이 지나면 한숨을 크게 내쉬고, 마음이 안정되면 호흡 또한 안정되는 것을 쉽게 알 수 있다.

감정 상태에 따라서 비명이나 탄성, 웃음과 울음, 신음 등이 나오는데, 그러한 호흡과 소리를 증상에 맞추어 거꾸로 하면 마음은 안정을 찾을 수 있다.

이 방법은 호흡법과 자세, 그리고 소리를 조화시켜 만든 것으로 특히 기의 순환이 일시적으로 막혔을 때 이용할 수 있다.

마음으로 인한 병은 마음으로 치료하는 것이 가장 올바른 치료방법이다.

이제 우리 피부미용인들은 육체적인 아름다움뿐만 아니라 정신적인 아름다움까지 케어하는 시대로 진입하였다.

화병이란 육체적인 문제가 아닌 정신적인 문제에 기인하는데, 이것을 말로써 해결하며 클라이언트의 정신적 측면까지 보듬으며 관리하여야 한다.

시대는 점점 변화하고 발전하고 있다. 피부미용인들은 클라이언트의 육체의 관리뿐만 아니라 정신의 관리도 할 수 있도록 많은 책을 읽고 적절한 교육을 받을 필요가 있다. 오늘도 산업 일선에서 클라이언트와의 만남으로 미적 아름다움과 정신적 아름다움도 만들어내는 여러분에게 존경을 보냅니다.

면역력 증진의 첫걸음 '체온 관리'

우리 몸에서 밖으로 배출되는 열과 가려움, 통증, 설사, 떨림 등은 우리에게 성가신 존재이어서 그 현상을 없애기 위해 고군분투한다.

몸안에 있는 것을 밖으로 배출시키는 기관은 피부, 눈, 코, 입, 항문, 질 등이다. 이 곳에서는 수없이 많은 배출을 시도하고 또 행해지고 있다. 물론 배출만 되는 것은 아니다.

피부는 배출 기관이지만, 일부 흡수에도 관여한다. 피부가 호흡한다는 것은 우리 미용인들은 다 알고 있는 사실이다. 그리고 기관들은 몸안에서 일어나는 현상을 관리·통제하여 건강한 몸을 일정하게 유지하는 항상성에 영향을 준다.

몸밖으로 내보내는 것은 우리 스스로의 몸을 통한 치유력, 즉 자연치유력의 발현이다.

벌에 쏘였을 때 피부가 부어오르고 열이 발생하는 것은 치유의 현상이다.

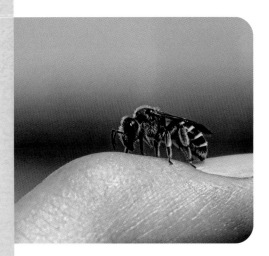

또 심한 운동을 하면 근육이 붓고 움직임이 둔화되는 것은 근육에 쌓인 젖산 등의 피로물질에 의해 막힌 부위를 풀어주려는 혈액의 흐름을 통하여 일어나는 호전반응이다. 즉 막힌 부위에 아세틸콜린, 프로스타글란딘, 히스타민 등의 물질들이 대거 진입하여 그곳의 길을 뚫어 흐름을 개선시키려는 일종의 호전반응인 것이다.

현대의학의 엄청난 발전에도 불구하고 인류를 힘들게 하는 모든 희귀질환들은 결국 인체의 면역시스템에서 해답을 찾아야 한다고 필자는 주장한다.

피부미용인들의 업무영역에서 접근 한계와 방법은 어디까지이며, 어떠한 방법으로 그 해답을 찾아야 할까?

첫 번째 답을 찾아보자.

먼저 자율신경이라는 용어부터 이해한 다음, 그 상황에 맞는 우리 피부미용인들의 행동 반경을 찾아보기로 한다.

자율신경이란 뇌의 명령을 받지 않고 자율적으로 움직이는 심장, 혈액이 흘러가는 혈관, 땀샘, 위장 등에 있는 신경을 말한다.

이 자율신경은 교감신경과 부교감신경의 두 가지로 나누어진다. 우리의 일상생활에서 작용하는 것은 교감신경이고, 휴식을 취하거나 안정된 상황에서 작용하는 것이 부교감신경이다. 인체는 이 두 신경의 조화에 의하여 건강한 상태를 유지하게 된다.

현대인들이 가장 무서워하는 스트레스는 자율신경의 균형을 깨뜨리는 현상에서 시작된다. 그 원인은 교감신경이 과도하게 긴장되면 아드레날린이라는 호르몬이 분비되어 혈관을 수축시키고 혈액의 흐름을 원활하지 못하게 하여 몸안의 이상을 초래하기 때문이다. 인체의 건강상태는 혈액의 흐름이 최적이고 기본이므로 흐름의 방해는 건강을 저해하는 엄청 큰 요소이다.

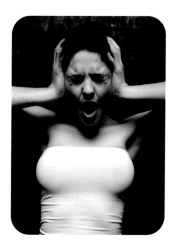

반대로 너무 편안함을 추구하면 부교감신경의 발달이 우세해져 아세틸콜린이

라는 호르몬의 촉진으로 혈관이 이완되어 오히려 혈액의 흐름이 너무 빨라져 혈행장애가 일어난다.

이 두 가지 현상에 의해 인체에서 나타나는 첫 번째 증상이 체온을 떨어뜨리는 것이다. 부교감신경이 우세하면 알레르기 반응이 나타나고, 교감신경이 우세하면 질병과 통증이 발현된다.

두 번째 해결방법은 체온을 올려 정상체온을 유지시켜주는 것이다. 정상체온은 섭씨 36.5도이다. 그런데 심부의 장부 온도를 섭씨 37.2도로 유지시켜준다면 면역력에 의한 문제가 해결될 것이다.

신경 테라피적인 요소에서 심부의 장부 온도를 37.2도로 유지시켜주는 방법을 찾는 것이 우리 피부 미용인들의 진짜 숙제이다.

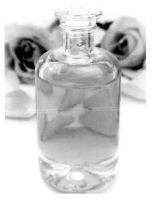

그동안 우리 미용인들이 클라이언트에게 따뜻한 오일을 도포하고 체온을 유지시키기 위해 하는 마사지는 교감신경과 부교감신경을 치유하기 위해서이다.

단순히 열을 주는 데서 끝나지 않고, 그 열이 오래 머물 수 있도록 하기 위해 실시하는 스트레칭과 관리 행위를 첫 번째 신경 테라피의 완성으로 생각해보자.

촉각과 감각에 의하여 유지되는 온도가 또 다른 스트레스로 자리 잡지 않게 하려면 그 온도가 몸에 전달되는 과정에서 수용체의 과잉반응을 억제시켜야 한다.

'크림통 속의 개구리 우화'처럼 천천히 온도를 올려준 다음 그 클라이언트의

현재 체온을 먼저 면밀히 측정할
필요가 있다.

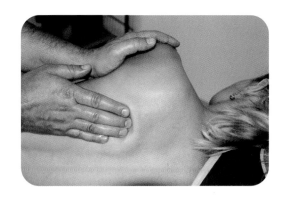

　모두가 알다시피 암이라는 질
병은 뜨거운 곳에서는 발병하지 않
는다. 심장에서는 암이 없지만, 차
가운 장기에서 번식되는 암을 억제
하기 위해 대장암환자들에게 고주
파로 뜨거운 열을 심부에 주입하는 예가 있다.

　이때에는 촉각과 더불어 온도가 전해지는 압력에 대하여도 충분히 고려해야
한다. 가령 뜨거운 것이 무겁게 장부를 누른다면 그에 따라 또 다른 수용체의 반응
도 고반응으로 나타나므로 압력의 양도 조절해야 할 것이다.

　뇌신경은 운동 · 감각 · 자율신경의 세 가지가 합쳐져 주행하기 때문에 자율
신경과 더불어 감각과 운동신경에 대하여도 충분히 배려해야 한다.

　약간 방향을 바꾸어 상식적인 접근을 해보자.

　우리가 알고 있는 뇌사란 무엇일까? 뇌만 살고 다른 곳은 다 죽은 상태라고
알고 있지만, 인체의 신경은 그리 호락호락하게 망가지지는 않는 것이므로 약간
의 부연설명을 한다.

　뇌사 기준에 이런 조항이 있다. 그것은 '장기이식에 관한 법률' 제 16조 2항
중에 있는 저체온상태직장 온도가 섭씨 32도 이하가 아닐 것라는 항이다.

　항문에서 연결되는 직장은 체온을 재는 곳이기도 한데, 이곳의 온도가 곧
뇌사의 판정기준이 된다고 한다. 사람은 체온이 다 식지 않아도 어느 기준 이하
면 사망으로 인정한다. 따라서 이것을 면역력과 신경 테라피의 첫 번째 기준으로
인지하는 것도 틀린 생각은 아니라고 필자는 주장한다.

물론 선행조건들이 많은 항목의 일부이지만, 신경 테라피의 첫 번째 기준은 교감신경과 부교감신경으로 인한 저체온증으로 인한 혈행장애이다. 따라서 그것을 개선하기 위해 체온을 올려주는 것을 첫 번째 관리 항목으로 꼽으려 한다.

면역력 증진을 위한 신경 테라피라는 대명제 아래 좀 더 구체적인 예를 하나 들어본다.

한방에서는 두한족열頭寒足熱이라는 말이 있는데, 이 말은 머리를 차게 하고 발은 따뜻하라는 뜻이다. 발이 따뜻하다는 말은 전신의 혈액순환 중에 동맥의 흐름과 정맥의 흐름이 최상의 상태라는 뜻이다. 따라서 발이 따뜻한 상태가 인체에서 최고의 건강상태라고 선인들이 꼽은 것이다.

그러므로 관리실에서는 우선 발은 따뜻하게 하고, 머리는 시원하게 만드는 상황을 연출하여 첫 번째 기본 단계를 실현하는 방법을 모색해야 한다.

정리하면 자율신경의 면역이론한방에서는 면역이라는 용어는 쓰지 않았다. 중에 한방에서는 역사적으로 수천년 전부터 모든 병의 원인을 혈액의 흐름으로 보고, 혈액의 나쁨을 어혈이라고 표현하여 병적 기준으로 삼았다.

오늘 얘기하는 이론적인 배경은 결국 체온에 중점을 두고 있다. 혈액의 원활한 흐름이 어혈의 방지와 빠른 해소에 중요한데, 이것은 체온이 직접적인 원인이 되기 때문이다.

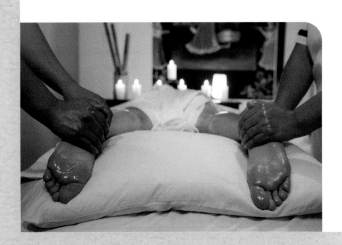

관리실을 찾아오시는 클라이언트의 손과 발을 소중히 먼저 만져보기 바란다. 그리고 관리를 받고자 하는 분의 불편함, 현재의 몸상태와 체형을 살펴본 다음 그 클라이언트와 대화를 이어가야 한다.

클라이언트에게 심리적인 문제는 없는지, 정신적인 스트레스는 없는지 등을 인지한 다음 그 클라이언트의 불만적 요소를 해결하는 것이 순서이다.

교감신경과 부교감신경의 흐름이 인체에서 나타나는 현상의 일부인 체온으로 면역력을 증진시키는 신경 테라피의 기초로 잡으면 될 것이다.

내용이 깊어지고 심오해지면 각 신경의 역할에서 나타나는 질환적 요소의 해결 포인트와 면역력을 증진시키기 위한 테라피적인 방법을 해부학적 이론과 관리방법을 통하여 하나씩 풀어보아야 한다.

클라이언트를 관리하는 관리사는 클라이언트보다는 자신의 교감신경과 부교감신경의 흐름을 원활하게 만들어 자신의 건강한 상태가 클라이언트의 마음에까지 전달되도록 하는 것이 첫 번째이다.

면역력 증진을 위한 신경 테라피의 첫 번째는 나 자신의 체온 관리에서 시작된다.

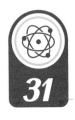

체온과 면역력

31

체온과 면역력의 관계를 구체적으로 살펴보기로 한다.

긴장하면 목이 타고, 갈증이 심하게 나며, 또 갑자기 소변이 마려운 느낌을 느낀 적이 종종 있었을 것이다.

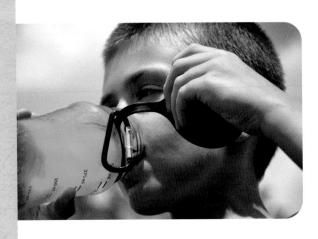

긴장으로 목이 타는 것은 교감신경이 극도록 항진하여 침의 분비량이 줄어들어 나타나는 현상이고, 소변을 갑자기 보고 싶은 것은 교감신경이 과하게 긴장하여 예민해진 신경을 방광이 감지하기 때문이다.

이러한 반응은 지나친 교감신경의 반응에 밸런스를 맞추려는 행위이며, 반대로 물을 먹게 하고 소변을 보게 하는 것은 부교감신경을 자극하는 행위이다.

그러면 추울 때 몸을 떨게 반응하게 하는 행위는 무엇이며, 더울 때 땀이 나게 하는 반응은 무엇일까?

그것은 체온을 통해 몸의 균형을 잡으려는 항상성恒常性의 발현이다. 항상성 homeostasis, 恒常性이란 생물계가 최적 생존조건을 맞추면서 안정성을 유지하려는 자율조절 과정이다.

예로 음식물을 섭취하지 않으면 간의 글리코겐이 분해되어 포도당으로 변하여 혈액 중의 포도당 농도를 유지시키고, 계속 음식이 들어오지 않으면 지질과 단백질까지도 포도당으로 바꾸어 혈액의 농도를 일정하게 맞춘다.

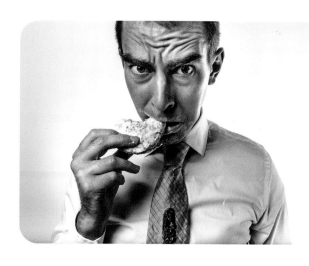

그 이유는 혈액 중의 포도당 농도가 낮아지면 뇌와 내부장기에 큰 장애를 일이키기 때문이다. 이러한 현상이 혈액 중의 포도당농도를 일정하게 유지시키려는 항상성이다. 따라서 항상성이 깨진 상태가 질병으로 발현되는 것이다.

만약 음식물이 계속 들어오지 않으면 제일 처음 당질이 소모된 다음 지질→단백질 순으로 소진되어 더 이상 소비할 것이 없으면 혈당치가 떨어져 질병이 아닌 생명을 잃게 된다.

반면 몸에 너무 많은 음식이 들어오면 췌장에서 많은 양의 인슐린이 분비되는데, 이것이 장기간 지속되면 당뇨병이 된다.

인체는 항상성을 발동하여 안정상태를 유지하는데, 이것이 면역반응이고 면역이다.

몸은 움직여야 한다. 우리의 몸은 움직이게 만들어졌고 움직여야 삶을 영위할 수 있다. '움직인다'는 먹고사는 일을 뜻하기도 하지만, 여기서 말하는 '움직인다'에는 우리가 하는 모든 동작을 말한다.

움직이지 않으면 퇴화한다. 근육도 관절도 약화되고, 장부의 능력도 현격히 떨어지게 된다.

사무직 종사자들은 정해진 장소에서 움직임없이 사무에 몰두하고, 현장 종사자들은 주어진 동작의 반복적인 움직임만을 되풀이한다. 그러니 많은 사람들이

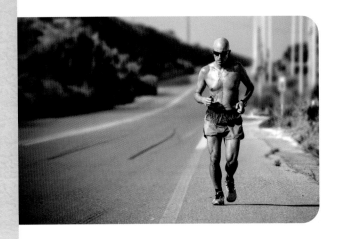

주말이 되면 배낭을 메고 바둥바둥 운동에 매달리는 것이다.

맘껏 움직여 땀을 흠뻑빼고 나면 일단 몸은 상쾌하고 즐거운 느낌이 들 것이다. 이때 심부의 온도는 44도에서 45도까지 오른다. 이렇게 운동運動으로 몸안의 온도를 일시적으로 올려 전체적인 체온에 영향을 주는 것도 건강한 몸을 만드는 기본이다.

암을 포함한 모든 환자들이 저체온에 있는 이유는 교감신경에서 오는 혈관수축으로 인해 혈류장애가 오기 때문이다. 또 하나의 이유도 느긋하게 육체를 활용하면 부교감신경의 작용으로 대사작용이 억제되어 체온이 떨어지게 된다.

결국 저체온에서 탈출하는 것이 관건인데, 여기에서는 우선 체온조절에 관한 간단한 방법을 소개한다.

반신욕이란 가슴밑의 신궐배꼽에서부터 하체를 따뜻한 물에 담그는 목욕법을 말한다. 따뜻한 물에 들어가기 전에 따뜻한 물로 일단 전신을 적응시키는 샤워로 몸안의 교감신경과 부교감신경에게 가벼운 신호를 보내는 것이 좋다.

반신욕을 하면 몸안의 냉기를 빼내서 질환들을 잡을 수 있는데, 수족냉증, 생리통, 불면증, 전립선염 등이 그 대표적인 질환이다.

그중 가장 효과적인 것은 전신의 체온을 올려주는 면역력의 강화이다. 이는 따뜻한 물속에서 교감신경과 부교감신경을 가장 안락하고 조화로운 상황으로 만들기 때문이다.

따뜻한 온도 때문에 모공이 열리고 한선땀샘을 통하여 노폐물과 독소도 땀으로 배출되므로 몸의 혈액순환이 원활해지는 효과가 상당히 크다고 하겠다.

물의 온도는 체온보다 높은 37~39도 전후로 하고, 목욕시간은 20~30분이 좋다. 30분 이상하면 도리어 몸의 수분을 빼앗길 수 있고, 땀 배출 후 염분이 과다하게 줄어 인체의 균형이 깨질 수 있기 때문이다. 반신욕은 주 2~3회 편안한 시간에 하면 좋고, 소화가 된 상태에서 물 한 잔 정도의 수분을 섭취한 다음 하는 것이 좋다.

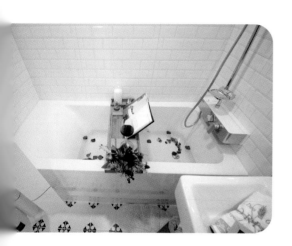

몸에 무리가 가지 않은 범위에서 해야 하는 이유는 따스한 물은 부교감신경의 흐름을 원활히 하여 혈압이 있는 분들에겐 혈압을 낮추어 주기 때문이다. 그러나 너무 장시간 있으면 몸을 긴장시켜 오히려 혈압을 높이는 현상이 벌어진다.

반신욕 후에는 따스함을 유지시켜주는 것이 좋다. 이때 갑작스럽게 차가운 곳에 노출되지 않도록 한다.

몸이 아프거나 쑤시는 등 아픈 감각은 체내조직이 파괴되기 전에 느껴지는 우리 몸의 방어 반응이다. 피부를 통해 따뜻함을 전달하다가 온도가 45도 전후가 되면 몸에서 통증과 반응이 오기 시작한다.

그러한 반응이 오기 시작한다고 느끼는 것은 피부조직이 서서히 파괴되는 온도이다. 통증을 느낌으로써 그 통증의 원인으로부터 피하려 하며, 그 상황을 벗어나기 위해 발버둥치게 된다.

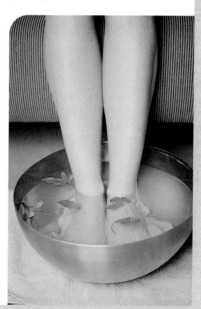

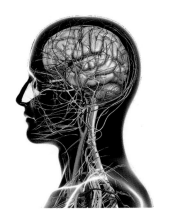

우리 몸에는 외부의 반응인 뜨거움, 아픔, 차가움 등의 정보를 모으는 수용기가 있다. 수용기는 주로 감각기관인 눈, 코, 혀, 피부 등에 있다. 각각의 수용기에는 감각이 정해져 있으며, 눈으로 보는 빛에 대한 수용기에서는 통증이나 소리에는 반응할 수 없다.

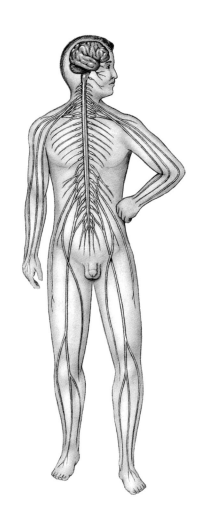

수용기에 모인 감각을 뇌에 전달하는 시스템이 신경계이다. 그 신경계의 중심이 뇌와 척수인데, 그것을 중추신경계라 한다.

중추신경은 말초신경에서 받은 정보를 상황에 대처할 수 있도록 반응하여 말단부위에 보낸다.

척수에서 나온 신경을 척수신경이라 하며, 늑간신경과 좌골신경도 척수신경의 하나이다.

말초신경은 감각이나 골격근의 운동을 지배하는 체성신경과 내장의 활동을 지배하는 자율신경으로 나누어진다. 수용기에 모인 뜨거운 감각과 아픈 감각은 체성신경을 통해 뇌로 전달된다.

뜨거운 반응은 피부에 있는 수용기에서 첫 반응을 느끼고, 수용기에서 체성신경인 감각신경을 통해서 대뇌피질의 감각중추로 전달되어 뜨겁다는 감각을 느끼게 된다.

배설 및 분비 기능과 혈액의 흐름을 촉진하는 기능은 부교감신경의 영역에 있다. 그러므로 성인이 되면 부교감신경이 교감신경보다 조금은 우세해질 수 있도록 노력해야 한다.

몸을 따뜻하게 하면 혈액의 흐름이 원활해지고, 부교감신경이 우세해져 건강을 유지할 수 있다.

면역력 증진을 위한 신경 테라피의 첫 번째 과제를 체온상승 요법으로 보고, 체온상승 방법으로 반신욕과 족욕을 추천한다.

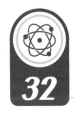

면역력 증진을 위한 신경 테라피

빈혈의 피부미용적 고찰

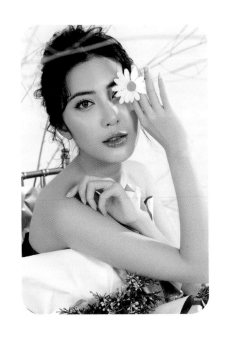

피부미용적 관점에서 얼굴이 하얗고 핏기가 없는 여인을 미의 기준처럼 대하던 시대는 지났다. 현대는 미의 가치와 기준이 건강미가 흐르고 혈색이 잘 도는 윤기 있는 얼굴로 바뀌어가고 있다.

그런데 피부과학적 관점에서는 윤기 없고 하얀 얼굴은 핏기가 부족한 빈혈증상으로 봐야 한다.

여기에서는 빈혈에 관한 정확한 지식을 전달하고, 나아가 피부미용적 관점에서 개선점을 찾아보고자 한다.

빈혈은 흔히 볼 수 있는 질병이지만, 대부분 단순한 어지럼증으로만 생각하고 치료하지 않고 방치하여 병으로 키우는 경우가 많다. 빈혈로 인하여 어지럼증이 생기기도 하지만, 어지럼증은 빈혈 외 수많은 다른 원인에 의해 발생하는 경우가 더 많기 때문에 빈혈과 어지럼증을 반드시 구분하여 알고 있어야 한다.

빈혈은 혈액이 인체 조직의 대사에 필요한 산소를 충분히 공급하지 못해 조직에 저산소증을 초래한 상태를 말한다. 따라서 빈혈 상태가 되면 피가 부족하여 적혈구가 부족하거나 헤모글로빈 수치가 낮다.

적혈구는 피를 통해 장기에 산소를 공급하는 역할을 하는데, 산소 공급이 원활하지 않으면 머리가 아프고 어지러운 증상을 호소하게 된다.

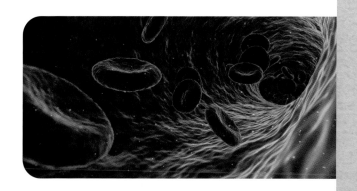

한편 빈혈은 움직임이 크지 않아도 가슴이 답답하거나 가슴이 조이는 증상을 일으킨다. 또 미용적 관점에서 보면 피부의 탄력도가 떨어지고, 창백해지고, 손톱 등의 조직에서 광택이 줄어들고, 소화기 내에서는 식욕부진 · 변비 · 설사 · 구토 등의 증상이 나타난다.

결국 빈혈이란 혈액 중의 혈색소 또는 적혈구의 양이 정상 이하로 감소된 상태를 말한다. 혈색소^{헤모글로빈}는 적혈구의 가장 중요한 성분으로, 산소를 폐에서 말초기관으로 운반하는 기능을 한다.

빈혈환자는 산소 공급이 부족해서 나타나는 증상과 그에 다른 증상이 겹친다.

통계적으로 여성이 남성보다 빈혈이 약 3배에서 4배 정도 많은데, 그중에 임산부 빈혈이 가장 심각하게 받아들여진다.

여성은 임신하면 피와 뼈를 비롯한 생명체에 필요한 영양소들을 태아에게 공급해야 하기 때문에 빈혈은 보편적으로 나타나는 현상이지만, 출산 후 제대로 영양 공급을 받지 못하여 생길 수도 있다. 임산부의 30~80%는 빈혈을 겪고 있다고 한다.

여성 빈혈의 또 다른 이유는 월경으로 인한 출혈 때문이기도 하다. 여성이 매달 월경으로 출혈하는 양은 평균 35ml 정도이다.

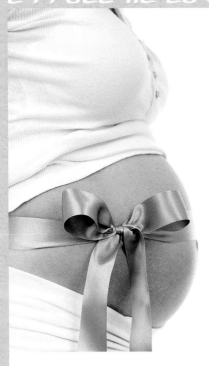

빈혈의 종류는 다음과 같다.

◎ 철결핍성 빈혈 : 빈혈환자의 90%가 여기에 해당
된다. 이는 임신 · 출산 · 생리로 인한 혈액의 과
다손실 때문이다.

◎ 위장출혈성 빈혈 : 위장질환으로 인한 출혈 때문
에 오는 빈혈이다. 이는 서구화된 음식의 섭취와
질환이 주원인이다.

◎ 치질로 인한 빈혈 : 과도한 음주 · 흡연 · 기름진
음식으로 인해 장의 질환 · 배변습관의 잘못 등으
로 오는 빈혈이다.

다음은 빈혈의 자가진단 방법이다.

첫째, 혓바닥에 백태가 없고, 혀의 모든 부분이 맨들맨들하다.

정상적인 혀는 어느 정도 백태가 있고 돌기가 돋아 있어야 하지만, 빈혈환
자의 혀에는 백태가 없고 돌기부분도 맨들맨들하게 변하여 있다.

둘째, 하지에 쥐가 잘 난다.

근육을 많이 쓰면 근육 내에 산소뿐만 아니라 칼슘과 미네랄이 공급되어야
한다. 그러나 혈액이 원할하게 흐르지 않고 산소가 충분하지 않으면 다리에 쥐가
잘 나게 된다. 결국 하지 근육에 원할한 산소 공급이 안 되는 증거이므로 빈혈의
한 증상으로 본다.

셋째, 손바닥에 손금이 보이지 않고 하얗게 변한다.

손바닥은 혈액과 산소가 충분하면 선홍색을 띠고 손금은 확연히 흰색을 띠
게 된다.

넷째, 움직임이 적어도 숨이 차고 가슴이 답답하다.

산소 공급이 원활하지 않으면 숨이 차고 전신이 무력해지고 만사가 귀찮아지는 성향이 있다. 가슴이 조여오듯 답답함도 같이 호소한다.

빈혈 증상을 가진 클라이언트들은 색조화장을 진하게 함으로써 피부에 트러블이 발생할 수도 있다.

빈혈이 있는 클라이언트에게는 스스로 섭생을 통해 필요한 영양분을 보충할 수 있도록 해야 한다. 또한 전신의 경락 중 심 경락과 신 경락, 그리고 간 경락의 흐름이 원할해지도록 도와주어야 한다. 그리하여 미용적 변이보다 몸안의 변이와 변화를 먼저 생각하게 한다.

빈혈이 있을 때 철분제를 맹신하여 과하게 섭취하는 것은 옳지 않다. 폐렴이나 중이염도 어지러움을 호소하는데, 그 증상에 철분을 섭취하면 위장에 문제를 일으킬 수도 있기 때문이다.

철분을 과하게 섭취하면 혈액농도를 너무 높혀서 심혈관질환을 일으킬 수도 있다는 점을 유념해야 한다.

자~!! 이제 샵의 문을 열고 들어오시는 클라이언트분들의 안색도 살피고 전신의 조화로움을 미용적 발전으로 만들어주는 방법도 연구해 보자. 그러기 위해서는 피부미용인들 자신의 건강 관리에 좀더 유의할 필요가 있다.

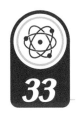

33

🌿 면역력 증진을 위한 신경 테라피

두통으로 표현되는 인체 반응

여성의 75%가 편두통을 경험하거나 겪고 있다는 이론 때문에 두통약 시장의 주고객은 여성이라고 한다. 여성 호르몬이 두통과 일부 연관이 있다고 한다.

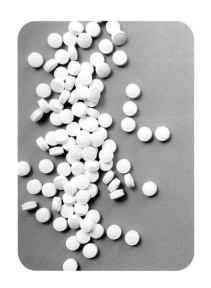

고전 『삼국지』를 보면 조조는 늘 계략을 꾸미고 고민하여 만성 두통에 시달렸다. 이에 명의를 찾아 데려온 사람이 죽은 사람도 살린다는 화타였다. 조조를 진찰한 화타의 처방은 머리를 쪼개서 수술하자는 것이었는데, 조조는 본인을 죽이려는 의도로 보고 화타를 처형했다는 내용이 있다.

이만큼 두통은 머리를 쪼갤 만큼 괴로운 상황이고, 현대인들의 고민거리이다.

우리 피부미용인들이 겪는 현장 상황은 변화무쌍하다. 클라이언트의 욕구도 많아지고, 병증도 많아지고, 이를 해결하고자 하는 대처방법도 많이 생겨났다.

샵을 찾아와 두통을 호소하는 클라이언트들에게 우리는 아로마를 이용한 향기요법을 시술하거나, 혈액순환의 문제를 찾아 경결된 근육을 손으로 아름답게 어루만져주기도 한다.

여기에서는 두통을 호소하는 클라이언트를 올바르게 관리하는 방법과 두통이 인체의 면역력에 미치는 영향을 살펴보기로 하자.

우리는 머리가 아프면 일단 약국에서 두통약을 사서 복용하면서 약이 두통을 치료한다는 생각을 하게 된다. 그러나 두통약은 치료를 해주는 약이 아니고, 일정 시간 통증을 잊게 해주는 약이다. 따라서 우리 몸은 일정 시간 통증을 내보내고, 그 시간이 지나면 통증을 가라 앉힌다. 결국 약은 치료하는 게 아니라는 결론이 나온다.

머리가 아픈 이유가 뇌종양이나 뇌졸중이 전부는 아니다.

두개골 내에서 특별한 질환이 없으면서 발생하는 두통을 의학적으로 비기질성 두통이라 하고, 반대로 뇌출혈 · 뇌종양 · 비염 · 축농증 등으로 인한 두통을 기질성 두통이라 한다. 이 두 가지 질환은 두통의 양상으로 구별할 수 있다.

기질성 두통은 구토나 극심한 메스커움 등을 동반하지만, 비기질성 두통은 증세가 그리 심하지 않고 오래 지속되지 않는 특징이 있다.

일반적으로 비기질성 두통이 두통의 90%를 차지한다. 뒷머리가 아프거나 욱신거리는 통증으로 그리 오래가지 않는 특징이 있고, 체기가 동반되는 두통은 위경락의 두유혈에 통증이 올 수도 있다.

그러나 한쪽 머리가 아픈 편두통은 혈관성 두통의 하나로 볼 수 있다. 이는 스트레스 또는 수면부족, 정신적 충격, 강한 빛에 노출될 때 느끼는 두통이다. 이러한 두통이 오면 심장 박동이 머리에 전달되는 느낌이 오기도 한다.

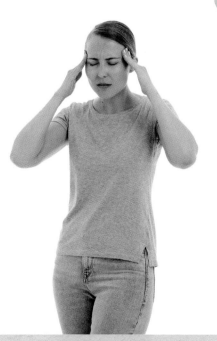

이러한 두통이 샵을 주로 이용하는 클라이언트인 여성들에게 많은 이유는 모계 유전적 요소의 발현과 호르몬의 영향 때문이다. 다시 말하면 초경이 시작되거나 임신 초기와 출산 직후와

같이 여성호르몬의 변화가 심한 시기에 편두통이 오는 빈도가 높다.

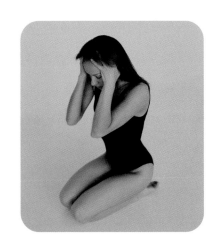

따라서 에스트로겐이 두통과 연관이 있다는 결론을 도출할 수 있다. 에스트로겐의 변화가 생리증후군으로 발현되므로 두통을 일으키는 원인이 된다.

정확히 욱신거리고 심장이 박동할 때 오는 두통과 욱신거리지 않고 마치 머리띠를 한 것처럼 둘러서 오는 두통은 생리전후증후군의 두통으로 보아야 한다.

따라서 주기적인 두통에 시달린다면 호르몬 분비를 원활하게 만들어주는 규칙적인 생활과 식이요법을 병행하고, 충분히 휴식도 해주어야 한다. 그래도 지속적·주기적 두통이 온다면 병원에 가야 한다.

한편 이러한 두통도 있다. 많은 사람들이 좁은 공간에 모이면 머리가 아파오는 두통도 있는데, 이는 환기를 시키면 금방 사라지고 여성보다 남성에게 주로 발생한다.

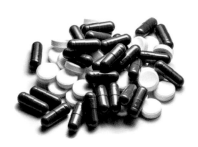

또 하나 아이러니한 두통은 장기간 계속되는 두통을 약으로 해결했을 때 그 약물을 장기간 복용했기 때문에 나타나는 약물중독에 의한 두통이다. 이러한 두통은 약물을 끊고 맑은 공기를 마시고, 소화가 잘 되는 음식을 섭취하여 위장장애를 줄이고 충분한 휴식을 취하여야 해결된다.

이제부터 관리실에서 두통을 이해하고 관리할 수 있는 코칭법을 살펴보자.

◎ 일상생활에서 몸을 따스하게 유지하고 혈액순환에 신경을 써보자. 긴장성 두통이 전체 두통의 90%를 차지하기 때문에 긴장을 풀어주는 과정으로 부교감신경을 향상시키고 따스하게 만들어주어야 한다.

◎ 온몸에 혈액순환이 잘될 수 있도록 스트레칭을 자주 해주어야 한다.

◎ 뭉치고 긴장된 두판상근을 마사지하여 뇌압을 떨어뜨려주어야 한다.

◎ 두피의 모상건막을 풀어 머리부분의 혈액순환을 좋게 해주어야 한다.

◎ 두통을 야기시키는 음식물을 섭취하지 않는다. 인스턴트식품이나 커피 등 카페인이 많이 들어간 식품이나 햄·소시지 등 인공가미 식품을 멀리하여야 한다.

◎ 식사를 거르지 말고 규칙적인 식사를 하여야 한다.

◎ 옛말에 두한족열頭寒足熱이라는 말이 있는데, 머리를 차게 하여 머리로 오르는 열을 낮추면 두통이 줄어든다.

클라이언트들의 요구에 스트레스를 받아 클라이언트보다 본인의 스트레스가 더 많아 클라이언트의 요구를 하나의 투정으로 치부할 때가 있다.

이제 우리 피부미용인들은 클라이언트의 소리에 귀를 귀울이되, 정확한 지식을 축적하여 클라이언트의 말을 이해하며 대응할 여러 가지 방법을 제시할 수 있는 센스가 있어야 한다.

머리는 모든 양기陽氣가 모이는 곳으로 인체의 뜨거운 기운 즉, 열熱이 상승하여 뜨거워지는 습성이 있다. 이 열은 머리에서 통증을 유발하므로 이제부터 머리의 열기를 내리는 방법을 앞서 제시한 방법으로 실행하며 클라이언트에게 가르치는 티칭을 하여야 한다.

대한민국은 의학적인 요소보다 대체의학적인 요소를 병행하는 것을 좋아하고, 그 방법이 호응을 얻는다.

클라이언트를 접대할 때에는 커피보다 따스한 국화차 한잔을 대접하고, 차분한 음악이 흐르며 아늑한 조명 속에 휴식을 취하게 하는 관리를 시행한다면 클라이언트의 머릿속에 있는 온갖 생각과 두통이 정리될 것이다.

육체적인 요소와 내면적인 요소를 조화롭게 컨트롤하며 지식의 한계를 넘어 클라이언트의 불편함을 해소시켜주는 현장의 여러분이 훌륭한 관리사이다.

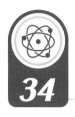

면역력 증진을 위한 신경 테라피

거북목이 작용하는 미용신경학적 현상들

피부미용시장은 다변화되어 육체적 아름다움을 추구뿐만 아니라 현대인들은 고통과 통증을 호소히며 다가오고 있다.

사람들은 육체적 아름다움의 근본 원인은 몸안의 통증으로 인한 자세 변화에 있다는 것을 인지하고, 그 통증적 장애를 해소하기 위해 많은 시간과 비용을 지불한다.

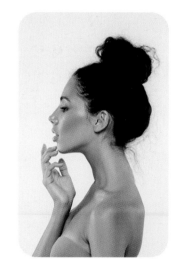

생활화된 스마트폰과 컴퓨터 사용으로 인한 운동 부족 때문에 목이 찌뿌둥하거나 두통을 호소하는 분이 많아지고 있다.

현대인들의 이러한 증상의 해결은 우리 피부미용인들에게 하나의 숙제가 된 현실은 아이러니가 아닐 수 없다. 그래서 이런 증상을 제대로 관리할 수 있도록 근육과 신경학적 관점에서 설명한다.

일명 거북목으로 대변되는 증상을 설명한다.

영어로 'Front Head Posture'라고 하며, 머리와 목뼈가 앞쪽으로 이동한 현상을 흔히 '거북목'이라 명명한다.

목의 정상적인 모습은 알파벳 C자 모양이어서 무게중심이 역학적으로 0에 가깝게 되어 있다. 그런데 일자목이 되면 목의 무게가 역학적 의미를 벗어나면 머리무게가 어깨에 그대로 전달된다. 더 안 좋은 상황은 일자목이 C자의 반대 형태로 변하는 역전위 목인데, 이를 거북목이라 명한다. 이때 심하면 머리무게의 4배가 어깨에 눌리는 현상이 발생한다.

거북목 발생의 일반적인 원인은 다음과 같다.

◎ 잘못된 평소의 자세
◎ 영양분 부족으로 몸안의 뼈를 튼튼하게 해주는 칼슘 부족
◎ 핸드폰이나 컴퓨터를 조작할 때 고개를 장기간 늘리고 숙인 자세
◎ 등쪽 근육의 발달이 현저히 떨어져 머리의 무게를 근력이 이길 수 없을 때
◎ 베게의 잘못된 선택으로 목의 각도가 비정상인 상태로 장시간 수면 시

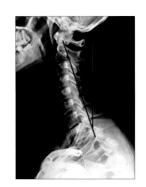

다음은 거북목 때문에 몸에서 나타나는 증상을 설명한다.

첫 번째는 긴장성 두통이다. 목에 있는 견갑거근이 목과 어깨를 연결한다. 이 근육이 긴장하면 긴장성 두통이 나타난다. WHO의 발표에 의하면 대부분의 사람들이 앓고 있는 두통 중 가장 흔한 두통이다.

거북목으로 인하여 목의 앞쪽에 무게가 많이 실리면 견갑거근 Levator scapulae m., 승모근Trapezius m., 후두하근Suboccipital m.에 통증이 나타난다. 통증이 나타나는 부위의 국소 통증과, 퍼지는 방사통이 유발된다.

거북목

이러한 과정에서 후두하신경이 눌리기도 하여 통증이 부비동에서 오는 듯한 경우도 있다.

옆에서 사람의 사진을 찍었을 때 귀에서 바깥복숭아 뼈로 일직선상까지 선이 내려가야 균형이 잡히고 중력을 이기는 최선의 자세가 된다. 그런데 거북목이 되면 몸이 틀어진 상태에서의 가장 큰 통증이 어깨와 목에서 반응하는데, 이를 거북목증후군이라고 부른다.

두 번째는 폐활량의 문제이다. 뇌는 우리 몸에 가장 중요한 역할을 하며 생각의 중추인데, 몸무게의 2~5%가 뇌의 무게이지만, 산소 소모량은 15%에 이른다.

목의 부정렬로 인한 폐해를 미국 UCLA의과대학 닥터 렌 칼리엣 박사는 다음과 같이 주장하였다.

거북목 증상이 되면 약 13kg의 무게가 목에 걸려 목뼈는 틀어지면서 부정렬이 된다고 하였다. 이러한 부정렬은 호흡근인 대흉근과 흉쇄유돌근을 단축시켜 평소 호흡량을 30% 정도 줄어들게 하여 뇌로 가는 산소공급을 저해시킨다.

폐활량이 감소되면 우리 몸에서 1번 늑골의 움직임을 둔하게 하여 1번 늑골을 들어 올리는 설골근과 설골하근의 작용을 저해시킨다.

깊은 호흡을 하려면 1번 늑골이 작용하여야 하는데, 거북목이 되면 1번 늑골의 작용을 방해한다.

견갑골에 붙어 있는 흉골

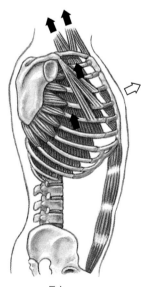

들숨

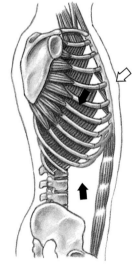

날숨

과 설골의 가동범위에 좀더 신경써 관리할 포인트가 된다.

세 번째는 호흡근의 횡격막이 움직임을 나쁘게 한다. 횡격막은 호흡과 소화에 동시에 작용하는 근육으로, 경추 3번에서 5번이 지배한다.

거북목은 호흡과 경추에 영향을 주어 횡격막의 움직임도 나쁘게 하여 소화기능에도 문제를 일으킨다.

거북목을 이야기하며 호흡과 소화력과 전체 혈액순환을 이야기하는 까닭이 여기에 있다.

다음은 거북목 때문에 몸안에서 나타나는 대표적인 현상들을 정리한 것이다.

흔히 가슴부위의 대흉근의 움직임의 제한이 오고 상완신경총의 길목인 전사각근과 중사각근의 가운데서 나오는 줄기부분의 압박으로 흉곽출구증후근이 발생할 수 있다.

목디스크가 아니여도 손끝이 저리고 찌릿한 느낌이 상습적으로 나오고 취침시 습관적으로 팔을 머리 위로 올리고 자게 된다.

이러한 증상의 연장으로 손끝이 저려가면서 목디스크가 발현되기도 한다. 결국 거북목은 척추의 구조적인 각도에 영향을 주어 통증을 야기시킨다.

이제부터 피부미용인인 우리들이 해야할 테크닉을 가볍게 이야기해 보자.

거북목을 바로 잡으려면 목을 앞으로 당기는 근육의 긴장도를 낮추어 주어야 하는데, 그 근육은 흉쇄유돌근과 사각근·두반극근·두최장근·후두하근이다.

반면 경판상근·경판극근·경최장근·두장근·전두직근·설골상근은 강화시켜야 한다.

한편 어깨가 둥그렇게 말려가는 라운드숄더일 때는 대흉근과 소흉근의 단축된 곳을 풀어주고 이완시켜야 한다.

거북목의 클라이언트를 보면 목의 각도가 전신의 여러 곳에 통증을 발현시키는 것을 보았다. 따라서 피부미용인의 입장에서 이런 증상을 개선시킴으로써 바른 체형으로 만들어주는 것이 하나의 숙제가 되었다.

신경학적 관점에서 가장 크게 작용하는 상완신경총줄기는 목에서부터 시작하여 전·중사각근과 쇄골을 지나, 쇄골하근과 소흉근을 지나 팔로 내려간다. 다시 말해서 우리 피부미용인들이 핵심적 요소처럼 생각하는 쇄골 부위의 림프 라인을 지나가는 것이다.

거북목의 개선은 미적 체형 만들기의 첫 번째 과제임과 동시에 몸안의 통증을 개선하는 혁명임을 주지시키자.

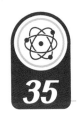

면역력 증진을 위한 신경 테라피

과민성대장증후군

35

봄이 되면 나른한 몸을 위하여 여러 가지 보양식과 보조식품을 찾게 된다.

육체적 아름다움을 만들기 위하여 샵을 찾아오는 클라이언트에게 먹거리를 지도하고 섭생의 원리를 이해시키는 일은 우리 피부미용인들이 해야 할 역할이다.

날이 따스해지면 음식이 상할 수 있는데, 이런 음식을 먹으면 장이 불편함을 느끼게 된다.

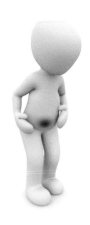

이에 관한 일화가 하나 있다. 일본의 통일시대를 만들어낸 도쿠가와 이에야스는 성격이 냉정하고 대범하면서도 인간적인 면모를 갖춘 인물이라 평하게 된 일화가 있다.

다케다 군대와의 전쟁에서 참패하고 후퇴하는 과정에서 그는 바지에다 변을 본 채로 그 전장에서 탈출하였다. 그날의 치욕을 잊지 않기 위해 그일을 부끄러워하지 않고 항상 냄새나는 바지를 걸어놓고 마음의 다짐을 하여 다음 전쟁에서 다케다 군대를 전멸시켰다는 일화가 있다.

우리는 공포감이나 두려움이 극에 달하면 갑자기 복통을 느끼며 설사를 하거나 가스가 나오는 대장증상을 느끼게 되는데, 이러한 증상을 과민성대장증후군이라 한다.

과민성대장증후군은 특별한 원인이 확인되지 않는 몸의 상태에서 만성적으로 지속되는 복통 및 배변장애를 야기하는 현상이라고 정의한다.

이 질환은 대장 내시경과 임상적 여러 가지 검사로는 확인되지 않지만, 식

후 또는 스트레스 상황에서 복통·복부팽만
감·설사·변비 등 배변장애 증상이 유발되
는 만성질환이다.

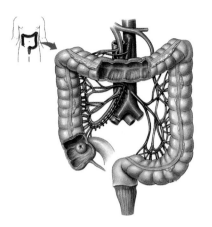

　우리의 대장은 아리러니하게도 감정에
제일 민감하다. 정상적인 사람들도 강한 스트
레스와 감정적 변화가 급격히 몰아지면 내장
의 운동을 조절하는 자율신경인 교감신경과
부교감신경의 균형이 깨지고, 그로 인하여 설사나 복통이 나타나는 과민성대장증
후군을 일으킨다.

　과민성대장증후군의 일반적인 원인은 유전적 소인, 불안 및 스트레스와 같
은 정신적 요인, 과음, 자극적인 음식, 불규칙한 식사나 편식 등이다.

　전체 인구의 약 7~15% 정도가 과민성대장증후군으로 의심할 수 있는 증상
을 보인다고 한다.

　이러한 증상은 일반적으로 다음의 세 가지로 나눌 수 있다.

　◎ 설사형 : 이는 급격한 스트레스나 몸의 변화에 맞추어 대장이 빨리 움직
　　임으로써 설사가 나며 복통을 유발하는 경우이다.

　◎ 변비형 : 급격한 스트레스에 장이 움직이지 않아 변비가 생기는 증상이
　　다. 여행을 가거나 낯선 곳에 가면 변을 보지 못하는 경우이다.

　◎ 설사와 변비의 교차형 : 이는 평소의 본인의 유형이 반대로 가는 현상으
　　로, 변비가 있던 사람이 설사를 하거나 설사를 자주 하던 사람이 변비로
　　증상이 바뀌는 현상이다.

대장의 기능이 정상적인 사람은 하루 1회 정도 배변을 유도하지만, 과민해

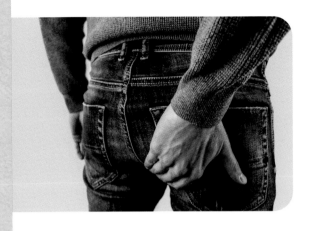

진 사람은 대장이 지나치게 움직여 설사가 유발되거나 또는 반대로 대상이 움직임을 갑자기 멈춰 변비를 일으킨다.

과민성대장증후군인 사람은 설사나 변비, 또는 두 가지 모두가 규칙적으로 반복되어 만성적인 복통에 시달리지만, 복통이 심하더라도 배변 후에는 대부분 호전되는 특징을 보인다.

치료방법은 원인이 되는 심리적 불안과 갈등을 제거하는 것이 가장 중요하다. 단순히 음식이나 약물만으로는 힘들고 본인의 노력이 필요하다. 무엇보다 본인의 병을 잘 이해하고 장에 자극을 줄 수 있는 음식과 과식을 피하고, 규칙적인 식사와 편안한 마음가짐을 갖도록 해야 하며, 스트레스를 해소하기 위해 적당한 운동과 하루 중 편안한 시간에 명상과 휴식을 취하는 것도 도움이 된다.

호흡법으로는 복식호흡법을 주로 이용한다. 의식적으로 배가 블룩하게 숨을 들이마시고 천천히 몸속의 독소가 빠진다는 기분으로 뱉어내는 것을 반복해서 시행하고, 똑같은 호흡을 최소 10분 정도 반복하는 게 좋다.

또 따뜻한 물을 자주 마신다. 과일을 먹으면 변이 정체가 안 되고 식이섬유가 풍부하여 좋으나, 오렌지처럼 장에 자극을 주는 과일은 되도록 피한다.

밀가루음식, 인스턴트식품, 기름진 음식 등은 장의 건강에 도움이 안 된다.

한편 우리 몸의 경락을 활용하여 스스로 자극하고 치료하는 방법이 있는데, 대장경락의 합곡을 지긋이 눌러주고 곡지를 자주 눌러주어 대장경락의 흐름을 좋게 한다. 한의학적으로 정신과 신경을 안정시켜주는 손목 안쪽에 있는 신문과 내관혈을 자극하면서 호흡을 같이하는 것이 좋다.

이와 같은 방법으로 우리 몸의 모혈 중에 중완과 관원혈을 자극하고 따뜻한 팩을 올려놓아 장에 안정성을 주는 것이 좋다. 또 양손으로 배를 쓸어준다. 이때에는 시계방향으로 원을 그리면서 쓸어주다가 배꼽부분에서 멈추어 신궐혈을 자극하는 방법도 장의 운동에 탁월한 효과가 있다.

우리 몸의 장기들의 뿌리인 배수혈 중에 대내장신경 영역인 흉추 5번에서 9번까지 먼저 쓸어주고 자극을 준 다음은 척추를 따라 내려오다가 천추 부분을 자극하고 천장관절 라인의 팔료혈을 하나하나 자극하여주면 몸은 보다 자극적으로 반응하게 된다.

그런데 과민성대장증후군은 심리적인 요소가 육체를 지배하여 발생하는 질환이므로 심리적 안정을 만들어주는 것이 우선되어야 한다.

육체와 정신이 어느 정도 안정되면 이제 입으로 들어가는 섭생에 신경을 써야 한다. 그 방법은 저지방식·저자극식을 원칙으로 하고, 지방성 음식, 향신료가 많이 들어간 음식, 카페인 음료, 맵고 짠 자극적인 음식은 증세를 악화시킬 수 있으므로 자제해야 한다.

과민성대장증후군의 예방과 치료를 위해 섬유질이 많이 포함된 채식 위주의 식사를 한다. 그러나 섬유질의 과다한 섭취는 오히려 병세를 악화시킬 수 있으므로 평소에 꾸준히 섬유질 식품을 먹는 식습관을 갖도록 해야 한다.

샵에 오시는 다양한 클라이언트의 육체적인 문제에 귀를 기울이고, 그들의 신체적 반응과 질환을 똑바로 이해해야 욕구를 해결해줄 수 있으리라 여긴다.

음식의 신선함과 영양가도 중요하지만, 삶의 한편인 심리적 안정도 건강한 삶을 유지하는 한 방법이다.

자, 깊은 호흡을 한 번하고 따뜻한 물 한잔 들이키고 배를 시계방향으로 마사지해주면서 클라이언트뿐만 아니라 본인도 건강해지도록 하자.

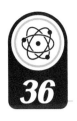

면역력 증진을 위한 신경 테라피

흉추에서 호르몬의 원활한 소통과 미용적 관점의 중요성

우리 몸은 반응을 하고, 그 반응에 대하여 스스로 회복하려는 역반응적 노력이 세포를 통해 계속 일어난다.

예를 들어 디스크를 오래 앓아 운동을 하지 않고 방치하면 우리 몸은 자율신경에 장애가 생겨 운동신경과 감각신경이상으로 이어져 여러 가지 복잡하고 어려운 문제들이 생겨나게 된다.

방사통 때문에 보행자세가 바뀌게 되고, 통증을 이겨내기 위해 골반과 몸에 변형이 오게 된다.

이러한 변형을 보상작용 또는 대상작용이라고 하는데, 이것은 과연 나쁘게만 작용하는 것일까?

오른쪽 뇌가 손상받으면 재활을 통해 다른 뇌와 근육을 훈련시켜 그 역할을 하게 하고, 두 손이 없는 사람은 발이 그 역할을 하게 된다.

우리 몸에서 보상작용이 일어나지 않는 안타까운 곳은 척주와 횡격막이다. 여기에서는 척추의 바른 자세와 횡격막의 움직임이 인체에 작용하는 기전을 우리 미용인들이 활용하고 클라이언트에게 알려줄 수 있도록 차분히 정리한다.

이 글을 여러 번 반복해서 읽고 숙지하여 클라이언트들에게 좋은 정보를 제공하고, 관리사 스스로 건강할 수 있도록 하자.

우리가 흔히 아는 경추 1번과 2번을 상경추라 부른다. 경추 1번이 틀어지거나 아탈구되면 뇌로 올라가는 혈액량을 감소시키고, 척주 전체로 가는 신경의 흐름을 원활하지 못하게 한다.

1번 경추가 틀어지면 어지러움증 · 고혈압 · 저혈압 등이 올 수 있으며, 2번 경추가 틀어지면 눈이 침침해지거나 두통이 온다. 상경추를 교정하면 눈이 환하게 떠지고 혈압이 조정되는 이유가 여기에 있다.

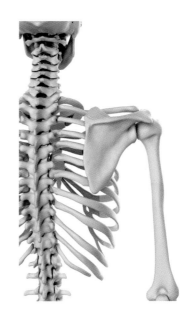

경추 3번이 틀어지면 중이염 · 이명 · 안면부 감각이상이 오고, 경추 4번이 틀어지면 중이염 · 난청 · 이하선질환 · 갑상선이상 등이 오고, 5번이 틀어지면 어깨통증이, 6, 7, 8번이 틀어지면 어깨에서 위팔까지 감각이상과 저린증상이 나타난다.

경추가 틀어지거나 아탈구로 인한 문제는 심각하다. 경추신경줄기가 눌리거나 압박받으면 심장박동이상과 횡격막기능이상을 일으켜 호흡에 영향을 준다.

호흡상태가 나빠지면 우리 인체의 650개 근육기능을 저하시키고, 장부의 기능도 떨어뜨려 소화기능에도 이상을 일으킨다.

그런데 경추에만 너무 집중하다 보면 흉추를 소홀히 하게 된다.

경추는 회전과 굴곡 및 신전이 가능하지만, 흉추는 회선만 가능하다. 우리는 흉추의 미용학적 가치를 한 번 다시 평가해봐야 한다.

흉추는 자율신경에 가장 많은 영향을 준다. 그 이유는 장기를 움직이는 신경은 모두 흉추에서 갈라져나오는 자율신경줄기에서 뻗어지기 때문이다.

만약 흉추 1번과 2번이 틀어지면 등 전체에 이상이 생기고, 흉추 3번과 4번이 틀어지면 심장과 폐 · 기관지에 문제를 일으킨다.

대내장신경의 뿌리인 흉추 5번에서 9번이 틀어지면 몸안에서 폭팔적이고 엄청난 변형을 초래한다.

횡격막은 호흡·순환기능과 근육의 움직임에 관여하는데, 그 움직임은 마치 심장의 박동과 같다. 횡격막은 이러한 모든 동작을 일으키는 하나의 뿌리라고 단언해도 과언이 아닌 것이 흉추의 기능이다.

우리 몸에는 약 80여 종의 호르몬이 분비되고 있는데, 그중에 단 하나라도 분비량에 이상이 생기면 모든 호르몬의 생산에 문제를 일으킨다.

호르몬을 분비하는 기관은 뇌하수체, 시상하부, 갑상선, 부갑상선, 부신피질 및 수질, 난소, 고환, 랑겔르한스섬, 송과선 등 셀 수 없을 만큼 많다.

이 모든 곳에는 흐름이 있는데, 여기에서는 그 흐름을 설명한다.

모든 흐름의 시작은 척수인데, 척수의 흐름은 척추의 위치에 따라 영향을 많이 받는다.

필자가 흉추에 중점을 두는 이유는 내장기의 뿌리가 그곳에 자리 잡고 있기 때문이다.

조물주가 흉추를 회선만 하게 만든 이유는 흉추에서 많은 움직임이 일어난다면 문제를 일으킬 소지가 더 많아질 것으로 예상했기 때문이라고 추론해본다.

그래서 흉추의 움직임을 제한함으로써 그 속에 있는 장부의 뿌리와 신경조직을 보호하려 한 것이다.

바른 자세의 유지와 에너지의 흐름을 원활하게 하여 새우등과 라운드솔더의 문제점을 해결함으로써 호르몬의 흐름과 소통을 좋게 하는 것이 우리 미용인들이 해야 할 과제라고 생각한다.

자!! 등을 펴고 기지개를 펴고 대흉근을 스트레치시키고 소원근을 자극하여 가슴과 등의 자세와 호르몬의 흐름을 원활히 하여 클라이언트를 맞이해보자.

클라이언트의 아름다운 몸과 건강함을 만들어주는 이 시대의 양심적 히포크라테스인 그대들을 존경한다.

우리 몸의 호르몬과 기능

분비조직	호르몬 명칭	주기능	해당 장기
뇌하수체전엽	성장호르몬	신체의 성장 촉진, 단백질 합성 촉진, 지질대사 및 당대사기능 지연	골조직, 근육
	프로락틴	임신 시 유선발육 촉진, 모유생산 촉진	유선
	갑상선자극호르몬	갑상선의 생산과 분비 촉진	갑상선
	부신피질자극호르몬	부신피질호르몬의 생산과 분비 촉진	부신피질, 유선
	황체형성호르몬	난자성숙과 배란 촉진, 에스트로겐과 프로게스트론 생산 촉진, 테스트스테론의 생산과 분비 촉진, 황체형성 촉진	난소와 정소
	난포자극호르몬	난포의 성숙, 배란, 정자의 생산	난소와 정소
뇌하수체후엽	항이뇨호르몬 (바소프레신)	신장의 수분 재흡수, 요생성 억제, 혈압상승, 동맥의 수축	신장
	옥시토신	출산 시 자궁 수축, 모유분비 촉진	자궁, 유선
뇌하수체중엽	멜라닌세포자극호르몬	피부색의 촉진	색소세포
갑상선	갑상선호르몬	신체의 신진대사 촉진, 골격근의 기능 조절	전신세포
	칼시토닌	혈액 내의 칼슘과 인산 조절	경골조직
부갑상선	부갑상선호르몬	혈액 내의 칼슘과 인산 조절	골조직, 신장, 창자
부신피질	당질코르티코이드	음식의 대사, 당형성, 혈당조절, 감정상승, 소염제, 스트레스감소, 부신피질자극호르몬의 분비 감소	신체 전체
	무기질코르티코이드	소변 내의 나트륨 · 칼륨 조절	신장 세뇨관
	생식코르티코이드	성호르몬의 영향	난소, 정소
부신수질	에피네프린	심박항진, 혈압과 맥박의 항진, 혈관직경 조절, 평활근 수축, 당원질의 분해, 혈당 증가	심장 평활근, 간, 소동맥, 골격근
	노르에피네프린	동맥혈관의 수축, 대사의 촉진	동맥
췌장	인슐린	포도당의 촉진과 확산, 간과 근육에 당원질 저장, 혈당하강	간, 근육, 지방조직
	글루카곤	간의 당원질 분해, 혈당 상승	간
난소	에스트로겐	생식기의 발육, 여성의 성장, 원시난포의 성숙, 여성 2차 성징발현, 성주기의 조절, 자궁벽의 변화	생식계통
	프로게스테론	임신의 유지	자궁
정소	안드로겐	생식기의 발생 성장, 정자생성, 남성성징 발현	생식계통
흉선	흉선호르몬	흉선 내의 T세포의 성숙, 항체형성에 관계, 뇌하수체호르몬 생성에 관계	림프조직 내의 T와 B세포

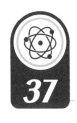

🌿 면역력 증진을 위한 신경 테라피

37 건강한 몸과 비타민 그 실체

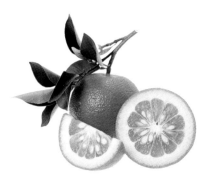

우리 몸에는 60조의 세포가 쉴새없이 생화학적 변화와 반응을 일으키고 있다.

이와 같이 생명활동에 필요한 유기물들은 우리가 먹고 생활하는 음식에서 에너지로 변환되어 생화학적 요소로 촉매작용을 통해 물질대사를 일으키고 조절하게 된다.

이러한 과정에서도 비타민은 대부분 몸안에서 자체 생성되지 않아 외부에서 섭취하여 보충하여야 한다.

비타민은 우리 몸에서 많은 양을 필요로 하지 않는다. 탄수화물 · 단백질 · 지방에 비교하면 극히 적은 양으로 몸의 건강을 유지한다.

비타민은 지용성과 수용성으로 나누어진다.

약 15종의 비타민 중에서 지용성은 A, D, E, K의 4종이고, 수용성은 비타민 B1, B2, B6, B12, 엽산, 나이아신, 판토텐산, 바이오틴, 이노시톨, 리보산, 비타민 C 등 11종이다.

비타민은 A, B 외에도 화학적 명칭을 붙여 A는 레티놀, B1은 티아민, C는 아스크로빈산, E는 토코페놀이라고 명명하기도 한다.

비타민이 부족하면 몸에서 질병을 야기시킨다. 그중에서 가장 부족한 비타민은 A, B1, B2, D, E이고, 그다음은 B6, B12, 나이아신, 엽산, 판테텐산, 바이오틴이다. 이것은 연령과 신장, 체중, 질병의 유무에 따라 각각 다를 수 있고, 그 효능

역시 다르게 나타날 수 있다.

다음은 비타민의 종류별 증상 및 특징이다.

비타민 A

우리의 구강과 식도, 위, 십이지장, 소장, 대장, 직장은 모두 점막세포와 점막분비세포로 되어 있다. 이러한 세포는 점액을 분비하며, 다양한 소화효소, 미네랄, 면역세포들이 들어 있어서 음식물이 소화관으로 들어오면 음식물과 그곳의 균들이 직접 점막세포와 닿는 것을 방지하여 좋지 않은 자극으로부터 점막세포를 보호한다.

비타민 A는 백혈구의 성장과 분화에 중요한 역할을 한다. 비타민 A가 부족하면 면역력저하와 감염질환에 노출되기 쉽고 점액분비가 줄어들고 점막이 변성과 각화가 진행되게 된다. 또 야맹증, 시력저하, 안구건조증, 요로감염, 결석, 모

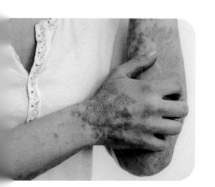

낭각화증, 치아에나밀질손상 등의 질환에 노출되기 쉽다.

각종 피부병, 자가면역질환 등을 앓고 있는 사람은 비타민 A를 많이 섭취하는 것이 좋다. 비타민 A는 베타 카로틴이 포함된 야채류에 많이 들어있다.

비타민 B1

체내에서 당을 연소시켜 에너지를 얻어가는 당질대사에 관여하는 것이 비타민 B1과 비타민 B 군이다.

뇌의 중추신경에 에너지가 충분하게 공급되지 않으면 기억력 감퇴·만성졸음 등이 오고, 화를 자주내게 되고, 나른함을 호소하게 된다.

비타민 B2

리보플라빈이라고 부르며, 지방대사에 관여한다. 그리고 동맥경화·심근경색·뇌졸중 등에 영향을 주면서 중성 콜레스테롤을 감소시키는 역할을 한다.

비타민 B3

나이아신이라 부르며, 관절기능과 깊은 연관이 있다. 총콜레스테롤 수치를 낮추고 HDL 수치를 높이는 기능을 하며, 부족하면 피부염·신경장애·치매 등에 영향을 준다.

비타민 B6

피리독신이라 부르며, 몸안의 단백질대사에 작용한다.

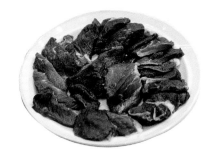

한국인들의 식사가 점차 서양화되면서 육류의 소비가 늘어 문제시되는 비타민이다. 알레르기를 억제하기도 한다.

비타민 B12

코발라민이라고 부르며, 부족하면 악성빈혈·신경장애·전신권태감·혀의 염증·위궤양 등이 나타날 수 있다. 간에서 저장되어 혈액을 증가시키는 신경작용을 한다. 적혈구의 생산을 촉진하고, 만성피로에 효과적이다. 엽산과 같이 보충하여야 한다.

판토텐산

당 · 단백질 · 지방대사를 돕는 중요한 비타민이다.
적혈구 형성, 혈당 조절, 신경 및 근육조직 생성에 관여한다.

바이오틴

비타민 B 복합체의 하나이며, 당을 연소시켜 에너지를 얻어서 작용한다. 아미노산과 지방대사에 관여하고, 갑상선 · 생식기관 · 신경조직 · 피부조직 등의 유지에 관여한다. 이는 장내 환경에 영향을 받기 때문에 장내환경이 양호할 때는 결핍되지 않는다.

비타민 C

아스코르빈산으로 불린다. 괴혈병을 예방하는 영양소로 불리우면서 항산화 작용에 강력한 요소로 작용한다.

지금까지 나열한 비타민들이 작용하여 우리의 건강 유지에 도움을 준다. 다른 종류의 비타민은 다음에 알아보기로 한다.
피부미용인들이 아름다움을 유지하고 건강을 전달하는 파수꾼으로서 역할을 하려면 내적인 건강에 좀더 신경을 쓰면서 외적 요소들에 대한 공부를 집중하여야 한다.

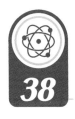

38 내가 먹는 것이 바로 나

"내가 먹는 것이 바로 나I am what I eat"라는 서양의 격언이 있다. 우리는 먹는 것을 단순히 한끼를 때운다는 생각으로 생활하고 있다.

바쁘다는 이유로 하루 한끼 이상 패스트푸드와 인스턴트 음식을 먹고 생활하고 있다. 편의점에는 각종 간편식과 아이들의 입맛에 맞춘 간식거리가 널려 있고, 이것이 식생활의 한 패턴으로 인식되어진 지 오래되었다.

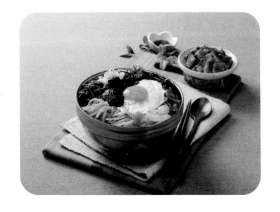

우리의 몸에서 유전자를 변질시키는 요인에는 질환으로 인한 병원균도 있겠지만, 음식물로 인한 유전적 변이도 심각하다.

하루 한끼라도 제대로 먹지 않으면 살 수 없는 삶 속에서 유전적 변이를 걱정하게 되는 이유는 그것을 자식에게 물려주고 본인의 질환으로 표현되고 피부나 외적인 요소로 발현 되기 때문이다. 따라서 먹는 것이 우리 피부미용인들에게 큰 관심거리라 하겠다.

외적인 요소인 피부를 만지면서 내적인 문제를 그냥 모른다고 덮어버리기에는 클라이언트의 욕구가 커졌고, 매스미디어의 발달로 클라이언트는 쉽게 정보를 얻고 있기 때문에 공부하지 않는 피부미용인은 도태될 수밖에 없는 양상으로 변하고 있다.

어떤 방송에 "당신이 먹은 음식이 3대 간다."라는 타이틀의 다큐멘타리가 방송된 적이적이 있었다. 그 내용은 대부분 부모의 식습관이 자식에게 물려지고 그 후손의 건강에도 영향을 준다는 후성유전학을 설파한 것인데, 우리의 먹거리가 자손의 건강에 영향을 준다는 사실은 가히 충격적이라 할 수 있다.

생활을 바꾸고 식생활을 바꾸면서 몸안의 체온을 일정하게 유지하거나 올릴 수 있다면 그보다 더 나은 건강법은 없다고 본다.

소화적인 요소와 음식의 상관관계에서 많이 대두되는 육식에 대한 언급은 도마 위에 올라온 생선과 같다.

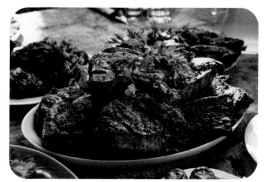

서양인보다 동양인의 장의 길이가 60센치가 길어서 그만큼 영양분을 더 흡수해야 하는 장부의 기능이 몸 건강을 이루는 초석이 된다. 이는 야채류 위주의 식습관에서 온 결과이지만, 육류가 장부에 오래 머물면 유해가스나 독소를 많이 배출하는 요인이 될 수 있다.

돼지고기를 가공하여 소시지나 햄 등을 만들 때에는 질산염 또는 아질산염의 첨가물을 넣는데, 이는 다른 말로 니트라이트, 니트레이트라고 한다. 이러한 첨가물을 섭취하면 체내에서 부패열을 내면서 아민이라는 질소화합물의 독성을 발생시킨다. 이것은 발암물질로 알려져 있지만, 쉬쉬하는 입장이다.

이러한 육류가 위장에서 분해·흡수되면서 요산, 젖산, 초산, 인산 등이 분해된 강산류가 생김으로써 혈액이 산성화된다.

식품에 발암물질이 들어간다는 사실을 쉬쉬하는 입장은 여러 복잡한 요인이 있겠지만, 알고는 먹을 수 없다. 그러한 식품이 유통되는 현실을 그냥 바라보는 입장은 안타까울 따름이다.

우리 몸에는 요산을 분해하는 효소가 없어서 이를 위해 뼈에서 칼슘을 뽑아내어 중화를 시킨다. 이것이 육류를 즐기는 사람들이 골다공증에 잘 걸리는 하나의 이유이다.

요산이 중화작용을 하면서 만들어진 요산 결정체들이 인체 곳곳에 정체되면 관절염, 통풍, 부종, 동맥경화증 등을 유발시켜 피로가 빨리 오게 하며 몸의 통증을 유발시키고 노화를 빨리 일으킨다.

어릴 때부터 소세지나 육류를 너무 많이 섭취하면 쉽게 흥분하게 되거나 머리가 무겁거나 힘들게 되는데, 이는 육류에 포함된 흥분성 물질인 퓨린염기 때문이다. 이 모든 것은 단백질 분해 과정에서 행기는 화학적 반응이다.

육류를 지혜롭게 섭취하는 방법은 무엇일까?

육류는 불에 직접 구워 먹기보다는 삶거나 쪄서 먹는 게 좋다고 하는데, 그 이유는 고기를 불에 구울 때 나오는 벤조피린 때문이다. 다시 말하면 고기 한 근을 구워 먹으면 거기서 나오는 벤조피린의 양이 담배 400개피와 맞먹는다고 하는 것은 그만큼 해롭다는 뜻으로 해석해야 한다.

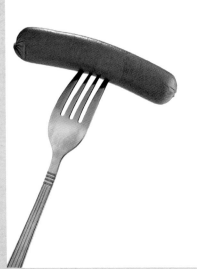

의학적 관점에서 인간의 수명을 혈관의 노화, 즉 동맥의 노화로 보는 학자들이 많다. 혈관질환으로 심장에 문제가 생기면 신장이 그 병을 같이 앓게 되어 심하면 신장투석까지 가는 상황이 연출된다. 협심증, 심장마비, 뇌졸중, 동맥경화 등이 그 현상이다.

혈관계의 질환을 조용한 저격수라고 하는 이유는 이 질환은 조용히 다가와 큰일을 치르게 하기 때문이다.

길거리에서 쉽게 먹는 달콤한 차와 달콤한 음식들과

건강의 관련성도 한번은 되짚어봐야 한다.

영국 런던대학의 유킨스 교수의 말에 의하면 설탕의 과잉섭취는 간·심장·혈액·신장·난소 등의 질병을 일으키는 결정적 원인이 된다. 설탕은 인체의 장기 중에서 간장과 췌장에 가장 먼저 영향을 미친다.

우리가 알고 있는 백설탕은 소화과정 중에 흡수되지 않고 혈액으로 그대로 흡수되는데, 이는 바로 혈당의 상승으로 이어진다.

여러 의학자들이 설탕을 섭취한 다음 몸안에서 일어나는 변화를 살펴본 결과 단것을 먹을수록, 또 더 단것을 계속 먹을수록 백혈구의 능력이 저하되었다고 한다.

자! 이제 건강한 생활을 위해서는 무엇을 먹고 생활하여야 하느냐 하는 문제가 대두된다.

녹황 야채의 주성분은 비타민 A·C 철분, 칼슘이며, 거기에 각종 무기질과 효소, 섬유질과 비타민류가 함유되어 있다.

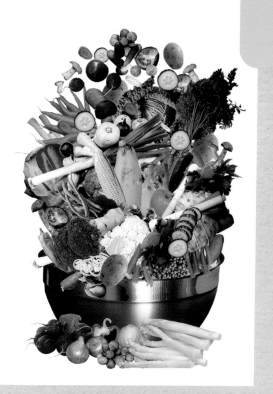

육류를 먹을 때는 채소와 함께 먹고 적정한 운동을 하며 상황에 따라 구운 고기보다는 삶은 고기를 섭취하도록 하자.

면역력과 자생력의 자가발전적인 요소를 섭생의 원리인 음식을 통한 건강을 만들어가는 것은 건강한 삶을 위한 모두의 의무라 볼 수 있다.

육류를 섭취하든 채소를 섭취하든 신체가

이겨낼 수 있는 방법이 필요하다. 또 그 에너지를 이용한 건강한 몸은 손상된 세포를 재생하고 회복시키는 자생력을 발휘하게 된다.

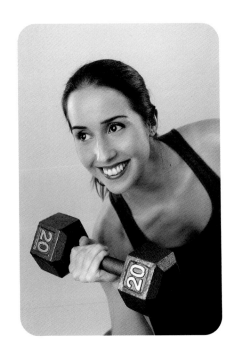

피부미용인들은 현장에서 많은 클라이언트를 대하면서 클라이언트의 마음과 육체를 어루만지게 된다. 건강한 육체를 이룰 수 있는 내적 지도도 피부미용인들의 의무라 하겠다.

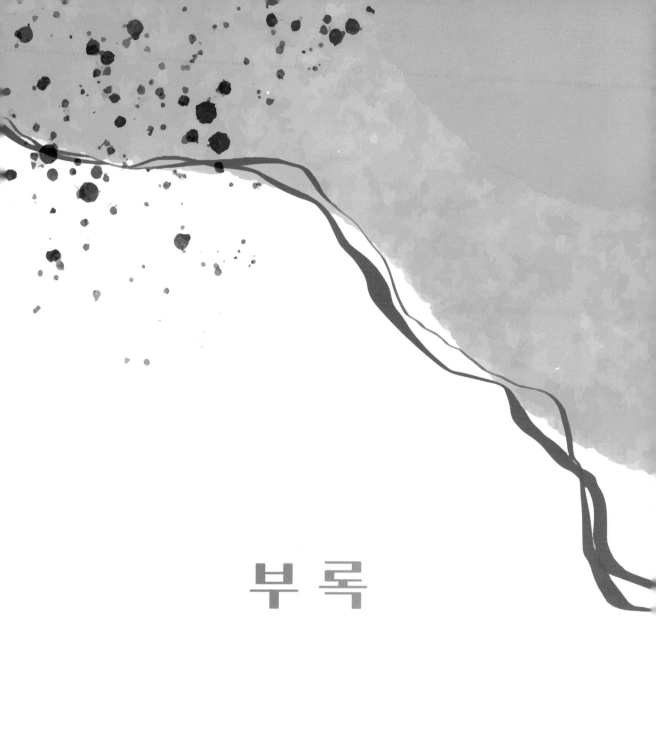

부록

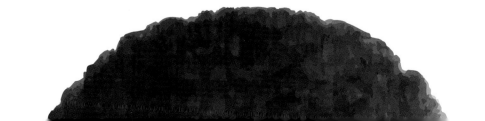

질환별 관리 포인트

고혈압 및 뇌순환
- 흉쇄유돌근(경동맥 뇌혈액의 80%)-추골동맥 20%
- 뇌혈관의 윌리스 서클(두피의 모상건막 풀기)

허리
중둔근, 요방형근
(기침, 바지 끌림,
돌아눕지 못함)
위중(방광경의 합점)
급성 – 장요근, 저항운동
요방형근, 하후거근, 광배근
– 장요근(대항)

쇄골관리
- 림프와 가슴 관리
- 혈압, 팔저림
- 팔뚝

상경추 – 640만조의 신경통과
(혈압, 뇌압, 저림, 체형)

복부 수기
- 소화관 총 길이 12m, 소장 7m(동양인은 60cm 더 길다)
- 왼쪽에서 직선 2번, 30도 상방향 2번, 직선 2번

임산부
- 릴랙신호르몬(출산 후 6개월)

어깨 (회전근개 파열)
극상근(통증), 소원근(치료, 요골,
액와신경), 극하근, 견갑하근,
사각근, 흉쇄유돌근,
대흉근, 광배근,
상완이두근,
삼두근

오십견
- 견갑하근 뜯기, 시계추 운동,
  소원근, 극상근, 극하근, 대흉근, 광배근
- 유착성 관절낭염
- 새벽에 통증이 심함

테니스엘보
- 엄지 방향, 골프엘보
- 새끼손가락 방향(사각근, 흉쇄유돌근,
  소흉근)

손목증상
- 사각근, 팔렌테스트, 티넬
  싸인, 정중신경, 액와
- 임산부 통증과 구별
- 목디스크와
  증상 구별

상경추
경추 1, 2번(640만조의 신경) – 혈압,
뇌압, 저림, 팔뚝살, 체형 및 전신

뒷매듭 –
유양돌기, 흉추
7번, 천장관절

앞매듭 –
단중, 신궐(배꼽),
전상장골극

승산,
모상건막,
상경추

독맥
(척주 미골 방향)

임맥 (복부)
(시계 방향)

목
상경추 견인, 사각근, 상완신경총,
흉쇄유돌근(경동맥 뇌혈액 80%)
두판상근(채칙손상-
교통사고)

구안와사
교근(안면, 삼차신경), 한쪽 이마
견정(극상근 – 깊게), 승산, 승도
사각근, 흉쇄유돌근(뇌혈액순환)
STR, FAST

체가 중완(위의 모혈),
대내장신경(흉추 5번~9번)
족삼리, 합곡,
10번뇌신경(미주신경)

승모근과 버섯증후근
승모근 – 뇌신경(부신경지배) – 부교감
신경과 연관(위장과 연관)
오른쪽 – 간(피로 – 오른쪽 승산)
왼쪽 – 심장, 위장(스트레스 –
왼쪽 승산)
승모근 백선 라인 –
온열관리, 롤핑
대흉근, 소흉근,
사각근, 흉쇄
유돌근, 두판
상근, 온열
관리

척추분리증, 척추전방전위증
- 교정 금지, 장요근, 다열근,
  승산, 소장 풀기
- 온열관리 후 마찰요법,
  소장 풀기, 장요근,
  스트레칭

성장과 측만증
- 초경 후 3년 성장기, 척추 유지,
  성장선 척추가 마지막,
  Wolf의 법칙, 진동요법

O다리 – 대퇴근막장근, 장경인대

X다리 – 봉공근, 박근(전신 관리 후)

허리디스크

(중둔근, 위, 대장, 간 경락)
- 허리를 숙이면 통증
- 앉아 있으면 통증
- 허리와 다리가 같이 통증
- 한쪽 다리가 저린다(당긴다).
- 누워서 다리 들면 허리 통증
- 앞으로 숙이면 통증

척주관협착증

- 허리를 숙이면 편하다.
- 오래 걸으면 다리 통증
- 다리가 허리보다 저리다.
- 양쪽 다리가 당기고 아프다.
- 누워서 다리 들어도 통증 없음
- 앞으로 숙이면 통증이 없고, 젖히면 통증 있음

거북목(라운드 숄더)

- 대흉근, 소원근
- 사각근, 흉쇄유돌근, 소흉근
- 머리무게 40킬로그램(kg)
- 뇌무게 체중 3%, 산소 소모량 15%
- 횡격막(경추 3~5번 지배) – 간, 위, 장과 650개 근육 작용

횡격막

- 경추 3~5번 지배
- 호흡에 영향
- 요방형근, 장요근 부착
- 전신 장부의 기능에 호흡이 관여

대내장신경줄기

- 흉추 5번에서 9번
- 장부의 뿌리 및 모든 장기의 에너지

요방형근

- 기침, 바지 끌림, 돌아눕지 못함, 새벽 요통
- 허리통증 및 모든 관리 시 소장과 장요근 풀기, 바지 돌아감

사각근

- 배꼽 위의 앞뒤 모든 질환, 팔저림, 전거근, 손과 팔통증, 팔뚝살

흉쇄유돌근

- 얼굴 붓기, 이비인후과 질환, 얼굴의 모든 관리

에너지 포인트

상경추, 흉추 5번, 여규, 족삼리

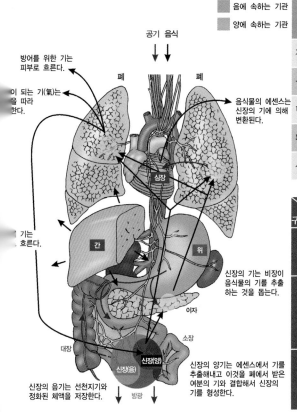

음에 속하는 기관
양에 속하는 기관

공기 음식

방어를 위한 기는 피부로 흐른다.

이 되는 기(氣)는 을 따라 한다.

음식물의 에센스는 신장의 기에 의해 변환된다.

폐

폐

심장

기는 흐른다.

간

위

신장의 기는 비장이 음식물의 기를 추출하는 것을 돕는다.

이자

소장

대장

신장(양)

신장(음)

신장의 음기는 선천지기와 정화된 체액을 저장한다.

신장의 양기는 에센스에서 기를 추출해내고 이것을 폐에서 받은 여분의 기와 결합해서 신장의 기를 형성한다.

방광

계통	오장	육부	오주 (주관)	오규 (구멍)	오화 (윤택하게-화색)	오액 (진액)	오지 (지는 정신을 뜻함)
간 계통	간	담	근육	눈	손발톱	눈물	분노
심 계통	심	소장	혈맥	혀	얼굴	땀	기쁨
비 계통	비	위	살	입	입술	군침	생각
폐 계통	폐	대장	피부	코	체모	콧물	슬픔
신 계통	신	방광	뼈	귀	머리카락	침	두려움

구분 \ 체질	태양인(1%)	태음인(49%)	소양인(30%)	소음인(20%)
특징	폐대간소(肺大肝小) 폐, 대장은 실함 담, 간은 허함	간대폐소(肝大肺小) 담, 간은 실함 폐, 대장은 허함	비대신소(脾大腎小) 비, 위장은 실함 신장, 방광은 허함	신대비소(腎大脾小) 신장, 방광은 실함 위장은 허함
성격	자존심 강함 감정적 적극성 진취성 강함 독선적 무계획적 비타협적	보스기질, 호걸풍, 인자함, 너그러움, 묵묵히 책임을 다함 집념이 강한 성격임	외향적 명랑, 봉사 희생정신 강함, 강직한 성품임 급하고, 경솔, 실수 많음.	사색적 합리적 착실, 세심함 내성적 깐깐한 성격 보수적임.
주의할 병	고혈압, 안질, 황달, 소화불량, 고열성 질병	중풍, 대장질환, 심장병, 고혈압, 천식 기관지, 치질 습진, 간질환 주의	신장기능, 코, 요통, 피부병, 목감기, 부종, 신경통, 성기능 약함.	위장병, 복통, 변비, 설사, 두통, 빈혈, 소화불량, 편두통

담석

전신관리의 중요성과 관리방법

중력선이 중요
> 혈액순환 작용 - 정맥순환과 근육의 작용(인체 근육량의 80%는 하체에 집중)
> 양쪽 어깨와 교근의 중요성

전신관리를 해야 하는 이유

1
중력선

2
혈액순환
- 정맥순환(하지 마사지)
- 체온 상승(변화)
  - 36.5도 정상
  - 35도 암 발생
  - 32도 뇌사

3
인체의 문제부위 3곳
- 심장에서 머리근(사각근)
- 소장의 영양분이 간으로 이송(간문맥순환 - 횡격막)
- 변의 이동(상행결장 - 요방형근) L1

4
인체의 매듭
후면 3포인트
- 유양돌기와 경추 1, 2번(상경추 - 뇌간, 연수, 미주신경)
- 대내장신경줄기(흉추 5번에서 9번)
- 천장관절

5
인체의 매듭
전면 3포인트
- 단중(심포의 모혈)
- 신궐(배꼽)
- ASIS(전상장골극)

인체 근육의 연관성

상체

교근 - 흉쇄유돌근 - 대흉근 - 복직근 - 추체근 - 대퇴내전근
능형근 - 전거근 - 외복사근 - 대퇴근막장근 - 장경인대
능형근 - 전거근 - 외복사근 - 봉공근
능형근 - 전거근 - 외복사근 - 광배근

허리의 문제

◎ **여성** – 변비, 자궁의 문제, 피임구, 분만 시 골반, 비만, 신허-질환
◎ **남성** – 신허 및 허리 문제
◎ **염좌** – 요방형근(기침, 밤 통증, 바지끌림, 돌아눕지 못함), 광배근, 하후거근
　　　　관리는 복부의 장요근
◎ **디스크** – 견인요법, 장요근, 중둔근, 위중

목의 문제

◎ **염좌** – 견갑거근과 능형근(경추 5번의 뿌리와 사각근 - 견갑배신경) – '으쓱으쓱'
◎ **디스크** – 사각근, 목의 견인, 상지의 굴곡으로 소흉근과 액와 관리
　　　　　　(어깨 – 경추 5번, 팔꿈치 – 경추 6번, 손목 – 경추 7번)

◎ **안면마비** – 구안와사, 이마 주름, 견정, 모상건막, 교근, 승산
◎ **횡격막 지배신경** – 경추 3번에서 5번
◎ 뇌척수액 640만조 경추 1번과 2번 사이, 물렁뼈 없음(뇌압, 혈압, 림프순환,
　 전신 신경)
◎ **요추 1번** – 척수신경의 갈라짐 – 하지 관리의 시작점
◎ **성장 관리** – WOLF의 법칙, 성장의 마지막은 요추(파동)

▶ **광경근(헐크근육)**
노화와 연관되며 성형할 수 없는 근육
어깨, 얼굴, 팔에 영향

▶ **교근(안면신경,삼차신경)**
먹는 것에만 움직임주는 근육 X
뇌혈관 혈액순환과 연관
안면마비, 사각턱, 비대칭, 축소

치아 문제시
외혈관질환 문제 유발

입 → 교근방향
코 → 교근방향
눈 → 교근방향
턱 → 교근방향

쇄골지

* **중력의 역방향으로 일어나는
문제의 소지 3포인트**

견쇄관절 : 어깨 아픈 사람 만지기만
해도 자지러지는 통증

흉골지

1. 심장에서 뇌로 가는 과정
  −경동맥(흉쇄유돌근, 사각근)
  뇌로 올라가는 혈액의 80%

2. 소장에서 간으로 가는 과정
  (간문맥 순환)—횡격막
  입~항문까지의 소화관의 길이12m
  영양분을 흡수하는 소장의 길이 7m
  특이하게 동맥이 아닌 노폐물이 정맥으로
  거꾸로 올려보내는 이 과정을 간문맥 순환

온열
관리   늑골지

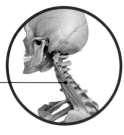

3. 음식물 찌꺼기가 변으로 버려지는 과정인
  상행결장으로 올라가는 과정
  —요방형근 · 요추1번
  수분의 20% 위에서 흡수, 80% 장에서 흡수
  상행결장과 연결되는
  요방형근 근육과 요추1번 만난다.
  하지 관리의 시작점!

▶ **−견갑거근(levator scapulae)**
어깨와 목쪽 근육이 늘어진다.
=muscle weakness
변화를 해결?→신경 컨트롤 : 경추 5번
                              (견갑배신경)

통증과 손상을 만드는뼈 : 경추5번→
경추 5번 컨트롤?→ 목의 각도
목의 각도→ 경추 4번을 컨트롤
경추 4번을 컨트롤?→흉골 온열관리

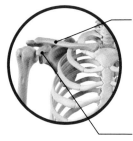

▶ **쇄골뼈**
쇄골뼈의 움직임은 대흉근이 관여,
상지쪽의 문제와도 연관
그 근육은 쇄골지.
유방의 발란스 · 쇄골의 발란스와 연관

▶ **오훼돌기는 스위치 역할**
오훼돌기 · 상완근 손바닥에 체중
실어서 늘려준다.
대흉근 라인도 함께 이완

▶ 측두근(추위에 민감한 근육)
위경락 두유혈(체기 시 두통)
측두동맥 있어 손가락 벌리고 관리
교근을 관리하기 위한 선행관리 근육

▶ 흉쇄유돌근(목과 얼굴의 어머니)
척추뼈에 붙어있지 않으면서 목의 움직임 관여
뇌신경11번 지배
머리로 올라가는 혈액의 80% 경동맥
얼굴의 부기, 이명, 난청,
경동맥이 압박을 받거나 갑자기 혈류량↑주의!!
*고혈압환자 · 저혈압환자 · 고지혈증환자는
 하지관리→ 흉쇄유돌근 순으로 관리!
분만 시 흉쇄유돌근 손상 '사경(Torticollis)'

▶ 사각근
상완신경총 지나간다. (늘리고 벌려라)
방아쇠수지, 팔뚝살
팔에 힘이 빠진다 · 저리다 · 뻣뻣하다=사각근
어깨와 팔의 이상에서 가장먼저 생각해야 할 근육☆
사각근 근복을 뚫고 나오는 신경 3개
견갑상신경 : 극상근 · 극하근
견갑배신경 : 견갑거근 · 능형근
장흉신경 : 전거근(골퍼들의 옆구리통증)

▶ 삼각근 통증 고객
삼각근 통증은 가짜통증
진짜는 극상근 · 극하근 · 소원근 · 견갑하근 등
어깨 통증에 관여되는 회전근개관여근육이 삼각근
전체를 덮고있기 때문에 그 근막뿌리인 삼각근에서
가짜 통증이 오는 것이다.
삼각근 근막 콜라겐 성분을 온열관리

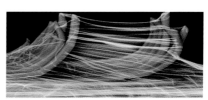

근막 유착이 발생 시
주변 근육이 제한에 반응하여 단단해짐.
긴장과 통증이 증가.
온열 요법은 근육을 이완시키고
그 지역으로의 혈류를 증가.

▶ 대흉근
호흡근, 목의 관련된 문제 시 반드시 관리.
교근-흉쇄유돌근-대흉근 연결
입에서의 저작작용이 대흉근을 움직인다.
*대흉근을 펴야 어깨가 펴진다.
거북목, 편평등(Flat back),
척추후만증(Kyphosis)
관리 포인트 근육

▶ 어깨는 단순히 어깨만의 문제X
어깨는 전체적인 문제를 풀어줄 수 있는 포인트
회전근개근육 : 극상근, 극하근, 견갑하근, 소원근
[오십견, 회전근개파열]
어깨통증의 주범은 극상근!
통증 치료 : 소원근(액와신경,요골신경)

흉근
가 들면
라든다.
그대로
제
· 근육 단축
으로 가는
눌리면 심근경색 위험

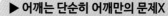

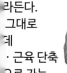

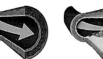

정상혈관　협심증　심근경색

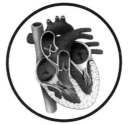

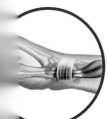

▶ 건초염(Tenosynovitis) /
테니스엘보우 / 골프엘보우 치료법
증상부위를 만져서 풀어줌으로써
피가 들어갈 수 있게 해준다.
골 사이사이 골간을 만져라!!

▶ 태어나서 죽을때까지 움직이는 장기 : 심장
심장은 혼자 움직임 주관X
심장은 가죽주머니안에 들어있다.
심장을 싸고 있는 주머니(심포)
심장 자체의 움직임 & 심장 바깥주머니의 움직임의
균형이 리드미컬하게 맞을때 심장 에너지↑